疾病密碼

揭開中醫識病、辨病、治病全過程，探知自然、生命與疾病的奧祕

唐雲 著

疾病密碼 揭開中醫識病、辨病、治病全過程，探知自然、生命與疾病的奧祕

作　　者／唐雲
特約編輯／余采珊

總 編 輯／王秀婷
主　　編／洪淑暖
版　　權／徐昉驊
行銷業務／黃明雪、林佳穎

發 行 人／凃玉雲
出　　版／積木文化
104台北市中山區民生東路二段141號5樓
電話：(02)25007696　傳真：(02)25001953
官方部落格：http://www.cubepress.com.tw
讀者服務信箱：service_cube@hmg.com.tw
發　　行／英屬蓋曼群島商家庭傳媒股份有限公司城邦分公司
台北市民生東路二段141號11樓
讀者服務專線：(02)25007718-9　24小時傳真專線：(02)25001990-1
服務時間：週一至週五上午09:30-12:00、下午13:30-17:00
郵撥：19863813　戶名：書虫股份有限公司
網站：城邦讀書花園　網址：www.cite.com.tw
香港發行所／城邦（香港）出版集團有限公司
香港灣仔駱克道193號東超商業中心1樓
電話：852-25086231　傳真：852-25789337　電子信箱：hkcite@biznetvigator.com
馬新發行所／城邦（馬新）出版集團
Cite (M) Sdn Bhd
41, Jalan Radin Anum, Bandar Baru Sri Petaling,
57000 Kuala Lumpur, Malaysia.
電話：(603) 90578822　傳真：(603) 90576622
電子信箱：cite@cite.com.my

封面設計／郭家振
內頁排版／于靖
製版印刷／上晴彩色印刷製版有限公司

城邦讀書花園
www.cite.com.tw

【印刷版】2021年11月2日　初版一刷
售　價／NT$ 480
ISBN　978-986-459-348-4
Printed in Taiwan.
【電子版】2021年11月
ISBN　978-986-459-349-1（EPUB）
【有聲版】2021年11月
ISBN　978-986-459-369-9

國家圖書館出版品預行編目(CIP)資料

疾病密碼：揭開中醫識病、辨病、治病全過程，探知自然、生命與疾病的奧祕／唐雲著. －初版. －臺北市：積木文化出版：英屬蓋曼群島商家庭傳媒股份有限公司城邦分公司發行，2021.11
面；　公分. －(Wellness)
ISBN 978-986-459-348-4(平裝)

1. 中醫 2. 通俗作品

413　　110014248

【序】

記得二〇〇四年晚秋，在浙江中醫藥大學葉新苗教授的新居中，我有緣與唐雲醫師相遇、相識，並知悉唐雲醫師的著作《走近中醫》出版後，廣受讀者喜愛，掀起閱讀熱潮，讓很多讀者在他的娓娓道來中瞭解中醫是什麼，中醫治病的道理在哪裡，從而開始信任和接受中醫。一晃十六載過去了，當他拿著新著的書稿求序於我時，便欣然允諾之。

通讀書稿，深感唐雲醫師學貫中西，全書內容幽默輕鬆卻見解深刻，詼諧有趣又不乏新意，將中醫的理法方藥講得透徹淋漓又通俗易懂。這部能吸引我一口氣讀完的中醫書，沒有高深莫測與故作神祕，卻讓我們通過身邊最常見的現象和最普通的事例，逐漸探知疾病與中醫的奧祕，無愧於《疾病密碼》這個書名。

新型冠狀病毒疫情期間，中醫再次體現了其不可替代的價值。全國各地在這次新冠疫情中使用中醫藥治疫的成功經驗，充分證實了中醫藥在治療疾病中的特點和優勢。書中唐雲醫師通過蒲輔周先生治療流行性日本腦炎、李東垣遏制大頭瘟毒的案例，生動地闡述了中醫治療傳染病的機制——調整人體的內、外環境。萬物由環境而生，亦由環境而滅，故而掌握了環境的祕密，就掌握了對致病菌的生殺大權，由此治病即可無往而不勝！

唐雲醫師於書中也著重介紹了中醫四大經典之一的《黃帝內經》，「治病必求於本」也出自此書。這個「本」就是根，我們治病必須要治其根本。本在哪裡？就是陰陽。中醫講究陰陽，認為一陰一陽謂之道，陰陽者，天地之道也，也就是自然界的對立統一關係。「治病求本」就是中醫的天道，而《黃帝內經》就是中醫參破天道的鑰匙。

《黃帝內經》還提到「夫邪之生也，或生於陰，或生於陽。其生於陽者，得之風雨寒暑；其生於陰者，得之飲食居處，陰陽喜怒」，一句話將中醫的致病因素完全概括。致病因素這麼複雜，中醫治療時就需要辨別陰陽、表裡、寒熱、虛實。依靠什麼辨別？望、聞、問、切四診！這是中醫識破疾病的武器。識破疾病後，治療時便需要中醫的另一個主要特點——辨證論治了。

此書中唐雲醫師的每個病案均體現了他臨床對辨證論治的重視，這是中醫治療疾病中萬萬不可丟棄的！中醫同病異治、異病同治的特色便源於辨證論治，這也是中醫與西醫認識疾病的最根本差別，相信書中的例子能讓讀者有更深切的體會。

中醫是致中和的醫學。所謂「致中和」就是我們要把人體調整到一種和諧的狀態。「陰平陽祕，精神乃治」，陰陽達到平衡，身體才能達到最健康的狀態。寒者熱之，熱者寒之，虛則補之，實則瀉之……疏其血氣，令其條達，而致和平。中醫看病依靠的就是這樣貌似簡單，而又富有中華優秀傳統文化的哲理，這就是中醫的「天道」，也是一切疾病的密碼所在。

第十、十一屆全國政協委員
中華中醫藥學會方劑學分會名譽主任委員
中國哲學史學會中醫哲學委員會副會長
浙江省文史研究館館員
浙江中醫藥大學原副校長
連建偉
二〇二〇年三月十日於杭州無我齋

【代自序】

緣起

一

東漢建安十年（西元二〇五年）。深夜。

長沙太守府書房。

一位清瘦的中年官員穿著漢服，哦不，官服，正在燈下沉思。

五年前官渡之戰後，袁紹兵敗，鬱鬱而亡，漢王朝名存實亡，曹操儼然是當下朝廷的實際控制人。各地義兵四起，戰亂頻繁。

伴隨戰亂而來的是瘟疫。

十年間，一個兩百多人的龐大家族，只剩下不過五、六十人，其中大多數死於瘟疫。

想到這兒，他不禁悲從中來，眼眶裡滴下幾滴濁淚。

我救不了大漢王朝，但我生平所學醫學，卻可以救百姓於危難！一個宏偉的誓願在他心頭升起。

於是他白天在公堂上開診治病，晚上勤求古訓，博覽群方，更是將自己所思、所得、所證錄之筆端，以期這些寶貴的經驗，可以幫助後人擺脫瘟疫的困擾。

只見他擦了擦眼睛，今日所治病人的情景又清晰地浮現在眼前：

這個病人，昨天發熱惡寒，頭痛，骨節疼痛，脈象弦緊，我給他開了麻黃湯，讓他回家喝完藥後蓋上被子捂捂汗。今天他高興地跑來告訴我，夜裡出了一身大汗，燒就退了。還拎了一籃雞蛋來謝我，我哪會要他的雞蛋啊。

還有這個病人，同樣是發熱惡寒，頭痛，但是更怕風，風一吹到身上就冷得起雞皮疙瘩，而且不停地出汗，還有噁心乾嘔，脈象浮緩。這就不能再發汗了，所以我給他開了桂枝湯，還囑咐他喝完藥後吃一碗熱粥，以增強藥力，明天估計就能好了。

最嚴重的是這個病人，本來用桂枝湯就能好，可是前面的醫生不仔細辨證，明明已經出汗了但熱不退，還繼續用汗法，現在可好，病人的汗一發不可收拾，止也止不住，面色蒼白，四肢逆冷，連講話的力氣都沒了，這是人體陽氣衰亡的表現啊。我也只能先用四逆湯試試了，如果汗能漸漸收斂，那還有生機。人命至重，容不得一點疏忽啊！

將所有病人回憶一遍之後，他取過竹簡，鄭重地寫下：

太陽之為病，脈浮，頭項強痛而惡寒。

太陽病，發熱汗出，惡風脈緩者，名為中風。

太陽病，或已發熱，或未發熱，必惡寒體痛，嘔逆，脈陰陽俱緊者，名為傷寒。

……

五年後書成。

是為《傷寒雜病論》。

他，就是被後世譽為醫聖的張仲景。

又因為張仲景在公堂上為病人治病，因而中醫看病又被稱為「坐堂」。

二

金開興元年（西元一二三二年）。汴京（今河南開封）城外。圍城的蒙古兵剛剛退去。流亡至此的富二代——濟源縣（今屬河南省）稅務局長李杲，正呆呆地看著城門外堆積如山的百姓屍體，嘴裡喃喃自語：

白骨露於野，千里無雞鳴。

生民百遺一，念之絕人腸。

回到家中，李杲仍久久不能平靜，哀傷一陣陣湧上心頭，他不禁研墨展紙，悲憤地記錄下白天所見：

解圍之後，都人之不受病者，萬無一二，既病而死者，繼踵而不絕。都門十有二所，每

日各門所送（屍體），多者二千，少者不下一千，似此者幾三月……

慘絕人寰，人間地獄。

李杲想，我一定要做點什麼！

雖然我的志向並不是行醫，而我學醫只是為了家人不被庸醫誤治，但此時此刻，我願意用我所學、盡我所能去救治這些在戰亂中倖存的百姓，使他們不枉死於疾病的魔爪！

第二天，人們發現汴梁城內新開了一家醫館。而坐堂醫生正是那個稅務局長——李杲。由於李杲不缺錢，平日裡混的基本都是上流社會。京城裡的王公貴族知道他擅長醫術，所以家裡有個頭疼腦熱，常常私下請李杲去治療，很多名醫都治不好的病，經李杲之手，往往兩、三天就好了。因此，李杲的醫館一開張，立刻洗板各大社群，醫館門前也排起了長隊，前來求醫者絡繹不絕。

幾天忙下來後，李杲發現，好多患者的病情並沒有如預想中的藥到病除，有些反而加重了。

這些病人的症狀都非常類似，主要表現為發熱煩躁，呼吸喘促，頭痛口渴，怕風。這明明是外有風寒內有鬱熱的特徵啊，可是用了大青龍湯來解表清熱，卻如泥牛入海，見不到一點效果。

這到底是什麼病？又該如何治療呢？看著明明像傷寒，可是為什麼按傷寒的方法來治不能獲效呢？是我遺漏了什麼重要資訊嗎？

苦思不得其解的李杲寢食難安。

連續幾天吃不下，睡不安，李杲覺得自己心口如有一團火在燃燒，頭痛欲裂，氣短無力，風一吹就渾身難受……

就在此時，李杲的腦中突然靈光一閃。

這些患者都是在蒙古兵圍城兩、三個月後發病的！

這兩、三個月裡，城中百姓饑飽無常，起居不時，寒溫失所！

對了！問題就在這裡！

對一個居無定所，整日擔驚受怕，三餐都無法保證的人來說，最受傷的是什麼？是脾胃！

這就是病根所在！

心中豁然開朗的李杲似乎一下子來了食欲。連吃兩碗米粥之後，之前所有的不適一掃而光。

一個全新的治病方案在他心中醞釀成熟，一張「神方」即將在他手中誕生！

我們先來看看病人服用了新方的效果：

服藥一天，熱退。

服藥二天，頭痛止，喘促輕。

服藥三天，病癒。

李杲為了後人不再誤治這種看似為傷寒，本質卻和傷寒截然不同的病症，特意將自己的心得體會寫成了一本書，這本書叫《內外傷辨惑論》。

書中詳細介紹了內傷（脾胃損傷）病的各種病狀、機制和治法。

當然，書中重點推薦了他新創的治療內傷發熱的神方——補中益氣湯。傅山，對，就是那個詩、書、畫、武、醫全面開掛的傅青主，如此評價補中益氣湯：

東垣（李杲號東垣老人）一生學問，全在此方。

而李杲的這一次思考，一不小心催生了中醫史上一個極富影響力的流派——補土派。

三

清乾隆初年。

蘇州，太湖，洞庭山。

一葉扁舟上一白髮老者站立船頭，背負雙手，時而欣賞美景，時而回首低語。

老者身後，一青年書生手持紙筆，邊傾聽，邊記錄，似乎生怕漏下一個字。有時，青年輕皺眉頭，似乎有不解之處；有時又嘴角上揚，彷彿恍然大悟……

透過青年的筆尖，那是一行行清秀的行書：

溫邪上受，首先犯肺，逆傳心包……

大凡看法，衛之後方言氣，營之後方言血。

在衛汗之可也，到氣才可清氣，入營猶可透熱轉氣，……入血就恐耗血動血，直須涼血散血……

且吾吳濕邪害人最廣……

熱病救陰猶易，通陽最難。救陰不在血，而在津與汗；通陽不在溫，而在利小便。……

這位青年可能沒有想到，他今天所記的筆記，將會是中醫學上最偉大的學術論著之一，幾乎字字是經典，句句是祕訣！而且這篇不到四千字的論著，將開創出繼張仲景之後，影響後世最大的中醫流派——溫病學派！

這位老者叫葉桂。

他還有一個名揚天下的名字——葉天士。

毫不誇張地說，葉天士，是繼張仲景之後，中醫史上最偉大的醫生（沒有之一），實力圈粉無數。

禮部侍郎沈德潛給他點讚：

名著朝野，即下至販夫豎子，遠至鄰省外服，無不知有葉天士先生，由其實至而名歸也。

《清史稿》為他站台：

大江南北，言醫者輒以桂為宗，百餘年來，私淑者眾。

清代著名醫家吳瑭（字鞠通）是他的「死忠粉」。吳瑭所寫《溫病條辨》被後世尊為溫病學派經典著作，可書中所記條文、所用方劑，幾乎全來自葉天士醫案。正是吳瑭出色的整理、命名，讓散落在葉天士醫案中的傑出醫學思想和方劑，串成一串閃亮的珍珠，成為和《傷寒雜病論》交相輝映的不朽經典，銀翹散，桑菊飲，三仁湯，清營湯……吳瑭用他的書，實現了對葉天士的無上致敬。

在百姓眼裡，葉天士已然是「神」：關於葉天士是「天醫星」下凡的話題屢屢上發燒登頭條。

葉天士是中國最早發現和有效治療猩紅熱的醫生。

葉天士的《溫熱論》使中醫具備了將傳染病一網打盡的能力，讓各種致病菌生無可戀。

葉天士，是對張仲景方掌握、使用最出神入化的「大咖」。

葉天士所創的久病入絡（各種慢性病最後會引起微循環的障礙）、奇經（任脈、督脈、沖脈、帶脈、陰維、陽維、陰蹺、陽蹺）用藥法，至今仍有極大的臨床價值。

……

即使很多年以後，葉天士早已不在江湖，但江湖依然有他的傳說。

他的私淑弟子王士雄（字孟英），憑一己之力，在霍亂病魔前橫刀立馬，救下無數百姓。其所著《霍亂論》，所創蠶矢湯、連朴飲、燃照湯，無不閃耀著葉天士溫病學派的睿智和光芒。

張仲景與葉天士。

傷寒與溫病。

這是中醫學上相互輝映卻又不可逾越的兩座豐碑！這是中醫界的少林與武當。

中醫學至此終臻大成。

四

在我的心裡，一直有個中醫夢。

不知這個夢來自何方，卻如同與生俱來一般，無可割捨。

小學，和夥伴們一起，在田邊地頭，挖回一棵葉子寬大、中間豎著穗子的野草，後來知道那叫車前草。

初中，在鄰居家發現一本紙頁泛黃、用毛筆抄寫的《祕方大全》，死纏爛打，最後借回家熬了幾個夜終於完整地抄錄了一份，幻想著用這些方，就可以成為妙手回春的神醫。

高中，和同桌探討各種有關中醫的故事、傳說和「祕方」，印象最深的是一本叫《神奇的阿魏》的書，說這個阿魏是長在古老棺木中的一種菌類，具有神奇的功效，吃了它癌症都會消失等等，於是就經常想著去深山老林裡找神藥。

高考完，父母問：你打算報什麼志願？

我脫口而出：中醫學院啊。

就這樣，帶著十七年對中醫的憧憬和神往，我一腳跨進了浙江中醫學院（現浙江中醫藥大學）的大門。

在那裡我度過了五年的學習生涯。

五年裡，我系統學習了中醫理論，從陰陽五行到望聞問切，從四氣五味到溫清補消，初步形成了中醫辨證施治的理念。

同時，我又系統學習了西醫學基礎，從解剖、生理、病理、藥理，到西醫診斷學、內科學，從現代科學層面瞭解疾病發生的內在變化和機制。

在這兩種不同醫學的碰撞中，我不斷產生疑惑和思考。

西醫的各種知識和理論，都是建立在解剖實驗和客觀資料之上的，有強大的現代科學為之背書，因此深得大眾信任。而中醫幾千年來，所論無非陰陽虛實、寒熱燥濕，名詞聽起來不但像古董，而且似乎虛無縹緲、不可捉摸，因此不斷受到質疑和否定。

中醫能治病並且治好病的道理到底在哪裡？

為了找到答案，課餘我如（ㄏㄨˊ）饑（ㄌㄨㄣˊ）似（ㄊㄨㄣ）渴（ㄗㄠˇ）地閱讀了大量的中醫典籍，上至《黃帝內經》，下至《醫學衷中參西錄》，很長一段時間裡，我不是在看書，就是在去看書的路上。

張仲景，巢元方，孫思邈，許叔微，張元素，李東垣，劉完素，張從正，朱丹溪，危亦林，張景岳，孫一奎，李時珍，黃元御，吳又可，傅青主，陳士鐸，葉天士，徐靈胎，吳鞠通，王孟英，鄭壽全，張錫純，蒲輔周，秦伯未……

一個個熟悉的名字，一本本難啃的典籍。

無數個不眠之夜後，一個念頭在我心底漸漸浮現。

原來中醫的奧祕就在我們眼皮底下！

它是那麼普通，那麼平凡，那麼簡單，但它卻是天地之「道」，萬物之「道」，中醫之「道」。

這個奧祕就是：環境。

萬物因環境而生，亦因環境而滅。疾病亦然。

外環境異常，則致病菌滋生，感染人體，是為外感諸病。張仲景治傷寒，葉天士治溫病，王孟英治霍亂，蒲輔周治日本腦炎，並不是中藥可以殺死致病菌，而是中醫拿起了環境這把大殺器，熱者寒之，寒者熱之，濕者燥之，燥者潤之，管你什麼菌，我把生你養你的老巢一鍋端，看你還能逞強到幾時？

內環境異常，則細胞的功能和形態也隨之發生變化，是為內傷諸病。中醫可以治高血壓，可以治糖尿病，可以治腫瘤，並不是中藥可以降血壓、降血糖、抗腫瘤，而是中醫依然祭起了環境這個法寶，熱者寒之，寒者熱之，濕者燥之，燥者潤之，管你什麼病，我給細胞提供一個舒適安逸的環境，它自然就可以正常地工作與生活！

所以，環境異常是萬病之源。

人們害怕死亡，是因為死後的世界不可知。

人們害怕疾病，也一樣是因為對疾病的來龍去脈不瞭解。

當你明白一切疾病的根源，無非是內、外環境異常所致，只要我們能調整好環境，疾病就能煙消雲散，你，還會對疾病心生恐懼嗎？

從這個意義上說，中醫不愧為一門偉大的醫學，它不但可以治身病，更可以治心病。

二〇〇三年一場突如其來的SARS，掀起了一場對中醫的熱烈討論與思考，然後有了我的第一本書《走近中醫》。二〇一九年底一場新冠來勢洶洶，而我的第二本書《疾病密碼》即將出版，這是巧合？抑或是一種冥冥之中的註定？

在很多年前，曾看過一部關於中醫的電視劇，劇中內容早已記不清，可是鏡頭一閃而過的一副對聯卻如同刻在心底一般，歷久彌新：

幾味君臣藥，一丸天地心。

唐雲

二〇二〇年三月二十三日於杭州貼沙河畔

【目錄】

【引言】

一場無知引發的鬧劇

劇情

話說很久很久以前（反正古老到有文字記載以前了），上古的智者上觀天象，下察地理，中體人情，逐漸參悟了宇宙與生命的奧祕，這個奧祕，被稱為「天人合一」，世代口耳相傳。

文字誕生以後，這個奧祕被記錄進了一本書中。據說，只要讀懂了這本書，你就掌握了生老病死的奧祕，你就具備了妙手回春的能力。

戰國時期的扁鵲（秦越人）讀懂了它，寫出了著名的《難經》，被後人稱為「神醫」。

漢朝太守張機（張仲景）讀懂了它，寫出了流芳百世的《傷寒雜病論》，被後世稱為「醫聖」。

晉朝皇甫謐讀懂了它，寫出了《針灸甲乙經》，成為針灸學派的開山鼻祖。

唐朝的孫思邈讀懂了它，寫出了《千金方》，被後人稱為「藥王」。

金、元時期，有四個人各自讀懂了書中的一小部分，就分別創立出了影響深遠、門人眾多的四大醫派，這四個人分別是李東垣（補土派）、劉完素（寒涼派）、朱丹溪（滋陰派）、張從正（攻下派）。

清朝葉天士讀懂了它，創立了溫熱學派，成為中國傳染病學的先驅。

……

這本書就是——《黃帝內經》。

以它的理論為宗旨的醫學，後來被稱作中醫。

不管有多少人因它而榮耀，也不管有多少人因它而受益，它始終不張揚、不浮躁、不虛榮，只是默默地守護著中華民族的健康和昌盛。

它博大精深，猶如一口古井，外觀樸素，內涵深邃，需要靜心研讀、細心體會、耐心參悟而後方能有所成就。

它只告訴你疾病的原理和規律，治病的方向和原則，卻不會讓你按圖索驥、照病用方，悟性差者，可能終其一生都入不了門。

所以，當西方醫學傳入中國以後，它那規模化的教學方法、標準化的診斷模式、按病用藥的治療方法、日新月異的儀器設備，像是洋速食一樣，一下子就迎合了多數人浮躁、快捷、速成的心理，成為醫療領域的主導力量。

當然，還有一個重要因素，那就是經濟利益。西醫開個刀，發明一個新藥，錢就滾滾而來，中醫呢？整了幾千年，還是望、聞、問、切，還是那麼些樹根草皮，太沒「錢途」了

（當然，無德醫生給病人多開名貴藥、高價藥者除外）。

於是，中醫不可避免地敗落了、蕭條了，而西醫也如願以償地成了大家心中的「正統」醫學。

但中醫並沒有滅亡。

一些「頑固分子」還是堅守在中醫的陣地上，一個不注意就會冒出來露個臉。特別是當西醫沒轍的時候，中醫出來一「折騰」，哎，病就給治好了。於是中醫又開始被人關注，振興中醫、提高中醫地位的口號也被提出來，中醫的星星之火開始復燃了。

這時，西醫自身的弊端也開始暴露。高昂的治療費、藥物不良反應和醫療事故的頻發，讓人們開始對西醫的信任發生動搖，很多人開始轉而尋求更為安全的中醫治療。

眼看西醫獨霸醫壇的夢想就要破滅，有人開始坐立不安了。方某某扛著「科學打假」（司馬昭之心）的大旗出場。只見他滿臉悲憤（看這表情就像中醫和他有不共戴天之仇），聲淚俱下地開始控訴：

大家都看到了，中醫和我們崇拜的西醫是多麼格格不入啊，當我們的科學已經發展到了基因時代，它還在談論陰陽五行，這是一種愚昧無知的表現啊，這樣的醫學怎麼能治病呢？它就是徹頭徹尾的糟粕（先前稱它偽科學還是抬舉它了呢）和封建迷信，所以我們強烈要求將其廢除。（這時何院士上場，表示贊同廢除中醫）如果有同意的，就上來簽名，我們的目標，是讓中醫在五年內退出國家醫療體制，回歸民間，使西醫成為國家唯一的醫療技術！

我說方大導演，你導演的這齣鬧劇怎麼有「盜版」的嫌疑啊？如果沒記錯的話，在一九二九年余雲岫*之流好像也做過類似的事，當時提出來的口號是「廢止中醫以掃除衛生事業之障礙」。你這算是趕潮流，來回老劇新拍？

這時現場開始出現混亂，喊口號聲、罵聲、爭論聲、哭聲不絕於耳，事後，據說有萬餘人參與了簽名云云。

尾聲

衛生部（現國家衛生健康委員會）就上述事件發表聲明，聲明表示：中醫藥既是中國的國粹，也是目前中國醫藥衛生領域中不可分割的重要組成部分，這是中國的優勢和特色。在歷史上，中醫藥為中華民族的繁衍生息和健康做出了不可磨滅的貢獻，至今在現實生活中仍是解除病痛的一個重要選擇。如果有這樣的簽名行為，那是對歷史的無知，也是對現實生活中中醫藥所發揮的重要作用的無知和抹煞，我們堅決反對這樣的言論和做法。

一場鬧劇就此收場。

鬧劇終歸會落下帷幕，但不可否認，中醫的現狀是混亂不堪的。到醫院去看看，有多少中醫還在細心辨別患者症狀的差異？有多少中醫還能熟練運用中醫的望、聞、問、切？有

---

* 編注：反中醫著名人士。

多少中醫還會按照辨證施治的原則來診斷和用藥？有多少中醫還在斟酌藥性寒熱溫涼？有多少中醫還在精勤不倦、博極醫源？有多少中醫能把中醫的道理講個透徹、明白？可以說很少！一個拋棄了根本，全副西化的中醫隊伍，又如何能讓人不感到擔憂？中醫，不因西醫而亡，卻會被那些「偽中醫」親手埋葬！這並非我杞人憂天，中醫的現狀、中醫在國人心目中的地位、偽中醫的橫行，都已經很好地說明了問題。

同時，我在這裡也想提醒那些動不動就出來叫囂「中醫是偽科學」，並且要「廢除中醫」的「中醫黑」們，希望你們能好好反省一下「科學」的含義。科學的態度不該是「學術霸權」，更不該是「順我者昌，逆我者亡」；而應該以事實為基礎，認真調研，實事求是、客觀公正地分析和探討問題。要批判中醫，希望先弄清楚中醫的本質以及中醫治療疾病的機制，否則，你們的無的放矢最終都會成為後人的笑柄。

中醫到底是什麼？中醫是否可以治好病？中醫又是如何治好病的？中醫那些玄乎莫測的理論是否可以讓所有人看個清清楚楚、明明白白？

《走近中醫》出版至今已經過去十多年，我一直試圖將自己的所思所想用更通俗有趣的語言表達出來，從醞釀到落筆，到數次推翻重來，終於有了一個能讓我比較滿意的稿子。我將它取名為《疾病密碼》，希望能在輕鬆有趣的文字中，和大家分享我這二十年來和疾病「鬥智鬥勇」的收穫。

我們的講述，就從「一場戰爭」開始吧。

01

一場戰爭

說到人類歷史上耗時最長的戰爭，相信多數人會想到「英法百年戰爭」。確實，這場戰爭從一三三七年開始，到一四五三年結束，整整打了一百多年。但事實上，它和另一場戰爭比起來，實在是小巫見大巫。

因為，這場戰爭從人類誕生之日起，直到現在就一直沒消停過。

而且我可以斷言，只要人類存在一天，這場戰爭就會持續一天，可稱其為永不停止的戰爭。

永不停止的戰爭。

這，就是「人類與疾病」之間的戰爭。一場沒有戰火和硝煙的戰爭。

但卻是牽涉面最廣（全人類），持續時間最長（尚不知何時結束），關注程度最高（估計除了極少數得道高人外，每個人都關注），死傷人數最多（具體資料無法統計，但可以肯定的是，要是沒有這些傷亡，地球早就住不下了）的一場戰爭！

就是在這場耗費了人類極大財力、物力、人力以及精力的戰爭中，對手（疾病）不但沒被打倒，反而陣容不斷壯大（疾病種類日益增加），戰鬥力不斷增強（對藥物的耐受性越來越強），根據地（人類久攻不下的陣地，或稱之為「絕症」）不斷擴張，大有「不消滅人類，誓不甘休」之勢。

也難怪，疾病這麼囂張，原來它是有資本的。

它的資本就是在「戰場」上表現出來的突出「軍事」能力。具體來說，有以下幾方面：

一、彼進我退

比如，人類發明了抗生素，在和細菌的戰役中取得重大勝利。此時，細菌並沒有負隅頑抗，和抗生素拼個你死我活，而是聰敏地選擇了暫時退卻。通過不斷研究、試探和進化，終於訓練出了一支超級無敵抗藥病菌部隊，然後再對人類發動大規模進攻，讓抗生素一敗塗地、潰不成軍。典型戰例：SARS、高致病性禽流感、A型H1N1型流感，以及超級細菌等，其兇猛的殺傷力，讓人一時間聞之色變。

二、彼疲我擾

擅長搞偷襲。在你嚴陣以待時它一般不進攻，而喜歡在你睡眠、疲勞、忍凍挨餓、縱欲貪歡時進行突然襲擊，打你個措手不及。也常常借天氣的掩護（忽冷忽熱、嚴寒酷暑、風霜雨雪等）出擊，體弱者常常防備不及而中招。

三、彼退我打

當藥物的猛烈進攻失去作用，或因各種原因停止藥物使用之後，疾病往往捲土重來，反攻倒算，給人體造成更為嚴重的損害。比如高血壓、糖尿病、B肝、惡性腫瘤等疾病，在停藥後往往病情會加重、惡化、難以控制。

四、攻心為上

致力於在人群中建立「疾病很可怕，不治速惡化」的恐懼心理，誘使人們病急亂投醫，甚至產生「肢體誠可貴，生命價更高，若為治病故，二者皆可拋」的錯誤想法，從精神上摧毀病人的意志，以達到不費一兵一卒而大獲全勝的目的。典型戰例：腫瘤。可以這麼說，相當多的腫瘤病人其實不是病死的，而是治死（手術、放療、化療）和嚇死的。

事實上，要扭轉這種不利局面，讓人類在這場戰爭中重新奪回主動權，還是可以實現的。而具體的辦法，就藏在老天爺那裡。

什麼？治病要從老天爺那裡找辦法？莫非要讓我求神拜菩薩？封建迷信可是要害死人

的！

非也，非也。

我們想從老天爺那裡要的，只是它創制的一套程式。

有了這套程式，就可以破譯疾病的密碼，從而攻克疾病。這套程式就叫——天道。

天道

天道，聽起來很玄乎，其實一點也不玄乎。

它還有一個我們更熟悉的名字：自然法則。

春天來了，一切都像剛睡醒的樣子，欣欣然張開了眼，小草偷偷地從土裡鑽出來，桃樹、杏樹、梨樹，爭先恐後地開出了美麗的花朵，蜜蜂在辛勤地採蜜，蝴蝶在翩翩起舞，到處是一片生機勃勃的景象。

夏日的夜晚，知了還在不知疲倦地歌唱，令人討厭的蚊子振動翅膀在你耳邊嗡嗡作響，螢火蟲打著牠的「燈籠」在空中一明一滅地飛舞，蟋蟀彈奏著小夜曲，還有稻花香裡的一片蛙聲，哦，這熱鬧的夜晚啊。

夏去秋來，樹葉開始變黃而飄落，莊稼開始成熟，金燦燦、沉甸甸的稻穗讓人感覺到豐收的喜悅，動物開始為過冬儲藏食物了，楓葉變得火紅如血。

寒風凜冽的冬季，樹葉已經掉完了，只剩下光禿禿的樹枝，候鳥去南方越冬了，蛇、龜

天道即自然法則。

等動物開始冬眠了，千山鳥飛絕，萬徑人蹤滅，大地一片寂靜蕭瑟。

怎麼突然寫起散文來了？

因為這就是天道最形象的注解（希望大家能留意上述文字，因為這中間還藏著一個天大的祕密）。

四季輪迴，萬物復始，優勝劣汰，物競天擇。

大自然就是這樣以它自己的方式創造著世界，控制著世界，不隨任何人的意志或想法而改變。

這就是天道。

可以這麼說，天道就是一套複雜而精密的程式，掌控著宇宙萬物形成（成）、衍化（住）、衰變（壞）和消亡（空）的變化規律，是世間萬物一切變化的最終決定者！

如果把天道比喻成一位博學多才的偉人，那人類最多只能算咿呀學語的嬰孩。

所以，老子在參悟天地奧妙之後，寫下了這樣的話：「人法地，地法天，天法道，道法自然。」

有，且只有天道，才是這個世界的終極主宰。這就是老子西出函谷關時留下的論斷。

一個偉大的結論！

天道創造出了萬物，所以有且只有天道，才是生命奧祕的唯一知情者和掌控者！而要想打開生命之門，破解疾病密碼，唯一正確的辦法，當然就是求助天道。

但問題又來了，老天爺不會說話，我們從哪裡才能得到想要的答案呢？

遠在天邊，近在眼前。

還記得我讓大家留意的那幾段「散文」嗎？生命與疾病的祕密，其實就藏在這幾段「散文」裡。

有人要說了，這不就是一年四季最常見的景象嗎？和生命的奧祕又有什麼關係？難不成生命的奧祕和四季變化有關？

恭喜你，答對了。

春生夏長，秋收冬藏，這就是生命的全部祕密所在。

有人又要說了，這是小學生都知道的常識，哪是什麼祕密？

事實上，這裡面不但有祕密，而且是大祕密。

這個祕密就在於：生物發生各種變化的幕後推手是誰？

是生物體內的細胞、物質、成分嗎？

不是。

那是什麼？

是環境！

是生物生存的環境！

什麼樣的環境，決定了什麼樣的生物。

環境是一切生命的最終決定因素！

什麼樣的環境，決定了生物什麼樣的狀態。環境是一切生命的最終決定因素！

環境是一切生命的最終決定因素！

這就是生命的真正祕密。

古人早就發現了這個祕密，於是就有了下面這段有趣的記載：

橘生淮南則為橘，生於淮北則為枳，葉徒相似，其實味不同。所以然者何？水土異也。（《晏子春秋》）

從橘到枳，那可是基因的變更啊。而實現這一變化的，只是簡簡單單給植物挪了個位置（淮南到淮北）。

僅此而已。

偉大的環境！

我們花了大量的人力、物力、財力，企圖在生物體內發現生命的祕密，殊不知，生命的真正祕密並不在生物體內，而在於其外部，在於其所生存的環境。

炎熱潮濕的熱帶雨林、乾燥的沙漠、寒冷的北極有著各自不同的生物，這是因為環境。

春、夏、秋、冬，動植物會發生周而復始的變化，這也是因為環境！

所以，環境才是主導生命形態、功能和活力的決定性因素。一旦環境發生改變，生命也必將隨之而變化！

這就是我們要尋找的關於生命的天道。

請記住這個天道，要揭開疾病的密碼，就全靠它了。

02

「病」的困惑

用天道來揭開疾病密碼之前，我們有必要先來回顧一下對病的認識。

起先，我們是感到不舒服，如頭痛發熱、上吐下瀉、胸悶心慌等的時候才會認為自己生病了，需要上醫院看病。

漸漸地，在西醫的影響下，我們不管有沒有不舒服，定時都要上醫院「逛逛」。上醫院做什麼呢？當然不是去逛街，而是去體檢。體檢有什麼用？查病。

拿體檢結果和預先設定的標準值相比對，如果某個指標偏高或偏低（儘管你可能沒有任何的不適），那麼很不幸，你會接到醫生表情嚴肅的忠告：這是病！要是不治療，後果很嚴重。

於是，在醫生的諄諄告誡下，吃藥（或開刀）就成了「病人」的不二選擇。而治療的時間多數是不確定的。短的，可能一、兩天，長的，可能一、兩個月，更長的，那或許需要終身服藥。

這還算好的，因為不管怎樣，都還有藥可用，有方法可以治療，總還有點希望。可怕的是，有些「病」明明診斷很明確，但醫生卻告訴你，這個病目前無藥可醫、無法可治（如腫瘤晚期、某些免疫系統和先天性疾病等）。

還有最無奈的，明明身體很不舒服，可全身上下查了個遍後，醫生卻告訴你，一切正常。既然「正常」，那當然無須治療，也無法治療。於是，你還得繼續忍受那些不舒服，而且是啞巴吃黃連。

可是還是難受啊，難受就要上醫院啊，次數多了，醫生也煩了（沒病還老來看病），估計是心理有問題。再到精神科醫生那裡一諮詢，哦，這是焦慮症的表現，那就吃點抗焦慮的藥吧。

於是，在鎮靜、安神的藥物作用下，原先的不適似乎好了些，可是總覺得哪兒不對勁，整天昏昏沉沉，注意力不集中，老犯睏想睡覺，還健忘……一旦哪天忘了吃藥，原先的不適又都回來不說，人還更難受。

那就認真吃藥吧，這該沒問題了吧？不一定。因為，漸漸地你會發現，原先吃一顆藥可以舒服幾天，現在要每天吃才有用；原先吃一種藥就可以控制，現在要幾種藥合用才能見效。

更糟糕的是，長期服藥使得肝、腎、胃等臟器都不堪重負，威脅著要進行「罷工」（臟器功能受損而衰竭），眼看著生命都要危在旦夕……

病人困惑了：明明是來治病的，為什麼治來治去（花費的精力和財力暫不說），不但原先的病沒好，怎麼病反而更多更嚴重，連命都快保不住了呢？（很多的醫患矛盾、醫療糾紛就是這樣產生的）

於是不少人發出了這樣的感嘆：借我一雙慧眼吧，讓我把這困惑看個清清楚楚、明明白白、真真切切！

使沸水冷卻的兩種方法

西醫對病的認識特點是什麼呢？我們不妨來看一個簡單的例子。

提問：爐子上燒著一鍋水，現在水開了，正在沸騰。請問如何才能讓水不沸騰？

回答一：把爐子的火滅掉，水就能逐漸變涼不沸騰。（掌聲鼓勵，回答正確）

回答二：往鍋子里加冷水，水就不沸騰了！這種辦法見效快，加完冷水，鍋子裡的水馬上就不沸騰。什麼？水還會再沸騰？沒關係，我可以繼續加冷水，我加、加、加……

瞧，它不是又不沸騰了？啊？鍋子裡的水已經加滿了，不能再加冷水了，水又沸騰起來了？這該怎麼辦啊？（作無可奈何狀）

現實生活中，西醫的治療方案與上文第二種方案類似。我們來模擬一下西醫的看病治病過程。

假設沸騰的水是一種有待治療的疾病，西醫的做法通常是這樣的：

第一步，檢查。用溫度計測量水溫，發現溫度為攝氏一百度。

第二步，診斷。根據統計學研究，正常狀態下水的標準溫度應該是攝氏二十度正負五度，現在，測量值（攝氏一百度）遠遠高於標準值，所以可以確診為「高水溫病」（根據西醫對疾病的命名方式，也可能稱之為「高水溫綜合症」）。

第三步，治療。治療的原則就是給水降溫。通常的做法是，往沸水裡加冰，並時刻監測水溫，當水溫下降到正常區間（攝氏二十度正負五度）時，宣布治療成功（很多時候，這種方法能立竿見影）。

可是，由於外界的火源還在，過不了多久，水又開始沸騰了。怎麼辦？那就定時定量往鍋子裡加冰吧（終身服藥），這樣就能在水沸騰之前先把水溫降下去，病情「成功」得到控制。

可是，當鍋子裡不斷加入冰塊後，熱水便越來越多，這時，再加入同樣劑量的冰，降溫效果就變差了（抗藥性）。

怎麼辦？那就多加點冰吧（增加藥量或多藥聯用），於是，短時間內，病似乎又得到了

現在很多人才三十歲就被診斷出高血壓，終身服藥，想想實在可怕。

控制。

但問題並沒有因此而解決。

因為鍋子最終會加滿，而水也必將再次沸騰起來（藥物失效）。而此時，鍋子由於長時間在火上「煎熬」，加上忽冷忽熱的刺激，也開始不堪重負，鍋壁出現裂紋、漏洞（藥物的副作用及疾病的併發症），於是，原先僅僅需要解決水沸騰的問題，現在又演變到需要修補鍋子，情況變得更複雜、棘手了……

一個典型的例子就是對高血壓的認識和治療。

一般情況下，收縮壓高於140mmHg，或舒張壓高於90mmHg，連續三次以上就可以診斷為高血壓。目前發病原因不明確，需終身服藥控制。如果不及時、正規治療，會對人體造成極大危害，如中風（腦出血）、腎功能衰竭（尿毒症）、心肌肥大、心力衰竭等。

所以，為了身體健康，為了長命百歲，藥千萬不能停，哪怕這一吃就是一輩子。一種藥不夠那就用兩種，兩種不夠就用三種，總之，要利用一切手段，把降壓進行到底。

看著服藥後的血壓被降到了正常值（90～140mmHg／60～90mmHg），五臟六腑卻開心不起來。

因為只有它們明白，被大家看作過街老鼠、人人喊打的高血壓，其實是被冤枉的。

現在很多人才三十歲就被診斷出高血壓，終身服藥，想想實在可怕。

換句話說，「高血壓」是一宗冤假錯案。而這宗冤案最大的受害者正是五臟六腑。

要給這宗冤案平反，首先需要弄清楚一個事實，那就是：血壓到底是做什麼的？

血壓背後的真相

我們都有這樣的經驗，自來水要順利、通暢地流進每戶人家，需要一個合適的水壓。當水壓過低時，高樓的用戶水流就會變得細小，甚至停水。所以，適當的水壓對供水非常重要。

血壓起到的作用，也正是如此。人體的各個細胞、組織、器官，就像是一棟棟的各個住戶，血壓的任務就是把足夠的血液輸送到這些住戶的家裡。

白天或運動時，是人體這棟大樓裡各住戶的「忙時」，對血液的需求量就大，這時就需要相對較高的血壓來增強供血，不然，用血量大的住戶（如心、腦、肝、腎等）就很可能出現「斷血」狀況。

夜間或休息時，是各住戶的「閒時」，對血液的需求量會明顯減少，所以只要較低的血壓就能保證各住戶的用血。

血壓的這種動態波動有三大好處：

第一，節能。該高時高，該低時低，就像一台變頻空調，可以最大限度地節省能量的損耗。

第二，按需供給。該多時多，該少時少，這樣既不浪費，也不會出現短缺，確保每一處都能獲得恰到好處的血液供給，以保持最佳的工作狀態。

第三，保護血管，延長血管的使用壽命。血壓的按需升降，可以使血管弛張有度，不必長時間承受較大的壓力，從而減緩血管的老化。

那麼，人體又是如何實現血壓的這種動態調節呢？

這就需要大腦出馬了。

大腦，作為人體的總指揮和總決策者，時刻監控著人體這棟大樓裡各住戶（尤其是重要住戶，如心、肝、腎、腦等）家裡的供血狀況。當然，大腦這麼做，並不是要偷窺住戶（器官）的隱私，而是為了保證人體這棟大樓安全、有序地運行。

當大腦監測到某住戶（器官）有明顯的缺血狀況時，就會立即啟動防缺血緊急預案。這一緊急預案包括加快心率，增強心臟搏動，啟動腎素—血管緊張素系統，升高血壓等措施。通過這一系列措施，可以有效增強對缺血住戶（器官）的供血，於是各住戶（器官）又能繼續愉快地工作了。

可以這麼說，每個高血壓背後，都存在一個或多個缺血的住戶（器官）！

那什麼原因會導致住戶（器官）缺血呢？

最常見的有以下幾種情況：血液黏稠度高（如高血脂、高血糖、高血小板、高紅細胞等都可以導致血液黏稠度增高）、血栓形成、血管痙攣或狹窄、血管硬化、血容量不足等。

而這才是高血壓的真正罪魁禍首。

如果我們把高血壓作為一種疾病來治療，那後果就是這樣的：

在降壓藥的作用下，血壓被強制降到西醫認可的正常範圍（90～140mmHg／60～

大腦以升高血壓為信號告訴我們身體有危險，而西醫卻在拼命刪除這一信號！

90mmHg），可是血壓一下降，供血剛剛得到改善的器官又開始缺血（嚴重的甚至斷血）。

這個時候，大腦不高興了。

我費了好大勁兒才把血壓升上去，眼看著就要大功告成，原本缺血的器官供血開始慢慢增加，馬上就要恢復到正常水準了，你倒好，不問青紅皂白，給我來個釜底抽薪，血壓一下子被打回原形，這不是讓我前功盡棄嗎？

大腦很生氣，後果很嚴重。它給出了更強烈的升壓指令！

於是，在大腦的指揮下，人體動員一切可以動員的力量，將血壓升得更高。

患者一看剛降下去的血壓又高上來了，這肯定是降壓藥劑量不夠，於是加大劑量（或者增加藥物），進一步增強對血壓的控制。這樣，一邊（藥物）要降壓，而另一邊（大腦）卻要升壓，最後的結局只有兩個：一是藥物降壓占上風，於是血壓被強行控制在「正常」水準，可是器官們不得不過著缺血斷血的苦難日子；二是人體升壓占上風，在多種藥物都無法壓制的情況下，血壓失去控制，血管不堪重負，時刻承受著爆裂的危險。

無論哪種結果，對人體來說，都是輸。

所以，要想真正解決高血壓這個難題，「武力鎮壓（藥物降壓）」是不行的，最好的辦法是「安撫」。

怎樣「安撫」？

當然是找到身體內器官缺血的原因，並改善之！具體怎麼做？我們來看幾個病例。

【病例一】都某，男性，六十歲。血壓高達 180／100mmHg，每日需要服用七片降壓藥（常用量為一至兩片）才能控制，但血壓波動明顯，非常不穩定。畏風寒，時時汗出，手足烘熱，兩顴鮮紅如妝（紅而鮮豔，如同化過妝、抹過胭脂）。飲食不思，大便稀溏不成形，小便餘瀝不盡，乏力感明顯。舌淡紅，苔白膩。脈弱而微。

從西醫角度來講，這是一例頑固性的高血壓病症，降壓藥的效果並不好，一則需要大劑量藥物才能把血壓降下來，二則由於降壓藥劑量大，患者常在服藥後出現低血壓反應，但減少劑量後又起不到降壓效果，因此患者的血壓常常會上下大幅波動，並由此產生明顯的不適，對日常生活造成極大的不便。

從中醫角度來講，這是一個典型的「陽虛」患者。什麼叫「陽虛」呢？就是體內的陽氣不足。

那什麼又是陽氣呢？

簡單地說，人體的陽氣，就好比是天上的太陽。（關於陽氣的話題，後面我們還會專門探討）

太陽給地球萬物提供熱量，是萬物生長的動力來源。而陽氣則是人體細胞生長、代謝、繁殖、工作的能量來源。

陽氣在人的一生中並不是一成不變的。一方面，隨著年齡的增長，它會自然衰減（人的衰老死亡，就是陽氣逐漸消耗直至耗盡的過程）；另一方面，它又會因飲食起居失宜（如熬夜、喜食生冷、貪涼等）或濫用藥物（如中藥裡的清熱解毒藥、西藥中的抗生素等）而額外損耗。這種陽氣因消耗或受損而導致不足的情況，中醫稱之為「陽虛」。

陽虛會造成什麼後果呢？

我們先來看看自然界「陽虛」會發生什麼。

自然界的陽虛，就是冬天。冬天的最大特點就是，日照時間變短，氣溫下降，草木凋零，萬物潛藏。

人體陽虛也是一樣。

由於熱能不足，所以各細胞的生長、代謝、工作都處於遲緩甚至停滯狀態。細胞一「冬眠」，臟腑就無法完成其應有的生理功能。所以，人體陽虛的最主要表現就是各臟腑功能低下。具體的症狀有：畏寒怕冷、神疲乏力、抵抗力低下、食欲減退、心悸氣短、腰膝痠軟、小便頻數、大便稀溏、精神不振、頭暈健忘、聲低懶言、面色蒼白、脈象細弱等等。

好，現在我們來看這位患者的症狀。畏風寒、乏力、食欲差、大便稀溏、小便不淨、脈細弱。這明顯是「陽虛」的特徵。但如果就此判斷患者就是「陽虛」還為時過早，因為還有兩個症狀需要給出合理的解釋。

哪兩個症狀呢？

一個是兩顴鮮紅，另一個是手足烘熱。

既然陽虛的本質是體內熱能不足，那麼患者應該表現為臉色蒼白、四肢不溫才對啊，為什麼這個病例會兩顴鮮紅而且手足烘熱呢？

這是個很好的問題。

下面就來解釋一下其中的奧妙。

人體陽虛的症狀。

我們都看過這樣的現象，當火堆快熄滅的時候，會有火星向上飄浮，這種現象我們稱之為「無根之火」。

陽氣也是這樣。當它極度虛弱的時候，也會成為一種「無根之火」，無法安守在身體內部，為五臟六腑提供溫煦的「陽光」，而是向身體的上部或外部飄散遊走，這就造成兩顴鮮紅、手足烘熱等症狀，中醫將此稱為「虛陽上浮（外越）」，也稱「戴陽證」。

問題又來了。

虛陽上浮（虛熱）時，會出現面紅的症狀，但身體內部熱量過多（實熱）時，由於熱血沸騰也一樣會導致面紅，我們又該如何區分呢？

主要有三點：

第一，虛熱的面紅，主要出現在顴骨周圍。實熱的面紅，往往是整個面部均發紅。

第二，虛熱的面紅，顏色紅而嬌嫩，如塗胭脂，浮於肌表。實熱的面紅，顏色深紅而蒼老。

第三，虛熱者，脈象細弱，舌苔淡而多水。實熱者，脈象洪大，舌苔黃而乾。

逐一對照下來，我們很容易確定，該患者的面紅，是屬於虛熱。

好，現在患者的各種症狀，都最終指向一個結論：陽虛。

那麼，陽虛為什麼會導致高血壓？血壓又為什麼這麼難控制？

其實，道理很簡單。根據前面所講的血壓的作用和機理，我們就可以做出如下推斷：

陽虛↓血液迴圈動力下降↓重要器官缺血↓大腦啟動緊急預案↓血壓升高↓使用降壓藥

虛熱面紅與實熱面紅。

物↓血壓下降↓器官缺血加重↓人體再次主動升高血壓↓血壓不穩定↓增加降壓藥物劑量。最終進入惡性循環狀態。

這就是患者的整個病理過程。

解決方案：給人體增加陽氣。

【處方】附子十五公克，乾薑十公克，炙甘草十五公克，炒白朮十五公克，黨參三十公克，砂仁十公克，龍骨三十公克，煅牡蠣三十公克。

其中附子、乾薑、炙甘草稱「四逆湯」（後面還會有詳細探討），是回陽救逆的要方，具有強大的溫補陽氣功效；炒白朮、黨參、砂仁健脾開胃，增強脾胃運化，使飲食增加，給人體補充能量；龍骨、煅牡蠣收納浮游的無根之火。

【療效】此方加減服用約兩個月，畏風、自汗、顴紅、手足心熱、小便餘瀝不盡等症狀基本消除，胃口明顯增加，大便成形，體力增強。多次測量血壓穩定在105／60mmHg，於是停藥觀察，未見反覆。

【病例二】陸某，女性，五十六歲。清晨外出鍛鍊時受了些風寒，之後連續兩、三天頭痛、頭暈脹不適，伴有陣發性怕冷，無發熱，腰痠明顯。去社區醫院量血壓為150／100mmHg，醫生診斷為「高血壓」，建議服用降壓藥。並告訴她不及時控制，會有中風的危險。由於患者和我較熟，來諮詢我的看法。

我詢問了起病的經過，診了脈象，我說，不用擔心，你的血壓高和受風寒有關。

患者問，高血壓怎麼會和風寒有關呢？

我說，你的脈象表現為弦緊而浮，這是血管在風寒的刺激下，產生收縮、痙攣的一種表現。而血管一收縮，血液流經血管的阻力就增加了，這樣，大腦等重要器官的供血量就會明顯減少。當這個「缺血」的資訊傳遞到大腦之後，大腦就會發出指令，主動升高血壓來加強供血，這就是你血壓升高的原因。而頭痛、暈脹不適這些感覺，也正是血管收縮，腦部缺血缺氧的反映。

解決辦法也很簡單，只要用些祛風散寒的藥，風寒祛了，血管痙攣解除了，血壓自然就正常了。

【處方】天麻九公克，川芎九公克，防風九公克，荊芥九公克，羌活九公克，蔓荊子六公克，生白芍九公克，桂枝九公克，當歸九公克，甘草五公克。

【療效】該方服用五劑後，患者頭痛及暈脹感均消失。停藥後多次在社區醫院複查血壓均在正常範圍（120～125mmHg／75～85mmHg）。

【病例三】戎某，男性，五十二歲。每日上午七時許、下午四時許頭痛、頭暈，並覺頭部發熱。多次血壓測量在150／105mmHg以上，西醫診斷為高血壓病。同時化驗結果顯示：血尿酸、甘油三酯及膽固醇均高於正常值。胃口佳，大小便正常，略有疲乏感，不畏寒。天氣變化時易感覺胸悶，時常會出現心前區疼痛，並牽掣後背。晨起有痰，淺黃色，不黏稠。體胖，活動時易氣急，動輒多汗。舌淡紅，苔白膩。左脈沉滑，右脈細澀。

這例高血壓又是什麼原因導致的呢？要想知道答案，辦法只有一個，那就是從患者表現出來的各種症狀去尋找疾病的線索。

經過整理歸納，患者的主要症狀有如下四條：

第一，時常有心前區疼痛，胸悶氣急。

第二，血脂（甘油三酯、膽固醇）高。

第三，體胖。

第四，舌苔白膩，左脈滑、右脈澀。

初一看，這四個症狀之間似乎風馬牛不相及，也看不出和高血壓有什麼聯繫。別急，只要略加分析推理，疾病的脈絡就會逐漸清晰起來，高血壓的真相也會就此浮出水面。下面就開始一次「破案」行動吧，尋找發病「真凶」可是一件很有意思的事情哦。

我們先從第一條線索入手。

心前區疼痛、胸悶氣急。稍微有點西醫知識的讀者就會想到，這是心肌缺血的一種表現。心肌的血液供應主要來自冠狀動脈，如果冠狀動脈出現病變（如狹窄、堵塞等）或者流經冠狀動脈的血流發生瘀滯，那麼就會造成心肌缺血而產生心前區疼痛（心絞痛），嚴重者甚至可以導致心肌梗死。

於是我們得出第一個結論：患者的體內（冠狀動脈）存在著血流不暢的問題。

是什麼導致了血流不暢呢？這就要用到第二條線索「血脂高」了。血液中脂肪物質增多會使血液變得很黏稠，這又會導致血液流動變得緩慢而不暢通，而這就是導致心肌缺血的「罪魁禍首」。

由於心臟是人體最重要的器官之一，它的缺血勢必會引起大腦的高度「重視」，並且會

看看作者是怎麼「破案」尋「真凶」的。

盡一切努力來改變這種缺血狀況。

大腦又是如何行動的呢？

對了，我們前面已經提到，大腦想出來的辦法就是——升高血壓。血壓升高以後可以增加血液迴圈的動力，使血流加速，從而改善心肌缺血。

這樣我們就得到了第二個結論：患者高血壓的形成和高血脂有著密切關係。

分析到這裡，我們已經初步把「犯罪嫌疑人」鎖定到「高血脂」上面，但是要「定罪」（確定診斷）還需要更多的證據。

證據在哪兒呢？

下面就請「證人」上場，為我們提供證據。誰是「證人」呢？

「證人」就是患者的身體。

它一共給我們提供了三個證據：

第一，體胖。

第二，舌苔白膩。

第三，左脈滑、右脈澀。

有人要說了，這三個證據和前面的「高血脂」一點關係也沒有啊，它們能證明什麼？

少安毋躁，且聽我慢慢道來。首先來看第一個證據：體胖。

中醫有句話叫「肥人多痰」，意思就是肥胖的人體內往往存在「痰」（「痰」在後面還會隆重登場，這裡先和大家見個面，混個臉熟）。

大家注意，中醫講的「痰」並不單單指感冒咳嗽時咳出來的痰，更多的時候是指存在於人體臟腑、組織之間，具有穢濁、黏滑、油膩特徵的病理物質，如多餘的脂肪、囊腫，包括某些腫瘤，都可以是中醫「痰」的範疇。

因此，第一個證據告訴我們，患者體內存在「痰」這樣一種病理物質。

接下來看第二個證據：舌苔白膩。

舌苔是我們觀察人體內部環境的重要視窗。當體內穢濁物質過多時，就會在舌苔上形成「膩苔」（舌苔表面滑膩不清爽）。所以舌苔白膩，從另一個側面證實了我們前面對患者「體內多痰」的判斷。

最後來看第三個證據：脈象。

中醫認為左脈主血，右脈主氣，滑脈主痰，澀脈主氣血瘀滯。而患者的脈象是左滑、右澀，這就意味著血中有「痰」，氣血運行不暢。

結合上述三個證據，我們得出這樣一個結論：患者體內存在著「痰」。這個「痰」混雜在血液中，使氣血無法順暢地運行。

說到這裡，大家可能還有疑惑，這個結論和前面說的「高血脂」有什麼關係？

請大家思考一下，混雜在血液之中，具備黏滑特性的「痰」會是什麼物質？不就是血液中的脂肪嘛！

至此，這例高血壓病的「案情」已經真相大白，而高血脂（痰）就是幕後「真凶」。

最後，還有一個小問題需要我們來解答（當然，這已經不影響前面的「判決」結果）：

患者為什麼在上午七點和下午四點容易出現頭痛、頭暈和頭部發熱的症狀？

上午七點，一般都是起床不久，而人從睡眠狀態清醒過來時，血液迴圈還比較緩慢，在「痰」的影響下，大腦容易缺血缺氧而產生頭暈頭痛。

而下午四點時，由於經過一天的工作，消耗了較多的能量，此時血液迴圈的動力往往處在衰弱狀態，大腦也容易因「痰」的堵塞而無法獲得足夠的血氧，於是頭暈頭痛就發生了。

那頭部發熱又是怎麼回事呢？

大家有沒有看到過這樣的情景：在冬天翻動一堆堆得很高的垃圾，可以看到裡面會冒出騰騰的熱氣。中醫對此有一個描述，叫「痞堅之處，必有伏陽」。這是什麼意思呢？痞，是堵塞不通的意思；堅，是堅硬牢固的意思；伏陽，就是指隱藏、蘊積的熱量。整句話連起來的意思就是：在堆積嚴實又閉塞不通的物體內部，往往會有熱量蓄積。

對該患者來講，由於體內存在「痰」這種病理物質，它如果堵塞在頭部，就會造成熱量蓄積而引起頭部發熱。

好，現在所有疑問都得到了解釋，致病「元兇」（痰，或者西醫講的「高血脂」）也已經「抓獲」，剩下的事就好辦了。只要能消除患者體內的「痰」，一切問題都可迎刃而解。

【處方】天麻十二公克，半夏十公克，茯苓十五公克，膽南星十公克，陳皮六公克，枳殼十公克，薑竹茹十公克，瓜蔞皮十公克，生山楂十五公克，丹參十五公克，鉤藤十五公克，石決明十五公克。

這是一個半夏白朮天麻湯的加減方，主要作用就是化痰濁、通脈絡。我在原方基礎上加入生山楂、丹參以增強消脂活血的作用，又加入鉤藤、石決明清理因瘀堵而產生的鬱熱。

【療效】上方加減服用約一個月，各種症狀逐漸消除，血壓恢復到正常。

以上三個高血壓的病例生動地告訴我們一個事實，要想真正有效、徹底地治好病，一定要找到躲藏在疾病表象後面的「主謀」。

也就是說，當疾病這鍋沸騰的水放在你面前的時候，你該做的是「滅火」，而非「加冰」！

既然如此，那為什麼西醫在治療疾病時，仍然還要頑固地採用「加冰」而非「滅火」的方法呢？

因為西醫有它不得已的苦衷。

虛陽外越、風寒襲表、痰濁阻絡，各有各的不舒服，不能簡單粗暴地讓高血壓「背黑鍋」，解決掉「真凶」，大腦自然不會再發求救信號。

03

疾病的誕生

疾病的誕生，是從細胞開始的。

當然，一、兩個細胞病變，是無礙於身體健康的。這就好比一個國家，難免有幾個壞人，這並不影響整個國家的安定和繁榮。但如果壞人（病變細胞）多了，還拉幫結派，變成黑社會（組織、器官病變）了，就會危害一方成為社會的不穩定因素（疾病）。如果惡勢力還在擴張，從地方蔓延到全國，並組織起了武裝力量（如惡性腫瘤），那就會嚴重擾亂國家的正常運轉（臟腑功能部分或全部喪失），甚至導致國家滅亡（死亡）。

所以說，一切疾病的源頭，都在於細胞的病變。

也就是說，如果能找到使細胞病變的原因，那我們就能抓到引起疾病的主謀。

有個好消息是，細胞病變的原因是可以找到的。這一祕密就藏在天道中。

現在該是讓天道給我們揭示答案的時候了。

環境，又是環境

天道告訴我們，環境決定了生物的種類和變化。生物又是什麼構成的呢？是各種各樣的細胞。

不同形態、不同功能的細胞，以不同的方式組合在一起，就成了各種各樣的生物。

所以，生物的種類和變化，其實就是細胞形態與功能的變化。

這樣我們就可以得出結論：環境決定了細胞形態與功能的變化（A）。

這一結論和疾病有什麼關係呢？

剛剛我們講過，任何疾病都起源於細胞的病變。

什麼叫病變？

所謂病變，無非就是細胞在形態和功能上出現了異常變化，以致無法實現正常的生理功能。

於是我們又得到了第二個結論：疾病起源於細胞形態和功能的異常變化（B）。

結合A和B，你發現什麼祕密了嗎？

對了，我們從中推導出一個非常重要的結論：環境失調是一切疾病的源頭。

當然，這個對疾病來說至關重要的環境，並不是我們常說的自然環境，而是存在於身體內部，細胞們生活和工作的環境，我稱之為：內環境。

細胞的幸福生活

如果把人看作是一個獨立「王國」的話，那細胞就是生活在這個王國裡的子民。為了「國家」能正常、有序地運轉，細胞之間也有著不同的分工：有的負責「管理」（如中樞神經細胞），有的負責「防禦」（如免疫細胞），有的負責「生產」（如造血細胞、肝細胞），有的負責「運輸」（如循環系統）等等。

別看它們的分工不同，但它們之間的關係是平等互助的。負責管理的不會覺得高人一等，因而就頤指氣使；負責生產的也不會覺得矮人一截，因而就奴顏婢膝。大家都兢兢業業，無怨無悔地辛勤勞動著。

細胞們努力工作圖的是什麼呢？當然不是為「錢」，也不是為了個人利益。它們的目標只有一個，那就是實現整個王國的繁榮、強大與昌盛（人體健康）。

從這一點來說，細胞王國還真有點像理想中的「大同社會」。

細胞們雖然有很高的「精神境界」，但它們要正常工作、生活還需要一個重要的條件。

大道至簡。

什麼條件？環境。

哪裡的環境？

人體內部的環境。

「環境」太冷了（人體內部的熱能不足），細胞們就會縮手縮腳，活力下降，甚至開始「冬眠」。

「環境」太熱了（人體內部的熱能過剩），細胞們又會過度興奮，甚至煩躁，愛發脾氣。

「環境」太乾燥了（體內津液不足），細胞們會因缺乏滋潤而逐漸乾枯、體力不支，甚至死亡。

「環境」太潮濕了（體內水分過多），細胞們又會因缺氧而感覺氣悶、乏力，工作效率低下，而且細菌也會趁機大量滋生。

……

總之，自然界發生的一切變化，在細胞界也一樣在發生，而這個對細胞的生存和工作直接產生影響的人體內部環境，就叫「內環境」。

我們知道，外環境發生變化時，生物的活動狀態和種類會發生相應的變化（生物演變、進化或者變異的內在動力，就是環境的變化）。

同理，內環境發生變化時，細胞的形態和功能也會隨之發生變化。當這種變化達到一定強度時，疾病就發生了。

原來如此！

這些內環境變化帶來的身體反應，有沒有讓你想起第三十頁〈天道〉篇裡那段描寫四季的文字？這就是中醫「天人合一」思想的體現。

看似千變萬化、複雜多端的疾病，追根究底，竟然是環境搗的鬼。
西醫苦苦追尋而不得其果的細胞病變的原因，竟如此簡單。
正所謂：大道至簡，知其要者，一言而終，不知其要，流散無窮。

一半是火患，一半是水病

和外環境一樣，內環境的變化不外乎四個字：寒、熱、燥、濕。
風霜雨露、四季更替，源自寒熱燥濕的變化。
萬物春生、夏長、秋收、冬藏，源自寒熱燥濕的變化。
生命起源、進化演變，源自寒熱燥濕的變化。
一切疾病的發生或終結，當然也源自寒熱燥濕的變化。
如果再進一步，寒熱的變化，取決於體內熱能（火）的多少，而燥濕的變化，又取決於體內水分的多少，所以，一切疾病最終都可以歸結為兩個字：水、火。
萬物生於水火，疾病亦生於水火。
這就是自然、生命與疾病之理。
這就是一切疾病的終極密碼！
這就是「道」。
一位禪師在參透佛理後說：參禪之初，看山是山，看水是水；禪有悟時，看山不是山，

這密碼雖簡單，卻也能隨意變換組合出N個更為高級複雜的表象，讓人不能輕易看透。

看水不是水；禪中徹悟，看山仍是山，看水仍是水。

山水沒變，變的是什麼？變的是我們的識見。

我說，醫學也有三個階段：

第一階段，見病是病，見藥是藥。只看到疾病的表象，認不清疾病的本質，於是，只能頭痛醫頭，腳痛醫腳，用某藥來治某病（西醫目前還停留在這個階段）。

第二階段，見病不是病，見藥不是藥。開始根據疾病的各種表象來探尋其本質，不再拘泥於什麼藥治什麼病，而是講究治病求本（中醫的入門階段）。

第三階段，見病還是病，見藥還是藥。萬法歸宗，萬病歸源，治人而不治病，卻能消病於無形（中醫的最高境界）。我給予中醫這麼高的地位，是因為它把最最複雜的生命難題回歸到了最最簡單的自然法則，洗盡鉛華，返璞歸真。我從中讀到的，不是無知和落後，而是閃爍著耀眼光芒的無上智慧。

所以，當你看穿了疾病，你眼裡的病，不再是身體內某種成分的變化，也不再是某些細胞的變化，更不再是臟腑功能的變化。你的眼裡所關注的只有一點，那就是內環境的變化。

04

疾病是怎樣形成的

從內環境發生變化，到最終疾病的產生，一般會經歷五個階段。

第一階段：在各種因素（如氣候變化、飲食失調、情緒刺激、起居失宜等）影響下，內環境發生了寒、熱、燥、濕的異常變化（人體內的自然災害）。

如果這一變化比較溫和，或是只在短時間內出現變化（小澇小旱或小熱小寒），人體可以通過自我調節（賑災、救濟）而消除不良影響。

但如果這一變化是強烈而持久的（大旱大澇或極熱極寒），那麼就會朝著第二階段發

疾病產生五階段：人體內環境異常→細胞病變→人體器官功能受損→大腦感到不適→疾病轉歸。

展。

第二階段：在異常的內環境中，細胞無法正常生活和工作（民不聊生），於是其形態和功能發生了病變（難民出現，偷、盜、搶增多）。

此時，由於病變僅僅局限於少量細胞，組織器官還能正常運轉，所以人體不會出現明顯的不適。

如果病變的細胞繼續增多，危害程度變大，影響到組織器官的正常工作（難民聚而起義，歹徒四處暴亂），那麼就會進入疾病的第三階段。

第三階段：病變細胞取代正常細胞，形成一定的勢力範圍，導致人體組織器官無法完成原先的生理功能（社會混亂，黑惡勢力橫行，地方政府癱瘓）。

第四階段：內環境異常所導致的病灶資訊回饋到大腦，產生各種不適症狀。

為什麼同一種病，在不同人身上會有不同的症狀？就是因為他們的內環境變化是不同的，這些不同的資訊傳遞到大腦，於是就產生了不同的症狀。

第五階段：疾病的轉歸。

治療得法（整治環境、恢復生產、救濟災民、鎮壓暴亂），內環境得以恢復正常，那麼病症減輕，疾病痊癒（社會恢復穩定）。

治療不得法（不論好壞良惡，一律武力鎮壓），內環境不但得不到改善，反而變得更惡劣，那麼疾病就會加重（國家四分五裂），直至死亡（國家滅亡）。

這就是疾病形成的全過程（這個過程，活脫脫就是一部朝代更替史，由此可見，古人說

如放療、化療的副作用。

修身、齊家、治國、平天下，其理一也，真是太對了）。

在疾病發展的這五個階段中，有一個階段對我們來說很重要。

那就是第四階段：症狀的產生。

為什麼說症狀對疾病而言很重要呢？因為它是一封密報。

一封地方（病灶）發往中央（大腦）的密報！

說它是密報，是因為這封報告是以極為複雜的密碼語言寫成的，到目前為止，能讀懂並進行翻譯的只有人體的最高長官——大腦。

裡面寫了些什麼？裡面詳細記錄了病灶的部位，內環境的狀態（寒、熱、燥、濕），以及敵我雙方（正常細胞和病變細胞）的力量對比……等等。

這些資訊重要嗎？當然！因為它是人體的中央情報局（神經系統）打入敵人（疾病）內部，收集、整理敵軍（病勢）情報，費盡心機才編寫而成的。可以這麼說，它是疾病最真實、最詳細、最可靠的第一手資料（任何儀器的檢測結果和它相比都弱爆了）。

可是，這麼重要的密報，卻在我們的忽視下，漸漸失落了。

我們不妨先去聽一場辯論。

一場辯論

正方：症狀是診治疾病的重要線索。

大腦收到了密報！
裡面寫了些什麼？

反方：症狀在診治疾病時作用不大。

首先，由正反雙方各自陳述觀點。

正方：大家好！我方認為，症狀就是打入疾病內部的「線人」，它能給醫生提供當下最真實、最可靠、最詳細的第一手疾病資訊。只有充分利用症狀提供給我們的線索，醫生才能順利抓到疾病的主犯（病因），並繩之以法（治癒疾病）。所以，症狀在診治疾病的過程中，價值巨大，作用非凡，無可替代，是探究疾病本質和真相的唯一可靠線索。

反方：大家好！我方觀點和正方正好相反。症狀只是疾病狀態下病人的主觀感受，隨意性大，沒有客觀的標準，無法量化，因此，以此為證據來抓捕疾病主犯是非常不科學的。隨著科學的發展，我們已經研製出了最先進的人體檢測設備和精確的人體健康標準，通過它們，醫生可以在第一時間發現疾病的蛛絲馬跡，並進行抓捕、打擊（治療），以便全方位捍衛人類的健康。所以，把症狀作為診治疾病的重要依據的時代已經一去不復返了。

下面進入自由辯論階段。

正方：關於症狀的重要性，我想問反方四個問題。

第一個問題：為什麼同一種病，在不同的人身上會表現出不同的症狀？

比如胃炎，有的人表現為灼痛，有的人表現為冷痛，有的人表現為脹痛，有的人表現為刺痛，而有的人卻表現為隱痛？

反方：這是個體差異。

正方：好，我們姑且信之。下面請你回答第二個問題：為什麼同一種病，使用同一種藥物進行治療，有的人效果好，有的人效果差，有時差別還相當大？

仍舊說胃炎，大家都用奧美拉唑（Omeprazole）來治療，為什麼有些人效果很好，有些人卻效果不好，還有小部分人不但無效，反而更嚴重？

反方：應該還是個體差異導致的。

正方：現在是第三個問題——為什麼同一種病，在同一個人身上，不同的時候會表現出不同的症狀？

還拿胃炎做例子。我有段時間吃飯沒規律，經常飽一頓饑一頓，胃裡隱隱作痛，醫生讓做胃鏡檢查，結果診斷是胃炎；過了一段日子，吃完冰淇淋，胃裡冷痛，醫生又讓我去做胃鏡，結果又是胃炎；後來，由於應酬多，經常吃油膩的食物，胃老覺得有氣堵著，還老打嗝，口裡也覺得有異味，醫生還是讓我做胃鏡，結果還是胃炎。

照你的說法，我這幾次胃不舒服，都是同一個病——胃炎，而且又都發生在我一個人身上，這該沒個體差異了吧？可為什麼症狀還是有不同呢？

反方：這個……

正方：我還有最後一個問題：為什麼同一種病，在同一個人身上，每次發作時用同樣的藥物來治療，效果也會不同？

還是上面的例子。這三次胃炎醫生都給我開了奧美拉唑這個藥，可是只有第一次有效，吃了一個禮拜胃就舒服了。第二次就沒啥效果了，第三次更糟，不但無效，胃脹氣反而更厲害了。同樣的人，同樣的病（胃炎），用同樣的藥（奧美拉唑），為什麼差距就那麼大呢？

好個個體差異！

反方：（無語，作張口結舌狀）

正方：還是我來替你回答上面的問題吧。西醫用各種儀器設備檢測、發現的所謂證據（檢查結果），其實根本就不是真正的病源，而只是致病因素「作案」後留下來的案發現場和受害者。你們倒好，不但不以此為線索來追查疾病的主犯，反而把受害者當嫌犯抓起來量刑定罪。

事實上，如果能重視疾病症狀提供給我們的寶貴線索，就能避免上述的個體差異、耐藥性及藥物反應等問題，並能快速而有效地制伏疾病。

仍舊拿胃炎作例子。

如果我們能重視胃炎患者表現出來的不同症狀（灼痛、冷痛、脹痛、刺痛、隱痛等），並稍加分析、推理，就能很容易地找到已經隱藏起來的疾病主犯（病源）。如灼痛是由於胃局部溫度過熱；冷痛是由於胃部有寒；脹痛是氣停滯於胃中，壓力升高所致；刺痛是胃微循環不暢，組織缺血缺氧所致；而隱痛則是胃缺乏滋養，黏膜層薄弱所致。

這樣，根據不同的病因，給予相應的治療（清胃、溫胃、理氣、活血、補益）後，所有問題得到妥善解決，不但胃重新恢復了正常的工作，而且不會出現個體差異及耐藥性。

以上事例清楚地證明，症狀對於確定疾病的主犯（診斷）和對主犯實施抓捕（治療）有著不可忽視的作用。

……

辯論還在激烈地進行著，優劣勝負應該已經很明顯了。但是，光說不練，耍耍嘴皮子功

只能自問自答了。

胃炎是個好例子！

夫那是不能服眾的，要讓大家真正認識症狀在診治疾病中的威力，還要有真實的事例。

讓我們把眼光轉向五十多年前，就在那一年，中醫做了一件震驚世界的事情，而幫助中醫實現這個奇蹟的，正是被西醫忽視（甚至丟棄）的症狀。

給力的症狀

事件：中醫中藥治療日本腦炎。

時間：一九五五年。

地點：河北省石家莊市傳染病醫院。

病情：兩年間，石家莊地區日本腦炎流行，發病者多為兒童。症狀特徵為高熱多汗、大渴引飲、煩躁不安、手足抽搐、舌苔黃燥、脈象洪大等。

治法：清熱、解毒、養陰。

藥物：白虎湯（生石膏、知母、甘草、粳米）。

療程：一至二週。

療效：共治療二十例，治癒十七例，死亡三例，總治癒率為八十五%。

資料連結：日本腦炎是由嗜神經的日本腦炎病毒引起的中樞神經系統性傳染病，經蚊等吸血昆蟲傳播，流行於夏秋季，多發生於兒童。感染者會出現高熱、劇烈頭痛、嘔吐、意識障礙、抽搐等症狀。當時西醫對此缺乏有效的抗病毒藥物，只能進行一些對症處理，其病死率為三十%～五十%。而且存活者中有七%～二十%會留下精神失常、失語、癡呆、偏癱、智力減退等後遺症。

從這份檔案中，我們可以下這麼一個結論：中醫治日本腦炎的效果很好。

而且不是一般的好，是非常好，好得讓人不敢相信。

中醫這個慢郎中，說它能治療傳染病已經有人不相信了，要再說它治療傳染病比西醫還厲害（還厲害了不只一點），估計更沒人會信了。

中醫治療日本腦炎的療效是否被誇大？

其統計的治癒率是否真實？

經過治療的患者是否真的很少留下後遺症？

甚至有學者質疑：中醫治癒的這些病例是否真的是日本腦炎？

由於質疑聲太強烈了，當時的衛生部本著實事求是的原則，先後兩次派遣工作組前往石家莊市傳染病醫院進行實地調研。

最後調查組得出肯定的結論：一切屬實！

但調查的結果仍然沒有打消人們的疑慮。

因為，事後有人對白虎湯進行了研究，發現這些藥物無論單獨使用還是組合使用，對日本腦炎病毒都沒有殺滅作用。

於是，研究者迷惑了，中醫到底靠什麼治好了日本腦炎？

也許老天爺也有著這樣的疑問，想親自考驗一下中醫的能耐，於是它選擇了這樣的方

會有人信的，越來越多人信。
實踐是檢驗真理的唯一標準。

奇怪！白虎湯不直接殺滅日本腦炎病毒，怎麼治好日本腦炎？

式：讓日本腦炎再次大流行！但這次的地點不是石家莊，而是首都北京。

一九五六年八月，一向氣候乾燥的北京城反常下起了連綿的陰雨。悶熱潮濕的天氣讓大多數人感覺不適的同時，也讓北京市傳染病醫院和兒童醫院的醫生們愁眉不展。

醫院裡日本腦炎患者驟然增多，而且多數為十歲以下兒童，患者大多表現為高熱無汗，渴不思飲，神情淡漠，舌苔白膩或黃膩，脈象沉濡、病情危重。

如不能給予及時、有效的治療，這些患者很可能有生命危險！於是，醫院按照「石家莊經驗」，開始用白虎湯進行治療。

但是這次奇蹟沒有發生。

很多患兒服藥後不但高熱不退，而且病勢加重，有的還出現腹瀉症狀！沒有人能解釋為什麼。大家束手無策。

有個想法在多數人腦海裡浮現：石家莊的成功也許只是瞎碰的吧！

眼看中醫創造的奇蹟又要「無可奈何花落去」，老天爺也禁不住搖頭嘆息了。

患者危急！首都危急！中醫危急！

就在這生死存亡的緊要關頭，一位英雄挺身而出（很像小說場景）。

當然，這位英雄不是什麼武林俠客，而是一位老者。確切地說，是一位老中醫。

他的名字叫——蒲輔周。

他在仔細研究了患者的主要症狀之後，緊皺的眉頭舒展開了，臉上也露出了笑容。

請對比六十四頁的症狀。

因為，在他心中，已經找到了克「病」制勝的方法，只要出手，肯定一擊必殺！

他首先撤換了白虎湯，然後用鮮藿香、鬱金、佩蘭、香薷、黃連、鮮荷葉等為主藥，熬成湯汁，慢慢給患兒服下。

接下來他就只做了一件事：等。

讓人不安地等。

誰都心中忐忑，誰都不知道結果會怎樣，除了蒲輔周。時間在一分一秒地過去。一雙雙焦急而又帶著幾分疑惑的眼睛正密切注意著患者病情的變化。

高熱退下去了！腹瀉止住了！神志恢復清醒了！好消息接連不斷地傳來，奇蹟又一次發生了！

不出半個月，醫院裡的日本腦炎患者大多康復出院，而且沒留下任何後遺症。

中醫，又在危難時刻完成了一個看似不可能完成的任務。

事後，蒲輔周老先生透露了他成功的祕密。

祕密就藏在這兩次日本腦炎表現出來的不同症狀中。

石家莊的患者主要表現為高熱多汗、大渴引飲、煩躁不安、舌苔黃燥、脈象洪大。

這些症狀說明什麼呢？

大家不妨想像一下，在炎炎夏日會有什麼感受？暑氣逼人、大汗淋漓、心情煩躁、喜飲冷飲……這是不是和前面的症狀很類似？

既然外環境的炎熱能讓人出現這些變化，那內環境的「炎熱」（內熱）是不是也會讓細

中醫辨證施治的奧妙正在此。

胞出現類似的反應呢？

當然會！

所以，石家莊的日本腦炎，其主犯（病因）是內熱。要去除內熱，最好的辦法是給內環境颳陣風、下場雨。怎樣實現呢？用白虎湯。白虎湯，出自張仲景的《傷寒論》，由石膏、甘草、粳米、知母四味藥組成。石膏、甘草的作用是清熱解毒，這就好比在體內安了個空調，冷風一吹，熱自然就沒了；粳米、知母的作用是滋陰補液，就相當於在炎炎烈日下突然下起了及時雨，不但可以澆滅大地的「火氣」，還能讓渴得冒煙的土壤暢快地痛飲一番。

內環境的暑熱消退了，細胞因暑熱而產生的病變自然也就消除了，這就是白虎湯有效的原理。

而北京的患者主要表現為高熱無汗、渴不思飲、神情淡漠、腹瀉、舌苔白膩或黃膩、脈象沉濡。這又意味著什麼呢？

不知道大家對黃梅天有沒有印象？在那種潮濕悶熱（濕熱）的天氣裡，人會覺得憋悶，身上黏黏的，汗又出不爽快，人懶洋洋，容易睏倦，舌頭膩膩的不清爽，口渴但又不想喝水……

這不就是北京的日本腦炎患者表現出來的主要症狀嘛！

所以，北京的日本腦炎，其主犯是濕熱。

對於內環境的濕熱，我們就不能再用原來的白虎湯了。因為體內已經太潮濕了，要再來場雨，那就不是「解渴」而是「山洪暴發」了。所以很多患者在服用白虎湯後，不但病情不見好轉，反而出現腹瀉等不良反應。

對付濕熱的最好辦法，就是給內環境安一台具有除濕功能的空調。

所以，蒲輔周就選擇了一些清熱（如黃連、荷葉等）和去濕（如藿香、佩蘭、香薷等）的藥物相搭配，這樣內環境就變得涼爽而乾燥，於是，日本腦炎病情又一次被制伏了。

回顧中醫兩次成功擊退日本腦炎，靠的是什麼？

一不靠檢測，二不靠抗病毒。

靠得只有一樣：症狀。

為什麼中醫這麼重視症狀？就是因為它是來自疾病第一線的密報！是細胞對其生存、工作環境的真實感受和切身體會（春江水暖鴨先知嘛）！是瞭解人體內環境狀況的唯一（注意，不是之一）途徑！

內環境的資訊重要嗎？當然！

它是一切疾病之源！

所以，只有牢牢抓住症狀這隻手，我們才能打開疾病之門，給疾病致命一擊！

天生我材

就這樣，以症狀為突破口，以整治內環境為手段，以中藥為載體，中醫完成了艱鉅的任務：不用抗生素，不用抗病毒藥，不損害身體，不留下後遺症，輕鬆實現了對感染性疾病（包括傳染病）的快速治癒。

簡單地說，中醫對疾病的治療就是：內環境冷了，讓它暖和些；內環境熱了，讓它涼快些；內環境太潮濕了，讓它乾燥些；內環境太乾燥了，則讓它滋潤些……

讓一切回歸正常吧。

不冷，不熱，不燥，不濕，風調雨順，五穀豐登，細胞們開始了自己的幸福生活，病邪再也無機可乘，人體自然就恢復健康了。

有人要問了，外環境的冷熱可以用空調來調節，內環境的冷熱又靠什麼來調節呢？中藥。

中藥為什麼能調節人體的內環境？因為每一味中藥都是「天生」的！

天生和化學合成有什麼區別嗎？有，不但有區別，區別還相當大！

因為，只有天生的藥物才具有一種神祕的力量。一種可以改變內環境的力量。

這種力量叫：天地精華。

有人又要跳出來了，什麼叫天地精華？看不見，摸不著，聽著就是糊弄人的東西，一點兒也不科學。

那我們就用科學的文字再來解釋一下。

每一種生物（或礦物）都形成於特定的環境之下，因此，在它們體內也會產生和環境相適應（或對抗）的某些特定物質（現代科學已經證實這一點），這就是天地精華。而這種天

寒者熱之，熱者寒之，燥者濡之……《黃帝內經》兩千多年前就已經告訴我們這些道理了。

地精華，無疑就是調節內環境的最佳選擇。

內環境過冷了，就可以用具有溫熱性能的藥材來「取暖」（如附子、肉桂）；內環境過熱了，可以用具有寒涼特性的藥材來「降溫」（如石膏、黃連）；內環境太潮濕了，則可以用具有乾燥性能的藥材來「除濕」（如藿香、菖蒲）；內環境太乾燥了，又可以用具有滋潤性能的藥材來「補水」（如石斛、麥冬）。

常有人問我，什麼中藥能降血壓，什麼中藥能抗腫瘤，什麼中藥能治失眠……

我的回答只有一個：抱歉，這些中藥都沒辦法。

那中藥有什麼用？

中藥唯一的作用，就是整治人體的內環境。

用其所具有的寒、熱、燥、濕等獨特性能，來糾正人體生病時失衡的內環境。

僅此而已。但此已足夠！

因為，這已到了兵法的最高境界：不戰而屈人之兵，不治「病」卻能消「病」於無形。

偉大的自然！它不但創造出了萬象繽紛的世界，更賦予了它們神奇的力量。

偉大的中醫！它不但發現了自然的偉大，更是借其神奇的造化之力，打造出了克病制勝的最犀利武器！

在掌握了中藥這一祕密武器之後，中醫終於實現了對內環境整治的願望，創造出了獨特的治病大法：辨證施治（注意，不是症狀的「症」，這點非常重要）。

天生我材必有用，就看你會不會用。

05

一個「證」字引發的慘案

可以這麼說，辨證施治是中醫理論的核心所在。

也可以這麼說，只要接觸過中醫，一定聽說過「辨證施治」這個名詞，它和「天人合一」並稱為中醫兩大特點。

我們稱頌它是中醫之魂，是中醫的驕傲。但禍根也就此埋下。只因為一個字：證。

中醫把辨證施治作為自己的立學、治病之本，但不幸的是，到底什麼是「證」，自古至今卻沒人說清楚過。

於是，中醫被害慘了。

因為，說不清「證」，就說不清中醫的一切理論。

一門自己都說不清的醫學，還能讓人信任嗎？還能不被人攻擊嗎？還能不被騙子利用嗎？

這就是中醫的「痛」，不但痛，而且痛徹骨髓。痛則不通，通則不痛。

所以，要想中醫不再痛下去，就一定要讓中醫通起來。

怎麼通呢？就是要解釋清楚，什麼是「證」。

我們先來看看中醫教材上怎麼說。當然，看之前一定要有心理準備，準備好將要讀到一段拗口、生硬、絕對殺傷腦細胞的文字（好像專業書籍都是如此）。

幸好，關於「證」的描述只有一句話，讀起來還不算費力。

書上是這麼寫的：證，是機體在疾病發展過程中的某一階段的病理概括。

這是一句聊勝於無的解釋。

沒解釋的時候你不懂，解釋之後你更困惑。

什麼叫疾病某一階段的病理概括呢？哦，大概是和西醫「××綜合症」一樣，某些特定的症狀疊加組合在一起就叫「證」吧。

多數人就是這麼理解的。

於是，口腔潰瘍、便祕、咽喉腫痛就成了「火證」；失眠、口乾、潮熱、盜汗就成了

「陰虛證」；腫瘤、炎症、發燒、咳嗽就成了「熱毒證」……

對號入座，簡單好記，醫生患者，皆大歡喜。但歡喜背後，傳來的是一聲嘆息：療效差。

於是，中醫在國人的心目中，漸漸地不再是傳奇，而成了傳說。

傳說中醫可以起死回生，挽大廈於將傾，現在只能是調養保健，相當於營養師。

傳說中醫覆杯即效（端杯喝完藥病就好了），現在服個一年半載，才可能略見改觀。

傳說中醫信手拈來皆良藥，寥寥數味愈沉痾，現在是滿紙中藥名，一把名貴藥。

……

為什麼會這樣？

因為沒有人告訴我們，什麼才是真正的「證」。

不明白「證」，自然無法明白中醫治病的機制。於是，患者成了糊塗蟲，醫生則趁機渾水摸魚。這現狀，怎一個亂字了得。

中醫，就這樣成了很多人眼裡「有意的或無意的騙子」。

中醫的智慧光芒也因此而湮沒不彰。

那到底什麼是「證」呢？

在經歷漫長的「求之不得，輾轉反側」的日子之後，我終於豁然開朗。

「證」，其實含義很簡單，它指的就是人體患病時的內環境狀況。

再通俗地講，「證」就是人體內部的春、夏、秋、冬，是人體內部的梅雨、颱風、乾

謎底揭開：「證」即人體內環境！

旱、洪澇……

內環境太熱了，這就叫熱證；內環境太冷了，這就叫寒證；內環境太乾燥了，這就叫燥證；內環境太潮濕了，這就叫濕證等等。

外環境的一切變化，同樣會出現在內環境中，而這就叫「證」。

要保持自然界的生態平衡，我們需要努力整治環境。要保持臟腑器官的協調運轉（健康），我們同樣需要努力整治環境。

只不過這個環境是內環境！這就是中醫之謎的謎底所在。

正是：眾裡尋他千百度，驀然回首，那人卻在燈火闌珊處！

五官總動員

要整治內環境，首先就要辨別內環境。要辨別內環境，就必須從症狀入手。

所以，症狀這封被西醫丟棄的密報，中醫不但要用，而且要重用。

為了獲得最為詳盡的症狀，中醫不惜投入重兵，派出了五員大將。

這五員大將是：眼、耳、鼻、嘴、手。

它們要做的事，就是眼看、耳聽、鼻聞、嘴問和手摸。經過短暫動員後，這五員大將就帶著各自的任務出發了。

衝在最前面的是眼睛。

06

那一「望」的風情

看，大家都會。

可要看出病來，就沒多少人會了。

要是不但能看出病，還可以看出病的部位、深淺、輕重、可不可治，那就是絕對的高人了。從古至今，有一個人最為著名。

他雖久不在江湖，可江湖依然傳誦著他的名字。他就是扁鵲，神醫扁鵲。

當年對齊桓侯那驚人一望，讓他和齊桓侯一同載入了史冊。

他，因為醫術出神入化而被後人銘記。齊桓侯則因為諱疾忌醫而被後人惦記——作為說教時的反面典型。

據說，扁鵲之所以能成為「望而知之」的神醫，都是因為遇見了一個人。確切地說，是遇見了一個不是凡人的「人」，這個人叫長桑君。

而一切有關扁鵲的記載，也就在這個時候開始了。

當時的扁鵲並沒有學醫的志向，或者說壓根沒想過要做醫生。他在一家旅館工作得不亦樂乎，而且已經當上了中層——舍長（相當於業務主管）。如果繼續這樣做下去，做到經理、總經理、董事長都有可能，但扁鵲最後沒有成為扁經理，因為這一天，旅店裡來了一個人，一個叫長桑君的人。

旅店每天人來人往，來個人有什麼好奇怪的？所以多數人的反應就是沒什麼好奇怪，該做什麼就做什麼，誰都沒把這個長桑君當一回事。

但在別人不奇怪的時候，扁鵲奇怪了，他發現長桑君是個不一般的人（這就是高超的洞察力）。所以，他沒有像其他人那樣對長桑君愛理不理（甚至有時給白眼），而是恭恭敬敬地把他奉為貴賓（可能還經常免費招待他）。

而長桑君呢，他也沒客氣（不但不客氣，可能有時還故意刁難），在旅店一住就是十年。

別說十年，哪怕是一年，一般人也受不了。

可扁鵲不但受得了，還受得很舒服（看來一個人要成功，除了要有發現機遇的能力，還要有超過常人的寬容心和毅力），十年如一日地對待長桑君。

終於，有一天長桑君把扁鵲叫到一邊，悄悄地說：「我有一些治病的祕方，想傳給你，不知道你願不願意接受？但有個條件，就是不能把這些祕方隨便洩露給別人。」

十年的努力總算沒白費，終於有回報了，這要是換成其他人肯定要高興得跳起來，可扁鵲沒有，他只是很平淡地說了一個字：諾。

這是一種何等平和的心態啊！心靜如水，所以平和。

寵辱不驚，所以平和。

洞察先機，一切皆在預料之中，所以平和！

敏銳的洞察力，堅韌的毅力，平和的心態，同時擁有這三者的人，是「可怕」的。因為在他面前，已經沒有什麼可以阻擋他取得最後的成功！

而能有這樣的人做傳人，更是可遇而不可求！於是，長桑君毫不猶豫地從懷中掏出一瓶藥和一疊醫書給扁鵲，囑咐說：「我所有的醫術和祕方，都記載在這些書裡。回去之後，你好好研讀，讀累了就用上池水（即雨水，有清心除煩的功效）送服藥物，三十天後你就能知曉疾病的奧祕了（三十日當知物矣）。」

回到家，扁鵲便廢寢忘食地讀起長桑君交給他的醫書來，三十天後，奇蹟出現了！他發現自己竟然可以看見牆另一邊的人（視見垣一方人）！

靠著這種透視能力，扁鵲可以清楚地看到病人的五臟六腑，從而發現疾病的癥結所在（盡見五臟癥結），於是就有了那個著名的「諱疾忌醫」的故事，「神醫」之名迅速傳遍了神州大地。

這就是扁鵲的成名之路。

更重要的是，這不是民間的神話傳說，而是記載於治學嚴謹的司馬遷的《史記・扁鵲倉公列傳》！

至於文中出現「視見垣一方人」、「盡見五臟癥結」等略顯荒誕的描寫，也是因為扁鵲的望診技術太過神奇，並且由一個醫學門外漢（舍長）一躍而成為神醫的時間太過短暫（一個月），這實在超過了常人的理解範圍。所以，只有將他神化，賦予他一些特異功能，才是看起來最「合理」的解釋。

這就是歷史的真相。

雖然我們現在已經無法知曉，長桑君留給扁鵲的醫書記載了些什麼，不過沒關係，扁鵲的望診技術還是通過各種方式、管道流傳了下來。只要我們能遵循法則，勤學苦練，雖然不能「視見垣一方人」，但用來探究人體的內環境、發現疾病的端倪還是綽綽有餘的。

具體地說，我們要看四樣東西：神、色、形、態。

當然，以下內容可能會煩瑣而且枯燥，扁鵲當年尚需上池之水來清心除煩，我們有什麼好方法？有！我悄悄告訴你，泡壺好茶，一樣可以清心哦。

望神

一個完整的「望法」由「粗看」與「細看」兩部分組成。

什麼叫「粗看」呢？這可不是讓你粗心地看、馬虎地看，而是讓你總體地看，提綱挈領地看。看完後要對患者的整體情況形成一個大概的判斷，這就叫「粗看」，在中醫上稱為「望神」。

比如說，我們看到一個人精神飽滿，目光炯炯，面色紅潤有光澤，體態自如，那麼就可以做如下的判斷：他正處於健康狀態，或者雖然有病，也極其輕淺，沒有深入到臟腑，所以人體這部機器還能正常地運轉。對於這種患者，只要給予合適的治療，疾病就能快速痊癒。人體的這種狀態，中醫上稱「得神」，也就是「神完氣足」的意思。

如果我們看到一個人精神萎靡、目光暗淡或缺乏靈動、面色蒼白無華、行動遲緩、形體消瘦，這就表明他的臟腑功能已經受到損傷，人體某些生理功能已經無法正常完成。這個階段的疾病已經較重、較深，除了正確合理的治療外，還需要較長的時間才能康復，或者經過治療後會留下各種後遺症。這種神氣受損的狀態，中醫就稱之為「少神」。

而如果我們看到一個人神志模糊或昏迷、語音低微或胡言亂語、目光呆滯、眼神無光、面色晦黯無華、表情淡漠、動作失靈、反應遲鈍、呼之不應、二便失禁、汗出不止、瞳孔散大、身體僵直、肌肉萎縮等，這就告訴我們，這個人的臟腑功能已經嚴重受損（衰竭），生命活動即將停止。疾病發展到了這個階段，治療就非常困難了，即使費盡九牛二虎之力，也常常是九死一生。所以，中醫把這種狀態叫「失神」。

通過望神，我們可以初步掌握患者的身體狀況和病勢深淺。但要對疾病有更詳細、更深

望見三種神：得神、少神、失神。

刻的認識，還需要「細看」。這就像畫畫，先勾勒出一個大致的輪廓，為整幅畫定下一個主基調（粗看），然後才能進行局部的細節描繪（細看）。

那「細看」又要看些什麼呢？

主要有色、形、態、舌這四項內容。

望色

「色」字頭上一把刀，一說色，很多人的第一反應就是美色。中醫的望色，當然不是去看人家長得漂不漂亮，而是要仔細觀察並發現患者面部（或肌膚）出現的異常顏色。

我們知道，不同的環境，會對生物產生不同的影響，使得生物呈現出不同的色澤。如春夏樹木蔥郁而呈現翠綠的色澤，秋冬草木凋零而呈現枯黃的色澤等等。

內環境也是如此，它的各種變化也會以顏色的方式反映到體表，如果我們能詳細觀察，就能從中發現疾病的徵兆。

那什麼樣的顏色是不正常的呢？

要回答這個問題，我們先要知道什麼顏色是正常的。也就是說，要先確定一個「標準色」，知常才可以達變。

作為黃種人，標準色可以用八個字來概括：紅黃隱隱、明潤含蓄。通俗地說就是黃裡透紅（當然，膚色較白的也可以是白裡透紅）、光彩照人，這就是黃種人正常的體表色澤，也稱「常色」。

如果體表出現了常色以外的顏色，或者常色出現了變化，那麼就意味著體內有疾病正在發生，這種出現在體表的異常顏色，中醫稱之為「病色」。常見的病色主要有以下幾種：

一、紅色

正常的紅，應該是隱而不發的。如黃裡透紅、白裡透紅這種隱隱的紅，就是正常的紅色。如果紅色彰顯於外部，紅如醉酒色或如胭脂色，那就是病態的紅。

1.醉酒色

滿面通紅，顏色深而厚重，就像喝醉酒一樣，這種紅就叫醉酒色，它是內環境過熱（內熱）的表現。在內熱的狀態下，人體血流加速，動脈擴張，頭面部由於血管豐富，所以就會表現出醉酒色。

以前我們形容老年人身體好，常會用紅光滿面來形容。事實上，紅光滿面對老年人來說，並不是件好事，而是一個危險信號，是身體亮起的紅燈。它在警告我們體內已經太熱了，應該儘快採取措施來對內環境降溫（清熱瀉火）。要不然，頭部的血管隨時都有可能在內熱和高壓的狀態下破裂，造成腦出血等危重疾病。

如果這種醉酒色不出現在頭面，而出現在肢體、關節呢（如軟組織感染時出現的紅腫疼痛）？

那同樣意味著體內有熱，只不過不是整個內環境都熱，而是局限在一個區域內有熱。

2. 胭脂色

這種紅，顏色鮮豔而嬌嫩，浮於肌表，常常出現在兩顴部位，就像化妝時搽了胭脂一樣，是無根之火的特徵，所以遇到這樣的紅，千萬不能認為身體有熱，需要降火，而是需要通過補火和潛陽的方式引火歸元。

二、黃色

黃種人的皮膚都是以黃色為主基調，正常的黃色是以黃中透紅、明潤有光澤為特點。如果黃色過於鮮豔，或缺乏光澤，那就是病態的黃。

1. 陽黃

皮膚鮮黃光亮如橘子皮，表明內環境正處於潮濕炎熱（濕熱）的狀態。

2. 陰黃

皮膚黃而晦黯如煙熏。陰黃和陽黃正好相反，表明內環境正處於陰冷潮濕（寒濕）的狀態。

陽黃和陰黃都見於西醫的黃疸性肝炎，西醫對此是不加區分的，或者說是一視同仁的，

參見四十一至四十五頁【病例一】。

統一按照肝炎來治療。但事實上，陽黃和陰黃之間是存在明顯差異的，這個差異表現在黃色的鮮豔度和光澤度上面。陽黃鮮豔而有光澤，陰黃晦暗而無光澤。為什麼同樣的黃疸，有些患者表現為陽黃，而另一些表現為陰黃呢？

關鍵就在於患者內環境的寒熱不同。

當內環境熱量充足的時候，呈現出來的色澤往往鮮豔而光亮，而當內環境熱量不足的時候，呈現出來的色澤就會暗淡無光。這就好比一盞油燈，油足則燈亮，油少則燈暗，油盡而燈滅。

所以，陽黃和陰黃不僅僅是色澤上的差異，而是代表了兩種性質完全不同的內環境狀態，它們具有本質上的不同，在治療上也需要採用不同的方法：陽黃應該清熱利濕，而陰黃應該溫陽化濕。

【病例】我曾治療過一個陰黃的患者，肝功能長期不正常，谷丙轉氨酶（GPT）一直在80～120U／L（正常值是0～40U／L）上下，畏寒怕冷，神疲乏力，大便偏溏，胃口不開，吃東西都感覺淡而無味，舌淡白而胖，苔白膩，脈象弱。之前曾經服用過一年多的中藥，但都沒有太大的效果，而且近來好像GPT還有升高的趨勢，所以非常擔憂。

當時我覺得非常奇怪，這麼明確的一個病症，為什麼服用了一年多的中藥還沒效果呢？難道中醫對陰黃的認識是錯誤的？

在看過以前醫生給他開的藥方後，我才恍然大悟。原來前面的醫生根本就沒有根據中醫辨證施治的原則進行治療，而是因為西醫診斷為肝炎就理所當然地使用清熱解毒的中藥（如

陽黃和陰黃色澤差異，
代表內環境性質不同。

茵陳、虎杖、垂盆草、梔子、黃芩、黃連、大黃之類）來治療。

這些寒性藥物使用在陰黃患者身上，就好比一個人已經在雪地中凍得發抖，你卻還要再潑他幾盆冷水，患者的病能好才叫見鬼呢。於是我給他另外的處方。

【處方】附子十公克，乾薑九公克，桂枝十公克，炒白朮三十公克，豬苓十公克，茯苓十五公克，澤瀉十公克，黨參三十公克，木香十公克，砂仁六公克，半夏十公克，陳皮六公克。

這個方子起到的作用，就相當於給內環境安了個太陽，麗日當空，原先的寒濕自然一掃而光，寒濕沒了，疾病賴以生存的基礎不存在了，肝功能自然就能恢復了。

【療效】患者服完七帖藥後複查肝功能的結果：GPT為18U／L。

再比如，我曾治療過一例急性B肝患者，GPT高達1000U／L，面色也呈現陰黃的特點，我同樣給予溫陽祛濕的方子（附子、乾薑、炙甘草、茵陳、豬苓、茯苓、炒白朮），一周後GPT降至200U／L，一個月後肝功能恢復正常，面色也轉為紅潤。

3. 萎黃

是不同於陽黃和陰黃的一種病態的黃色。什麼叫萎黃呢？

黃而無光，缺乏血色，色如土黃，這就叫萎黃。萎黃又意味著什麼呢？

黃而無血色，這說明血液匱乏，不能滋養肌膚；黃而無光澤，這又說明內環境熱量不足（道理上面已經講過），正是在這兩個因素的共同作用下，導致了萎黃這種病色的出現。

三、青色

體表出現青色常常表示體內存在血液瘀滯的狀況，如我們常說的「青筋」就是由於靜脈曲張、瘀血而形成，而血液瘀滯往往又和以下幾個因素有關：

1.寒

由於內環境寒冷，血液流動變慢，並出現凝滯，所以面部或體表就會呈現出青色。

有一次，一個家長帶小孩來看病，由於不清楚醫院看病的流程，所以先到我這裡問了一下，乘著這個當口，我發現小孩的臉色呈青白色、體形瘦小。等他掛好號再回來，我就問他：這小孩是不是特別怕冷，胃口也不好，而且抵抗力差？

家長感覺非常驚奇，他說，對啊，你是怎麼知道的？我說，我是從小孩的臉色上看出來的。按理說，七、八歲的小孩，面色應該是紅潤而有光澤的，但他卻是青白無華、沒有朝氣。青色代表體內有寒，血液運行不暢，所以我推斷他怕冷且抵抗力差；白色代表體內氣血虧少，這又往往和脾胃的運化能力差有關，體形瘦小也從另一個側面證實了這一點，所以我推斷他的胃口不好。

家長連連點頭說，是的、是的，我帶他來就是想解決這些問題。他只要吃金銀花、黃連、黃芩這類（寒性）藥物就會感覺不適，胃口很差，只愛吃素菜，不愛葷菜，平時還極易感冒，感冒又會引發哮喘，中西醫治療兩年多也沒有根治。你真厲害，我還沒說就全知道了。

體表青色多與血液瘀滯有關。

我說，這不是我厲害，只是我比其他醫生觀察得仔細一點兒罷了。而我之所以會用心去觀察，是因為中醫告訴我，人體內部的病變，都會以各種形式在外部表現出來（有諸內，必形諸外），只要我們能用心觀察，並加以合理的推斷，那就能發現問題的癥結所在，這個過程其實並不神奇，只是現在的醫生都過分迷信儀器設備，從而把中醫自身的技術都淡忘了。

2. 情緒

我們形容一個人情緒鬱怒（很生氣，但又沒發作出來）的時候，常用「臉色鐵青」這個詞語，這是因為鬱怒會導致血液迴圈不暢、靜脈瘀血，從而在面部出現青色。

3. 外傷

軟組織挫傷後，瘀血溢於皮下，就會呈現瘀青色（民間俗稱「烏青」）。

四、白色

血液虧耗，不能榮養肌膚、臟腑，就會表現為面色、膚色蒼白（白而無光澤），常見於大病、久病或大出血之後。此外，人體消化吸收能力偏弱，導致血液生成不足，也會導致面色蒼白。

體內熱能不足，不能有效推動血液迴圈，肌膚供血減少，也會表現為蒼白色。

體表局部色素缺失，會出現塊狀、片狀白斑，如白癜風。

全身皮膚、毛髮變白，常見於白化病。

五、黑色

體表出現黑色，是人體精氣衰敗、毒素內盛的表現。中醫認為，精氣呈現在外部的顏色，應該像水一樣光潤透明而沒有特殊的顏色。當精氣衰敗、臟腑功能衰竭的時候，各種毒素就會在體內蓄積，這時，原先光潤透明的色澤就會變得灰黑晦黯而無光（黧黑）。這就好比受到污染的水，不再純淨透明，而變得污濁發黑一樣。常見於腎功能衰竭（尿毒症）的患者，以及重病、垂危的病人。

長期熬夜常會在眼周出現黑色，這就是俗稱的「黑眼圈」，是精氣耗損的結果。

望色就簡單介紹到這裡。

望形與望態

一、形：身形、體形

體形魁梧、強壯者，腎氣充足。

我來解釋一下「腎氣」的含義。腎氣是人體的原始能量，也就是受精卵中蘊藏的生命原動力。在這個原動力的推動下，人體才能產生各種生命活動，如生長、發育、繁衍、新陳代謝等。同時，這些生命活動也會逐步消耗腎氣，當腎氣消耗殆盡的時候，生命也就到了終

夜貓子對此不陌生。

腎為先天之本。

點。可以這麼說，人的一生，就是腎氣由盛而衰的過程。所以，腎氣是生命中最為重要的一種物質，中醫稱之為「先天之本」。

腎氣充足，這就意味著人體生長發育、新陳代謝能力強，因而就會表現為身強力壯。種莊稼的時候，為什麼要選顆粒飽滿的種子？就是因為顆粒飽滿的種子，它內在的「腎氣」充沛，因而可以長成茁壯的莊稼。反之，體形低矮、瘦弱者，當然就意味著「腎氣」不足了。

體形肥胖者，體內多有痰濕。

二、態：體態、姿態，是人的各種姿勢和動態

當內環境處於平和狀態時，人的體態自如，能隨自己的意願做各種各樣的動作和姿勢。而當內環境出現異常時，人的體態往往也會發生變化，我們就可以根據這些異常的體態，來推斷身體內在的變化。

比如內環境過熱，人體新陳代謝亢進，那麼就會表現為多動、好動、煩躁不安、袒胸露腹、掀被減衣等；如果內環境過寒，那麼就會表現為蜷縮戰慄、懶動、欲增衣被等。

還有一種體態，那就是患者雙手在空中不自主地亂抓，同時拇指和食指不斷撚動，像是在梳理一團弄亂的棉線（撮空理線），或是雙手不自主地抓摸衣被、床沿（循衣摸床），這是人體元氣耗盡，即將死亡之兆。

此外，體態還能反映人體神經系統（如大腦、脊髓、外周神經等）和運動系統（肌肉、

韌帶、骨骼等）的功能狀態，如腦出血、腦梗死會出現肢體癱瘓、口角歪斜等體態；帕金森氏症會出現不由自主的手抖頭搖等體態；重症肌無力會表現為眼瞼下垂、行動不便、肌肉萎縮的體態等等。

某些特殊疾病也會呈現出一種特定的體態。最有代表意義的是心絞痛患者會以手捧心。根據這一原理，我們推斷西施很可能患有心臟病。因為東施效顰這個成語說明，西施經常走路時用手捧心，這正是心絞痛的表現。

其他的體態常見的還有腰痛患者會以手護腰，腿部疾患會跛行等等。

接下來我們要去看一樣非常重要的東西。

它是中醫診斷疾病不可或缺的環節，也是中醫獨有的祕技。

什麼呢？

望舌。

舌上的祕密

望舌的重要意義在於：

第一，舌處於口腔之內，是內環境最直接、最客觀的反映。可以說，內環境發生寒熱燥濕的變化，都能在舌上得到體現。有時候，疾病外在的症狀並不多，沒法讓我們對疾病做準確的判斷，這時，如果能仔細觀察一下舌，或許就能找到突破口。

舌的兩點獨特性。

第二，舌能伸出口外，便於我們進行細緻的觀察（這一點尤其難得）。

基於上面兩個原因，看舌成了中醫的必修課，也成為中醫探究內環境不可或缺的重要手段。

看到這裡，心急的讀者肯定要說了，那快點教我們如何看舌吧。

別急，飯要一口一口吃，功夫也要一點一點練。要掌握看舌的絕技，必須先要知道舌的基本構造，以及什麼樣的舌才是正常的。正所謂磨刀不誤砍柴工，基礎越扎實，後面的功夫才能越精妙。

舌，由舌體（也稱舌質）和舌苔兩部分組成。

舌體是舌的肌肉和脈絡組織，內含三種方向的橫紋肌和豐富的血液，正常情況下呈淡紅色，厚薄適中，表面有津液滋潤，並能做靈活的動作。

舌苔則是覆蓋於舌體上的苔狀物，它的主要組織就是絲狀乳頭，絲狀乳頭正常情況下呈白色，顆粒均勻地鋪在舌頭表面，和舌面緊密接觸，無法揩去，並且透過這層苔可以隱隱看到淡紅色的舌體。

這樣就構成了一個正常的舌象，如果用最精簡的文字來描述，那就是六個字：淡紅舌、薄白苔。

請牢記這六個字，它就是我們看舌的尺規。

好，現在準備工作已經就緒，請大家集中注意力，因為患者將舌伸出口腔的時間不可能持續很久，所以必須在極短的時間內完成對舌體與舌苔的觀察，並做出正確的判斷。

一、看舌體

看舌主要分兩步。第一步，先看舌體。和前面一樣，舌體也需要從神、色、形、態四個方面去觀察。

1. 舌神

舌神主要體現在榮枯與靈動這兩方面。

有句大家都熟悉的古詩「離離原上草，一歲一枯榮」，意思就是，廣闊的草原上的小草啊，每一年都會經歷一次生機勃發到枯萎凋零的輪迴。所以，榮，指的是舌體紅潤有光澤有神采，就像是春天的小草那樣富有生機。這樣的舌體表示人體精氣充足，臟腑功能運轉正常，對疾病來說，屬於病輕，易於恢復，用前面的術語來講，就叫得神。而枯則是指舌乾枯死板、晦黯無光，如同秋天枯黃乾癟的落葉，死氣沉沉，這樣的舌體表示人體精氣耗竭，臟腑功能衰敗，對疾病來說，屬於病重甚至病危，難以康復，也稱失神。

靈動則是指舌體活動自如，舒捲有力，是有神的表現，代表病輕。如果舌體活動僵硬，舒捲不靈，語言謇澀，或萎廢不用，伸屈無力，那就是無神的表現，代表病重。

2. 舌色

舌色就是指舌體的顏色，舌體顏色的變化及其意義和前面望色時所講的基本一致，大家可以和前面的內容互相參看。

(1)淡白舌

舌體顏色比正常的淡紅色要淺淡，甚至全無血色，稱為淡白舌。多見於貧血、失血、脾胃虛弱、內寒等患者。

(2)紅舌

舌體顏色鮮紅欲滴，稱為紅舌。如果紅色再加深，紅到極點，紅得發紫、發黑，那就稱為絳舌。紅舌和絳舌的形成都和內熱（也就是我們通常說的「上火」）有關，由於內環境處於「熱」的狀態，動脈擴張充血，血流加快，因此舌體會呈現鮮紅色，紅色越深，意味著內熱越重。

但需要注意的是，內熱常常有真有假，就像市場上有假冒偽劣產品，需要我們仔細辨別，這樣才不會受欺騙而產生錯誤的判斷。如果整個舌體顏色鮮紅，紅色深而老成者，那就是真熱；而如果紅色僅見於舌尖，或紅而嬌嫩，那多為假熱（也就是我們前面講過的無根之火）。所以，我們平時遇到「上火」，不能盲目地去吃清熱解毒藥（如牛黃解毒片、黃連上清丸之類的），或去喝涼茶敗火，否則，不但無益於身體，反而有可能導致病症加重。

(3)紫舌

紫舌是血液瘀滯的表現。紫而偏紅，往往代表體內有熱，血液受熱煎熬而濃縮瘀滯，形成絳紫舌；如果紫而偏藍，或淡紫濕潤的，往往代表體內有寒，血液受寒凝滯而形成淡紫舌。

(4)青舌

內熱（上火）有真假，
不能盲目清熱降火。

和紫舌一樣，青舌也是血液瘀滯的表現。所不同的是，紫舌是動脈血液瘀滯所致，所以呈現紫色；青舌則是靜脈血液瘀滯而形成的，所以呈現青色。由於這種舌色非常類似水牛之舌，所以中醫也稱青舌為「水牛舌」。

3.舌形

舌形，指舌的外形，常見舌形有以下幾種：

(1)胖大舌

舌體胖大，擠滿口腔（就像是一個大胖子擠在一個狹小的空間內），並且水分充盈，稱為胖大舌。由於舌體胖大，舌的兩側與牙齒接觸處常因牙齒的擠壓而形成齒痕，因此也常被稱為「齒痕舌」。胖大舌和齒痕舌的出現，是判斷身體內環境積水過多的重要依據。

(2)瘦薄舌

舌體小而薄，甚至乾癟不飽滿，稱為瘦薄舌。它的出現，多和體內氣血津液虧耗，不能滋養、榮潤舌體有關。

(3)老舌

舌質紋理粗糙，缺乏潤澤，形狀堅實蒼老的，稱為老舌。多見於風、寒、燥、火等外邪（關於外邪的知識，在後面的章節中我們會詳細探討）侵襲人體，或體內各種病理物質（如痰飲、瘀血等）積聚而導致的疾病。

(4)嫩舌

舌質紋理細膩，水分較多，形狀浮胖嬌嫩的，稱為嫩舌。多見於陽虛證。陽虛這個概念我們已經提到多次了，意思就是內環境熱量不足，處於類似於冬季的寒冷狀態，就叫陽虛證。

(5) 裂紋舌

舌面上有深淺不一、數量不等、形態各異的裂紋，稱為裂紋舌。裂紋舌一般見於兩種情況：一是由於體內氣血津液耗損，臟腑功能衰竭而形成；二是見於健康的人體。

那如何區分這兩者呢？

這就要從前面講到的舌神上去區分了。

如果舌表現為有神的，那裂紋舌並無大礙，只是一種正常現象，無須進行任何治療。而如果舌表現為無神的，那裂紋舌的出現，就意味著病情危重，即使給予正確、合理的治療，病情也不容樂觀。

(6) 點刺舌

「點」是指鼓起於舌面的紅色、白色或黑色的星點。「刺」，也稱芒刺，它是舌面的軟刺及顆粒異常增大，形成尖峰狀突起，就好比「尖刺」一樣。

點刺舌通常也是由內熱所引起的。當然，前面講過，內熱常常容易真假混淆，所以需要仔細甄別。

(7) 重舌

「重」，就是重疊的意思，是指舌下的血脈腫大，好像在原來的舌頭下面又生一個小舌頭一樣，所以稱為「重舌」。如果有多處血脈腫大，互相重疊，像是盛開的蓮花一樣，又稱「蓮花舌」。重舌和蓮花舌都是由舌下血脈腫大形成，也多由內熱（真熱）所造成。

4. 舌態

舌態，指的是舌的動態。舌的動態失常，多和中樞神經系統病變有關，常見的類型有以下幾種：

(1) 僵硬舌

舌體僵硬板直，舒捲運動不靈活，嚴重者會影響飲食和發音，這就叫僵硬舌，也稱「舌強」。

(2) 歪斜舌

舌體往一側偏斜，稱為歪斜舌。歪斜舌和僵硬舌多見於腦血管疾患，如腦出血、腦梗死。

(3) 萎軟舌

舌體軟弱，無力舒捲，稱為萎軟舌。

舌的活動，主要靠舌肌，而舌肌的力量大小、工作狀態，又和它獲得的養分與能量密切相關。這就好比我們的肌肉要強壯有力，必須要有充足的飲食做後盾，如果幾天不吃不喝，那肯定會渾身乏力、四肢綿軟、肌肉萎縮。所以，萎軟舌多由體內精氣極度虧耗，不能榮養舌肌而引起。

(4)顫動舌

舌體震顫抖動，不能自主，稱為顫動舌，也稱為「舌戰」，多由「內風」引起。

什麼叫「內風」呢？

自然界中的空氣由於壓力差而產生流動，這就是風。如果內環境也存在這麼個壓力差，體內的某些物質（如氣血、津液、活性介質等）在壓力作用下產生定向運動，就會產生類似風的現象，這在中醫上就叫「內風」。

內風形成以後，會對人體造成什麼危害呢？

我們知道，自然界中的微風可以吹動柳枝、樹葉，而颶風則可以毀屋倒牆，所以，內風輕則可以導致不受意識控制的手足抖動、舌顫、頭搖等症狀，重則可以導致人昏迷甚至死亡。

(5)弄舌

舌微露出口，立即收回，或上下左右不停地舔弄口唇四周的，稱為弄舌。弄舌和顫動舌的含義類似，也多由「內風」引起。

(6)吐舌

舌頭常常伸出口外的，叫吐舌。吐舌能反映什麼呢？

我們平時如果吃了辣的東西或被開水燙了舌頭，一般會怎麼做？對了，最常用的做法就是張大嘴巴，把舌頭伸出口外，來降低舌面的溫度，以緩解舌部的不適。所以吐舌反映的是內環境過熱。

(7)短縮舌

舌體緊縮，不能伸長，稱為短縮舌。物體的自然特性都是熱脹冷縮，所以短縮舌，常為受寒所致。

(8)弛縱舌

指舌體伸長於口外，內收困難，或不能收縮，也稱為「舌縱」。和短縮舌剛好相反，弛縱舌多由內熱引起。如果伴有萎軟無力，那麼又常常是精氣耗竭而致（可參見萎軟舌）。

二、看舌苔

上述內容看完後，就可以進行第二步：看舌苔。舌苔的變化主要體現在顏色和質地兩方面。

1.苔色的變化

苔色的變化主要有黃、灰、黑三種。在講這三種舌苔顏色的意義之前，我們先看一個日常生活中常見的事例：

把適量的米和水放在鍋中加熱，在適當的火候下，經過一定時間可以煮成一鍋晶瑩剔透的白米飯。如果對已經煮熟的米飯繼續加熱，米飯就會失去原先晶瑩剔透的色澤，而逐漸變得焦黃，最後會完全炭化而變成黑色。

所以舌苔的黃、灰、黑就是告訴我們內環境有「火」（熱）！

在火（熱）的煎熬下，原先淡白色的舌苔，會變成黃、灰、黑色。而顏色越靠近黑色，也就意味著內環境的火（熱）越重。

同時，在火（熱）的作用下，舌苔的水分大量蒸發、消耗，所以，除了顏色上的變化外，舌苔表面還會呈現乾枯、焦燥的質地變化。這一點非常重要，因為我們下面要談到另一種灰黑苔，它並不是由內熱所造成的，而舌苔表面水分的多少，將成為鑒別的重要依據。

除了內熱，還有什麼因素會導致苔色出現灰黑的改變呢？

答案是：陰寒。

大家不免要問了，這和上面講的火熱完全相反，為什麼它也會導致灰黑色的舌苔呢？

我們還是先來看一個自然現象：

一片水域，如果失去流動性而成為一潭死水後，水質會出現什麼變化呢？它會逐漸發黑、發臭。因為水失去流動性後，它的自淨功能就喪失了，這樣外界的雜質在水中會逐漸積蓄，使水質受到污染而失去原先的純淨。

對人體來講也是如此。內環境中水的流動與迴圈靠什麼？靠的是熱能。只有內環境具有足夠的熱能，才能使水液保持正常的流速和迴圈。如果內環境處於「陰寒」狀態，那麼「大河上下，頓失滔滔」，體內的水液就會因「冰封」而失去正常的流動性，這樣新陳代謝產生的各種廢物就無法及時排泄、清除，從而在水液中積蓄，造成體內水液的「污染」。這一狀況反映到舌苔上，就會呈現出灰黑的顏色。

這種灰黑苔因為並沒有水分的缺失，所以它的質地是濕潤而黏滑的，這和火（熱）造成

火熱和陰寒都導致灰黑苔，
但有本質區別。

的灰黑燥裂的舌苔有本質的區別。

2. 苔質的變化

舌苔質地的變化，主要有潤燥、厚薄、腐膩、剝落幾種情況。

(1) 舌苔的潤燥主要反映體內水液的多少。

舌苔潤澤，說明體內津液充足，是正常的表現。

如果舌苔過於濕潤，看上去涎流欲滴，那叫「滑苔」，是內環境太過潮濕（內濕）的表現。

如果舌苔看上去乾燥而不滋潤，但苔面尚平滑細膩，則叫「燥苔」，是體內水液輕度損傷的表現。

如果舌苔乾燥而粗糙，就像砂石一樣，用手摸上去粗糙不平，稱為「糙苔」，是體內水液中度損耗的表現。

如果舌苔乾燥板硬，出現裂紋，像大旱之後土地龜裂一樣，叫作「燥裂苔」，是體內水液損耗最嚴重的一種表現。

(2) 舌苔的厚薄主要反映了體內穢濁物質的多少。

發黑發臭的池塘、臭氣熏天的垃圾堆、腐爛的食物等等，都叫穢濁物質。

什麼情況下，體內會出現類似的穢濁物質？

一般有兩種情況，一是水液迴圈出現障礙，各種代謝廢物在水中蓄積，不能得到及時排泄；二是消化力低下，未被充分消化的食物在胃腸道內腐爛發酵。

當內環境充斥著這些穢濁物質的時候，舌苔就會變厚。所以，舌苔的厚薄，是判斷內環境是乾淨清爽，還是髒亂的重要依據。

那什麼樣的舌苔叫薄，什麼樣的叫厚呢？方法很簡單，就是看它能不能「見底」。

透過舌苔可以隱隱看到下面的舌體，這就叫能見底，這樣的舌苔就叫薄苔；而如果舌苔把下面的舌面完全遮蓋住，透過舌苔看不到淡紅色舌體的，就叫不能見底，這樣的舌苔就稱為厚苔。

(3)厚苔根據質地的不同又可分為腐苔和膩苔兩種類型。

如果舌苔厚而如豆腐渣堆積在舌面，顆粒疏鬆粗大，揩之可去的，叫「腐苔」，多由於消化不良，食物在體內停滯發酵後穢濁之氣薰蒸到舌面而形成。

如果舌苔厚而顆粒細膩緻密，揩之不去，刮之不脫，並且上面附著一層油膩狀黏液，就像陰暗潮濕的地面上滑膩的青苔一樣，叫作「膩苔」，是內環境過於潮濕的反映。

(4)最後，來看舌苔的剝落。

舌苔全部或部分缺失，使我們可以直接看到光滑的舌體，這種情況稱為舌苔的剝落。舌苔剝落是人體精氣虧耗，不能在舌面形成舌苔而引起的。

如果舌苔全部退去，舌面看上去光而紅亮，就像鏡子表面一樣，這種舌苔被稱為「鏡面舌」，也叫「光剝舌」，是人體精氣極度耗竭的表現。

如果舌苔剝落不全，剝落處光滑無苔，其他地方仍殘留有舌苔，有苔和無苔形成一種紅白相間的「花」色，這種舌苔稱為花剝苔，也由於其外觀斑駁，類似於地圖，所以也稱為「地圖舌」。這種舌苔也是人體精氣不足的表現，但程度較前面的「鏡面舌」要輕。

讀到這裡，是不是已經頭暈眼花？是不是開始心煩意亂？有那麼多細碎繁複的內容需要觀察和牢記，一時之間確實會感覺腦子不夠用。這時候該怎麼辦？我想很多人都會想，如果有一劑清心除煩、益智醒腦的藥就好了！回過頭去想想扁鵲的故事，你明白長桑君的苦心和高見了吧？所以，對於這位醫林的隱士，我只能說五個字：高，實在是高！

望診三字訣

最後，我來談談使用「望」這一絕技的時候需要掌握的要點。歸納起來就是三個字：快、全、準。

快：速度要快

患者尚未開口，望診已經完成，這就叫快。不然，盯著患者看上半天還沒獲取你要的資訊，那肯定要被患者罵神經病。

全：看的內容要全

不能丟三落四，不能想到什麼看什麼，而是要心中有數，把要看的內容牢記於心，一眼

參見七十八頁，長桑君不但給了扁鵲一疊醫書，而且給了一瓶藥，讓扁鵲讀累了就用上池水送服。

望去，神、色、形、態已經盡收眼底，這就叫全。

準：判斷要準

即使再細微的變化都能捕捉到，並準確判斷出內環境的具體狀態，這就叫準。不然，你再快、再全，如果不能看準，那都是無用功。

怎樣才能做到快、全、準呢？首要一點，就是要苦練基本功，把人體神、色、形、態，舌的各種變化及其含義熟記於心，多看多思考，不斷積累經驗。經過一段時間的磨煉，就能達到初級水準，即通過仔細觀察，可以發現有異於正常的地方，從而推斷出內環境的狀態。如果再進一步修煉，功夫更加嫻熟，此時體表任何微細變化都已無法逃過你的法眼，一眼掃過，對內環境狀態就能瞭若指掌，這就達到瞭望的中級水準。如果還能刻苦用功，練到心無雜念，心眼合一，那麼似看非看之間，即能洞穿內環境的奧祕，這就是望的最高境界：望而知之謂之神。

眼睛的工作到這裡先告一段落，下面登場的將是鼻子和耳朵，它們將合力完成「聞診」這一艱鉅的任務。

凡事要達到很高的境界，都離不了勤學苦練。

07

聽聲辨病

耳朵要完成的工作是聽。

從鑼鼓齊鳴中聽出一根繡花針落地的聲音——這是武林高手的聽覺。

從美妙的歌聲中辨別出每一個音符——這是音樂家的聽覺。

從言談聲響中發現疾病的本質——這就是中醫的聽覺。中醫能從患者的聲音中發現什麼祕密呢？我先給大家讀一段文字：

一語未了，只聽後院中有人笑聲，說：「我來遲了，不曾迎接遠客！」黛玉納罕道：「這些人個個皆斂聲屏氣，恭肅嚴整如此，這來者系誰，這樣放誕無禮？」心下想時，只見一群媳婦丫鬟圍擁著一個人從後房門進來。

未見其人，先聞其聲，這就是《紅樓夢》中王熙鳳的出場方式。雖然人還沒見著，但從她的笑聲中，大家心裡早就有了這樣一個印象：這肯定是一個在府中有著很高地位、行事果敢、風風火火的女人。

我們之所以會得出上述判斷，是因為聲音可以反映一個人的性格。比如說，脾氣急躁者往往說話快而急促，性情溫和者往往言語慢而輕柔，性格外向者常話多而歡快，性格內向者常沉默而寡言等等。

不僅如此，從聲音中還可以判斷出一個人的情緒。從李白將進酒時的「呼兒將出換美酒」，到岳飛怒髮沖冠時的「仰天長嘯」，再到柳永執手相看淚眼時的「無語凝噎」……這真是，古今多少情，都付聲音中。

如果再仔細研究，一個人發出的聲音和他（她）的內環境狀態也是密切相關的。比如說，身體健康者聲音多洪亮清晰，身體虛弱者聲音低微而斷續，生命垂危者聲音微弱而模糊等等。對此，古人總結了一首歌訣：

陽候多語，陰證無聲；多語易濟，無聲難榮。

聲濁氣急，痰壅胸膈；聲清而緩，內元有寒。

新病小病，其聲不變；久病苛病，其聲乃變。迨及聲變，病機呈顯；瘖啞聲嘶，莫逃大限。

看似很平常的聲音，在不經意之間，就透露了你的身體狀況、性格、當下的情緒……總之，你可以不說話，但你所說的，最後都將成為呈堂證供，成為抓捕疾病的有力證據！

當然，要實現從聲音中發現疾病這個小目標，首先要瞭解聲音的特性。

聲音的三要素

我們聽到的任何一種聲音，從物理學角度來說，它都包含三個特性：音調、音色和響度。

一、音調

音調的高低，和聲帶的長短與厚薄有關。聲帶短薄，震動頻率高，則音調高；聲帶寬厚，震動頻率低，則音調低。聲帶厚薄又和體內的性激素水準有著密切的關係。雄激素能促進聲帶變得寬厚，所以，發育期的男生，隨著體內雄激素水準的上升，音調會逐漸變低，從原先清脆的童聲逐漸變為粗大而低沉的成年男聲，這就是我們常說的「變聲期」。而女生在發育期，由於雌激素水準上升，雄激素水準較低，所以聲帶往往短薄，因而音調較高，顯得清脆而尖細，「變聲」也不如男生那麼明顯。

封建社會中的宦官，由於自小就被閹割，體內無法產生足夠的雄激素，因此成年後音調依然較高，聲音尖細如同女性。而如果女性體內雄激素增多（疾病或攝入），也會導致音調變低，聲音變得低沉粗大而類似男聲。

二、音色

音色主要指聲音的圓潤程度。音色好則聲音圓潤動聽，豐富飽滿；音色差則聲音沙啞粗鈍，乾澀單薄。

音色的好壞主要取決於聲帶的完整度以及滋養狀態。

我們肯定有這樣的體會，當講話過多或時間過長後，會出現口乾舌燥，甚至聲音沙啞，就是因為過多的講話會損耗體內的精氣和津液，導致聲帶缺乏滋養，於是音色變差。這時如果喝點水，潤潤喉嚨，休息一下，聲帶的滋養狀態改善，聲音也就會慢慢恢復原來的圓潤。

此外，聲帶本身的疾病也可以導致音色的變化，如聲帶瘜肉、聲帶小結、聲帶損傷等。

三、響度

響度，又稱音量，它反應的是聲音能量的強弱。

響度主要取決於聲源的振動幅度。大家都見過寺廟裡的撞鐘吧？如果撞擊的力量大，鐘的振幅就大，產生的聲音就響；如果撞擊力量小，鐘的振幅就小，產生的聲音也就弱。人體的發聲，和撞鐘非常類似。肺呼出的氣流衝擊聲帶，引起聲帶振動，從而發出聲音。所以，我們可以從一個人聲音的響度上大致判斷體質的強弱。體質強壯者，肋間肌收縮力量大，肺呼出的氣流也強，發出的聲音往往洪亮；體質瘦弱者，肋間肌收縮力量小，肺呼出的氣流也弱，發出的聲音自然也微弱。

此外，還有一個重要的因素可以對人體的發聲造成重大影響。

大家都知道，在樂器的內部往往都有一個空腔，樂器上的特定部位發生振動後，有一部分振動產生的能量傳遞到空腔的空氣中，產生共鳴，把樂器發出的聲音有效放大，從而產生悠揚悅耳的音樂，這個空腔被叫作「共鳴箱」。

在人體的發聲中也存在類似的「共鳴箱」，它們分別是鼻腔、口腔和胸腔。

這些共鳴箱如果發生疾病，那麼聲音的音調、音色以及響度都會隨之發生變化。比如鼻炎時產生的「鼻音」，口腔疾病造成的「口齒不清」，以及胸腔疾病造成的「金實不鳴」和「金破不鳴」等。

什麼叫「金實不鳴」呢？金，指的是肺（肺五行屬金），可以擴展引申為整個胸腔。金實，就是指胸腔或肺裡充斥了大量的病理物質，如大量痰液堵塞在肺部、肺實變、胸腔積液積血等等。這就像銅鐘中間的空腔被填實了，再撞擊它，就無法發出悠長響亮的鐘聲，而只能發出沉悶短促的聲音。這種類型的失聲，就叫「金實不鳴」。

那什麼叫「金破不鳴」呢？就是指胸腔的完整性遭到破壞，從而出現失聲的狀況。常見的原因有開放性肋骨骨折、氣胸和重病體虛等。

聲音能提供給我們的資訊還遠遠不只這些。有些聲音，可以直接反映五藏的功能狀態。

五藏之聲

中醫認為，在人體內有五個能量集合體，就是心、肝、脾、肺、腎五藏。大家注意了，這裡用的是「五藏」，而不是「五臟」，這是有講究的。

《黃帝內經》認為：五藏者，藏精氣而不瀉，故滿而不能實。意思是說，五藏就是五個儲藏不同能量（精氣）的倉庫！它的特性是吸納而不洩漏，其中可以充滿能量，但不能填塞有形的物質，所以叫作「五藏」。

現在你該明白了，中醫的五藏，雖然也叫心、肝、脾、肺、腎，但它指的並不是西醫解剖學上的五個臟器，而是人體內五個最重要的能量體！

這五個能量體各有各的妙用。

如「心」這個能量體，主管人體的神志和血脈。「肝」這個能量體，主管疏泄情緒、儲藏血液。「脾」這個能量體，主管運化食物、水濕，並將精微物質輸送給大腦（升清）。「腎」主管人體水的代謝、骨骼生長和生殖功能。「肺」主管呼吸，將水輸送到全身（通調水道）等。而這五個能量體的能量發生變動時，就會發出不同的聲音，這就是「五藏之聲」。

據《黃帝內經》記載，五藏之聲是這樣的：心在聲為笑，肝在聲為呼，脾在聲為歌，肺

五藏≠五臟。

在聲為哭，腎在聲為呻。

別小看了這二十五個字，這裡面可是蘊涵了無數先輩的智慧！也別懷疑這二十五個字的正確性，因為從古至今，大量的病例、醫案證實了這二十五個字是真實可信的！

下面我來舉幾個例子。

【病例一】記載於清朝醫家俞震的《古今醫案按》：戴人（攻下派掌門人張從正）路經古亳，逢一婦，病喜笑不止已半年，眾醫治之術窮。戴人以滄鹽成塊者二兩餘，火燒通赤，放冷研細，以河水一大碗，同煎三五沸，稍溫，與飲之，以釵探咽中，吐去熱痰五升。次服火劑（清熱藥），數日而笑定。

笑是心之聲，那麼喜笑不止當然就是心藏能量過剩（心氣有餘）的表現了，要治療很簡單，只要去除心藏多餘的能量（瀉心火）就行了！於是張從正選擇了清心瀉火的藥物（滄鹽、火劑）進行治療，結果呢？療效是相當的好（數日而笑定）。

【病例二】是我治過的一個病人：馬某，女，二十八歲。時常會莫名其妙地悲傷哭泣，情緒低落。詢問身體其他方面，都說正常，沒有不適之處。形體略瘦，舌淡苔白，脈弱。

【處方】根據五藏之聲的對應關係，悲傷欲哭和肺藏這個能量體密切相關，而脈象弱則可以判斷屬於肺藏能量不足。治療的辦法也是現成的，張仲景的《金匱要略》中早有記載：「婦人藏燥，喜悲傷欲哭……甘麥大棗湯主之。」

於是我給予淮小麥三十公克，大棗十五公克，炙甘草十二公克，黃芪三十公克，肉桂六公克。七劑。

五藏之聲，確實神奇。

【療效】七天藥服完後，患者悲傷欲哭的症狀明顯改善，繼續服用一個多月，原先的症狀徹底消失，停藥後也未見復發。

最後兩個例子，是當代著名中醫王洪圖老先生的驗案。

【病例三】一位六十一歲的婦女，每到陰雨天或受到精神刺激就會出現心煩噯氣、做噩夢、高聲呼喊等症狀，舌暗紅，苔白膩，脈象弦數。因為肝在聲為呼，所以王老就採用了疏肝解鬱為主、化濕和胃為輔助的方法進行治療。

【處方】柴胡八公克，炒梔子十公克，鬱金十公克，黃芩十二公克，丹皮十二公克，赤芍十二公克，草果十公克，厚朴八公克，檳榔十公克，知母十公克，石菖蒲十五公克，羌活六公克，獨活六公克，生甘草六公克。

【療效】五劑後病減，再用柴芩溫膽湯加減服用六劑後痊癒。

【病例四】一個十七歲的少女，患青春期精神分裂症。主要症狀是不理人，反覆不停地唱歌。舌質偏紅，脈象弦偏數。先以清熱化痰法治療一週，效果不理想。王老考慮再三，根據脾在聲為歌的理論，改用清脾熱的治療方法，在原方基礎上加入防風、石膏、梔子、藿香（瀉黃散的主要成分）。只用了七劑，患者就不唱歌了。

通過以上四個病例，不但驗證了中醫「五藏之聲」理論的正確性，還給了我們更深一層的啟發：喜笑也好，哭泣也好，除了會發出不同的聲音，也同樣代表著不同的情緒，那麼這是否意味著情緒的變化也和五藏之間存在著密切的關係？

答案是肯定的。

笑不止，哭不止，呻吟不止，呼喊不止，歌唱不止，皆不正常，可從相對應的五藏著手治療。

中醫更是從這個理論出發，創造出了獨特的治療精神疾病的方法，歷史上更是有一位醫生利用這一理論，創立出了以情易情的獨門絕技，這在以後會詳細介紹。

從聲音的屬性到五藏之聲，都是正常人體發出的聲音。還有一種聲音，正常人沒有，只有在疾病狀態下才有，這就是人體的「異響」。

人體的「異響」

常見的異響，有以下幾種：

一、嘔吐聲

嘔吐聲是胃氣上逆的「提示音」。

正常情況下，胃應該將消化完的食物向小腸傳輸，這種自上而下的傳遞過程，在中醫上稱為「胃主通降」。

通降通降，自然就是要既通且降。

兩者中任何一方面出問題，胃就無法正常工作。

通，就是說胃時刻要保持一種「疏通」的狀態，如果食物停滯在胃中，將胃的通道堵死，胃就無法接納新的食物，並且會產生脹悶疼痛。

降，就是說食物的傳遞是自上而下、從胃向小腸的，如果胃無力將食物向下輸送，反而沿著食道逆流，那就會造成噁心嘔吐、噯腐（飽嗝中夾雜酸臭味）吞酸（口泛酸水）等症狀。這就叫「胃氣上逆」。

我們可以從嘔吐聲的強弱中判斷病人體質的虛實。

嘔吐聲強烈而有力的，往往是新病，多見於飲食不潔、飲食過度或飲酒過度等情況。

嘔吐聲低微無力的，往往是久病、重病患者，多見於體虛胃弱、無力運化飲食者。

如果嘔吐聲劇烈，呈噴射樣的，則要考慮顱內病變。

二、咳嗽聲

咳嗽聲是肺臟病變的「提示音」。

清朝名醫程鐘齡在他的《醫學心悟》中對咳嗽做過一個非常形象的比喻。他說：肺就像是一口銅鐘，如果各種外界邪氣（如風寒）從外侵入，或者體內的病理物質（如痰）在肺部積蓄，那麼，肺就會像鐘受到撞擊一樣而產生鳴響（咳嗽）。

咳聲清脆而響亮者，多因外邪侵襲肺臟而引起，多見於感冒早期。

咳聲重濁或喉中「咕咕」如水雞聲者，表示體內有痰，多見於急慢性支氣管炎、肺炎等。

咳聲低微，咳一、兩聲即止或時而一咳者，多因元氣虛弱而引起，多見於大病、久病體虛或平素體質虛弱者。

咳聲乾澀而略帶嘶啞者，表示體內津液虧耗。多見於秋季燥邪傷肺而咳嗽者。

咳嗽陣發，發則連聲不絕，甚至咳至噁心嘔吐或咳血，終止時發出「鷺鷥」叫聲的，多是小兒百日咳的表現。

咳嗽聲如犬吠的，多見於白喉。

咳聲調高而空者，多因陽氣浮越不能收斂（和前面講的無根之火同理）而造成。這種咳嗽以往的中醫書很少有論述，用常規的止咳化痰法治療也常常效果不佳，必須用潛陽收斂的方法才能取得滿意的療效。

我就曾遇到這樣一個病例：

一個朋友的父親患咳嗽，半個多月不癒，服抗生素及止咳糖漿都沒有絲毫改善，於是打電話向我諮詢。

我說，電話裡看不到舌苔，也摸不到脈象，這樣吧，咳嗽幾聲讓我聽聽。我一聽他的咳嗽，是那種「空空」的聲音，給人一種「頭重腳輕」、虛浮不踏實的感覺。於是我心中有底了，說，吃幾天中藥試試吧。

他說，熬中藥太麻煩了，最好是有什麼方便的中成藥可以吃。我說，那也行，我教你個辦法，去超市買些烏梅，就是那種蜜餞烏梅，每次吃三五顆，一天吃兩次，三天後再告訴我情況。

三天後他打電話告訴我，這個方法太妙了，第一天吃完，咳嗽就好像明顯減輕了，到今天已經基本不咳了，我以前怎麼沒聽說過烏梅可以治咳嗽啊？我說，你的咳嗽是由虛陽上浮引起的，而烏梅味酸，能收斂浮越的陽氣，與你的病症剛好合拍，所以能取得很好的療

看到這裡，大家有沒有對中醫看病有個基本的瞭解？所有的疾病或者症狀，都需要辨證，而非咳嗽就簡單地止咳，便祕就簡單地用瀉下藥通便。辨證論治才能找出病因，治好疾病。

效。但烏梅本身並沒有化痰止咳的功效，如果拿它來治療感冒咳嗽或咳嗽痰多者，那不但沒有效果，反而有可能使病情加重。

他又問，那你又是從哪裡判斷出我的咳嗽是由於虛陽上浮引起的呢？我說，就是從你的咳嗽聲中判斷出來的。

他最後在電話裡感嘆說，中醫真是神奇。

三、太息聲

太息就是嘆氣。

嘆氣自然是因為心情不好。

所以聽到太息聲，你可以二話不說，先在診斷中加入一個肝氣鬱結的標籤。在治療時，千萬別忘了使用疏肝理氣的方法，並給予一定的心理疏導，這樣效果才會好。

四、噯氣聲

噯氣就是俗稱的「打飽嗝」。

吃得過飽或吃了難消化的食物，偶爾打一、兩個飽嗝是正常現象。如果進食後時時出現「飽嗝」，或空腹時也經常出現「飽嗝」，並且「飽嗝」中還夾雜酸腐味或未消化食物的味道，那就是胃功能低下、消化不良的反映。

不是中醫神奇，只要能細心觀察，體察自然規律，就能知道，聽聲辨病，真的是「小菜一碟」。

五、呃逆聲

俗稱「打呃忒」，由膈肌痙攣引起。

呃聲響亮而高亢者，多由內熱所致（胃熱上沖）。

呃聲低微而無力者，多由元氣虛弱而引起（脾胃虛弱）。新病呃逆，多由外感風寒或突受驚嚇而引起。

久病呃逆，多由胃氣不降而引起。

當然，以上這些判斷並不是絕對的。有的時候，疾病就像是一個狡猾的罪犯，常常會偽裝「犯罪現場」，使患者在色、聲、味上呈現出各種假像來迷惑我們，這就要不能拘泥於簡單的按圖索驥，而是要把望、聞、問、切收集到的資訊進行匯總，並根據中醫理論進行合理的分析、推理，這樣才能識破疾病的「詭計」，最終抓住真正的疾病「元兇」。

耳朵已經努力工作這麼久，我們讓它先休息一下，聞診的另一半任務該輪到鼻子出場了。

嗅味識病

鼻子的工作當然是聞氣味。

金庸筆下的採花大盜田伯光有個特殊的本領，那就是聞香識女人。用什麼樣的胭脂水粉，是什麼樣的女人，只要他一聞就可以分辨得一清二楚。因此，他只要憑藉聞到的氣味，就可以追蹤到他想要尋找的目標。

在中醫上，對嗅覺的訓練也同樣重要，當然目的不是要聞香識女人，而是要嗅味辨疾病。

可以給我們提供診病價值的氣味主要有兩種：一是病體發出的異味，二是排泄物氣味異常。

一、病體發出的異味

1.口臭

引起口臭的原因主要有三種：

一是口腔疾病。如齲齒、口腔潰瘍、口腔的惡性腫瘤等，使得腐敗菌在口腔中大量滋生，因而產生臭味。

二是消化不良。殘餘的食物在胃腸內發酵腐爛，並產生酸臭穢濁的氣味，經食管、口腔散發出來而形成口臭。

三是胃熱（也就是胃內溫度過高）。胃熱為什麼會導致口臭呢？大家都有這樣的體會，菜肴剛燒好時往往香氣撲鼻，冷卻之後香氣就會大打折扣，甚至聞不到。其中的道理在於，食物受到加熱後分子運動加速，並被氣化而升騰到空氣中，這樣就會被我們的嗅覺細胞感知到。如果胃處於「熱」的狀態，那麼進入胃中已經和胃液混合的食物，也會因分子運動加速而氣化升騰，這就會使口腔散發難聞的氣味。

2.汗臭

汗臭是汗液分泌過多而形成的一種酸臭味。對發熱病人來說，如果聞到汗臭，那就說明出汗量較大，往往是感受風熱邪氣或內熱而造成，或者患者已經服用過發汗藥。

如果無發熱而有汗臭，那往往是元氣虛弱的表現。道理和前面講的「金破不鳴」類似，主要是因為元氣虛弱時人體細胞間的結合力下降，腠理（人體肌表的防線）變得疏鬆而不緻密，於是體內的津液就會通過肌腠間的「漏洞」而溢出體外，產生汗臭的症狀。

3.狐臭

狐臭是大汗腺分泌過於旺盛的表現。大汗腺又名「頂漿腺」，只分布在腋下、陰部和眉毛，會分泌比較濃稠的液體（主要成分為油脂、蛋白質及鐵），這些分泌物在細菌的分解下會形成惡臭，也就是我們俗稱的「狐臭」。

4.身臭

如果病人身上散發出腐臭味，往往提示患者體表有潰瘍或腐爛瘡口。

如果你走進別人的房間，聞到有爛蘋果的氣味，而此時房間裡並沒有爛蘋果，那麼基本可以下一個判斷：主人有糖尿病。

5.鼻臭

鼻出臭氣，經常流濁涕不止的，是鼻竇炎或副鼻竇炎的表現，中醫稱為「鼻淵」。

二、排泄物氣味異常

既然是排泄物，當然會有一些難聞的氣味。這就需要我們大力發揚不怕髒、不嫌臭的精神，為了偉大的醫學事業，為了崇高的救人理想，暫時犧牲和委屈一下鼻子了。

常見的排泄物有大小便、痰液和白帶。

大便臭穢異常的，表示有內熱；大便有腥氣或無明顯臭味的，表示有內寒；大便有酸臭味的，往往是消化不良或食積的象徵。

小便黃赤濁臭或尿臊味重的，代表有內熱。

痰黃而稠厚，或夾有膿血，並帶腐臭味的，往往是肺膿瘍的表現，中醫稱為「肺癰」。

白帶臭穢難聞的，表示有內熱；白帶有腥味或清稀無味的，則表示有內寒。

劃重點：對於各種排泄物的氣味，記住一個原則就可以——臭味重者，為內環境有熱；有腥味者，為內環境有寒。

為什麼？因為熱盛則腐，夏天食物容易變質、腐爛，冬天則可以保存較長時間，就是這個道理。當然，很多時候，我們無法直接接觸到病人的排泄物，這時該如何來「聞」呢？那就要借助病人自己的感官來看、來聞，我們需要做的，就是仔細地詢問。而問，離不開嘴的鼎力相助。

排泄物氣味異常，
原因不離熱寒。

08

嘴的煩惱

最近比較煩，比較煩。

當然，煩的不是我，是嘴。

自從眼睛、耳朵、鼻子在望診、聞診中大出鋒頭，引來無數「粉絲」之後，嘴就開始為自己被冷落而鬱鬱寡歡。更要命的是，最近五官之間又開始流傳起一個腦筋急轉彎，題目是這樣的：

人為什麼要有兩隻眼睛、兩隻耳朵、兩隻手，卻只有一張嘴？

答案是：要讓你多看、多聽、多做事，少說廢話！

聽到這裡，「嘴」的氣就不打一處來：這不是落井下石嗎？同樣是身體的一個部分，同樣為身體的健康而「努力工作」，怎麼你們代表的就是正面形象，受到別人的稱讚，而我卻成了大家批評、打擊、諷刺的對象呢？這也太不公平了吧？

也難怪嘴有意見，看看日常生活中我們的常用語「你給我閉嘴」、「大人講話，小孩別插嘴」、「多嘴多舌」等等，凡是和嘴有關的詞，一般都沒好事，整個是負面形象的代表。不過嘴巴同學，你也別抱怨了，現在有一個「建功立業」的機會擺在面前，只要你該出嘴時就出嘴，你就能一雪前恥，樹立起光輝而偉大的形象。

這一光榮而艱鉅的任務就是：詢問病人，以此找出疾病的「真凶」。

嘴巴同學，你還有什麼疑問嗎？哦，你是說病人就是因為不知道自己病在哪裡、為什麼會生病，以及病了以後該怎麼辦，才要到醫生這裡來求助，如果他（她）自己能弄明白這些，那也就不需要醫生了，所以你認為要從病人那裡問出疾病的本質，根本就是不可能完成的任務？

為了打消嘴巴同學的疑慮，讓它能有信心完成任務（當然了，也證明一下我們不是在糊弄它，等著看它出洋相），我就先來回答上面的問題。

前面我們講過，疾病的根源在於內環境的異常。那麼，對內環境最為熟悉、最為瞭解，也最有發言權的是誰呢？當然是患者本人。

內環境任何細微的變化，都會以資訊的方式傳遞給大腦，並形成知覺而被人體感知。這

五官爭功，看看嘴巴怎麼說。

一點很好驗證，比如說內環境過熱了，人就會發熱；內環境過冷了，人就會畏寒；內環境太乾燥了，人就會口渴；內環境能量不夠用了，人就會饑餓……這些都證明了人體感覺和內環境狀態之間的密切關係。

所以，要想獲取內環境的第一手資料，我們必須要充分利用病人自身的知覺。而獲取病人知覺的手段，就是要靠嘴「問」。

要本著一種「打破砂鍋問到底」的精神，要以「不達目的不甘休」為最高宗旨，刨根問底，問出水準，問出名堂，問到疾病無處遁形，這就是我們要達到的目標。

嘴巴同學，你現在沒有後顧之憂了吧？該你大展身手了，怎麼還在磨蹭呢？哦，大家再稍等片刻，我們的嘴巴同學正在做上場前的最後準備，它要背一首口訣，據說有了這首口訣，就能既有序又完整，而且非常輕鬆地完成「問」的任務，這首口訣叫「十問歌」。

十問歌

一問寒熱二問汗，三問頭身四問便，五問飲食六問胸，七聾八渴俱當辨，九因脈色察陰陽，十從氣味章神見，見定雖然事不難，也須明哲毋招怨。

這就是嘴巴同學剛才臨陣磨槍時背誦的祕訣，記載於明朝儒醫張景岳的《景岳全書》之中。雖然只有短短五十六個字，但卻把要問的內容以及問的次序都概括進去了，可謂言簡意賅，易學易記，使用方便，威力無窮，是問診必備、不可或缺之要訣！

好，現在嘴巴同學已經準備就緒，我們就有請它上場，看看它是否能像當年諸葛亮舌戰群儒那樣，憑藉三寸不爛之舌，讓狡詐的對手（疾病）原形畢露、敗下陣來，順利完成我們交給它的任務吧。

當然，要利用「問」這一犀利的武器來攻克疾病的城池，首先要做的事，就是分析「敵情」，這樣才能知己知彼，百戰不殆。

據「十問歌」提供的資訊，敵方（病症）共有八個「堡壘」，分別是：寒熱、汗、頭身、便、飲食、胸、聾和渴。其中最為重要的關卡就是「寒熱」（理由下面會講），是敵軍的要害所在，如果能攻克它，那麼敵軍的防線就能一舉摧毀，我們就可以直搗黃龍，擒住疾病的元兇。所以問診的第一場攻堅戰，就選擇寒熱作為突破口。

問寒熱

為什麼說問寒熱最為重要呢？大家想，地球萬物春生、夏長、秋收、冬藏，這些變化的根源是什麼？是氣候的變化。氣候變化的本質又是什麼？是寒熱的更替。

疾病也是如此。任何疾病都源自細胞形態與功能的異常，細胞形態與功能的異常又源自內環境的異常，而內環境的異常，可以用兩個字來概括，那就是：寒熱！

所以，寒熱是一切疾病之本，要摸清疾病的底細，就必須從寒熱著手，步步為營，逐個擊破，這樣才能獲得最終的勝利。

具體來說，寒熱主要有以下幾種情況：

一、畏寒

畏寒就是怕冷。別人穿單衣的時候他（她）要穿夾衣，別人穿夾衣的時候他（她）要穿毛衣，到了冬季，四肢冰冷不溫暖，晚上睡覺到天亮被窩都暖和不起來，這就叫畏寒。

如果問到患者有畏寒，那意味著什麼呢？很顯然，這是內環境溫度過低（內寒）的反映。因為內環境溫度低，人體缺乏足夠的熱能去抵禦外界的寒冷，所以就導致了畏寒。同時，在內寒狀態下，細胞的生長、活動、代謝、繁殖都會受到抑制，這又會導致器官功能衰退。所以，畏寒的患者，往往同時會具有精神不振、易疲乏、胃口差、易感冒、消化不良、性功能衰退等症狀。

這種由於內寒而引起的病症，中醫也稱為「陽虛」。

二、發熱

體溫升高或者在常人不覺炎熱的時候有「熱感」，都叫發熱。發熱的原因和畏寒剛好相反，是由內環境溫度（全身或者局部）過高而引起的。

內環境溫度升高的原因主要有三種：第一，產熱太多；第二，散熱不足；第三，體溫調節能力不足。這三種發熱，由於發病機制不同，所以會表現出不同的症狀特點，而我們只要進行仔細而有目的的詢問，就能獲得這些資訊，並做出準確的判斷。

1.產熱過多引起的發熱

這種發熱多由人體新陳代謝亢進（可以是自身因素，如甲狀腺亢進，也可以是外來因素，如日本腦炎病毒）而造成。

特點：高熱（往往在攝氏三十九度以上），常常還會伴有大汗淋漓、口渴喜冷飲、煩躁不安、脈象洪大等症狀。

看完這些症狀，大家是不是覺得很眼熟？對了，在講中醫治療日本腦炎時我們就提到過這種發熱，它是內環境過於炎熱所造成的一種病症。

物理學原理告訴我們，水分在蒸發時會吸收大量的熱能，所以，出汗是人體用來散熱降溫的有效手段。當內環境溫度升高的時候，人體就會通過多出汗的方式來增強散熱，以維持內環境溫度的恆定。但如果內環境太過「炎熱」，汗腺「開足馬力」進行工作也無法把體內多餘的熱量完全散發出去的話，體溫就會升高，於是就有了一邊大汗淋漓一邊高熱不退的症狀。

同時，在炎熱的內環境中，水分被大量消耗，於是會產生口渴的感覺，而冷飲可以暫時緩解內環境既熱又乾的狀態，所以發熱者會喜歡飲用涼水。由於體內能量過剩，臟腑功能處於亢奮狀態，所以發熱者會煩躁不安。心臟收縮力量增強，血流速度加快，對脈管的衝擊力加大，所以發熱者脈象常常洪大有力。

遇到這類發熱，治療的最佳辦法就是「瀉火」。

瀉火自然離不開白虎湯。

參見六十四頁。

2.散熱不足引起的發熱

這種發熱，多由寒邪侵襲人體而造成。

特點：發熱與惡（ㄨ丶）寒並存，常常伴有無汗、頭痛、腰背痠痛、骨節痠痛等症狀。

什麼叫惡寒呢？相信大家都有過感冒發燒的體會，在發燒時常會有怕冷的感覺，而且這種怕冷和上面講的「畏寒」還不同，畏寒只要多穿衣服、多蓋被子或者通過取暖就能減輕或解除，而發燒時的怕冷卻並不隨著多穿衣服、多蓋被子或者烤火取暖、開暖氣而減輕或者消除，常常是人蜷縮在被子裡還照樣冷得發抖，老覺得有冷風往骨頭裡鑽，甚至會一陣陣起雞皮疙瘩，這種怕冷就叫惡寒。往往熱度越高，惡寒也就越明顯，甚至會出現寒戰。

「發熱又惡寒」這種現象是怎麼產生的呢？這是寒邪侵襲人體表層的結果！

我們仍舊從物理學原理中找答案。「寒」具有凝滯（低溫下分子運動會減慢）、收縮（熱脹冷縮）的特性。所以，當寒侵襲人體後，體表的血流變慢，血管收縮，這樣人體的熱能就無法到達體表，於是就產生了惡寒的現象。

同時，由於汗腺分泌受阻，人體新陳代謝產生的大量熱能無法向外散發，只能在體內堆積而造成發熱，這樣就形成了邊發熱、邊惡寒的特殊症狀。

此外，在寒的影響下，體表的血液迴圈不暢，肌肉收縮甚至痙攣，於是又會造成頭痛、腰背痠痛、骨節痠痛等症狀。

惡寒發熱這種症狀在感冒初期或其他感染性疾病的早期是很常見的，對於這類疾病，西醫的治療往往只注重抗菌消炎，這樣做的實際療效並不好，不能馬上退熱，更無法在短時間內消除頭痛、骨節痠痛等症狀（我就遇到過很多因西醫治療效果不佳而轉來看中醫的）。那中醫怎麼處理呢？很簡單，四個字：發汗散寒。

記得小時候，受點風寒，發熱頭痛，父母常常會煮上一碗薑湯，趁熱喝下，睡一覺，出身汗，人就輕鬆了，這就是最簡便的發汗散寒法。

通過發汗散寒，體表的血液迴圈恢復順暢了，汗腺分泌正常了，體內多餘的熱量就會隨著汗出而消散。所以，《黃帝內經》中有這麼一句話：「體若燔炭（身體燙得像燒紅的炭火），汗出而散。」

其次，寒邪被驅散了，原先痙攣的血管、肌肉也得到舒緩，這樣頭痛、骨節痠痛等症狀也就隨之緩解，這就是「治病求本」的好處。以下就是一個很好的例子。

【病例】徐某，女，二十六歲，瑜伽教練。夜臥受寒，早上起來出現發熱惡寒症狀，無汗，並且全身痠痛影響活動，咽喉略有疼痛，會咳淺黃色的痰。由於夜間要給學員上課，來問我有沒有迅速改善症狀的辦法。我看她舌苔正常，診脈為緊而無力。

按到的脈就像是按在一根綳緊的繩索上，這就叫緊脈，脈管為什麼會出現緊綳的現象？就是寒的收縮特性造成的！所以緊脈是寒邪侵襲人體的特徵性脈象。結合前面發熱惡寒、無汗、全身痠痛等症狀，我診斷該患者的病證為「寒襲肌表」。

既然診斷已經明確，那麼是不是用發汗散寒的方法就可以了呢？

還不完全對。

發汗散寒還只能算是用藥製方的主導思想，就像是一道菜肴中的「主料」，要想菜肴的

你喝過父母煮的薑湯嗎？你是為孩子煮薑湯還是直接帶去醫院？

味道好（療效突出），還離不開「配料」的幫襯。

那「配料」又是什麼呢？

是溫補陽氣！為什麼要溫補陽氣？大家注意到患者的脈象沒有？除了表現為緊脈之外，還表現為脈跳無力，這就意味著患者體內陽氣不足（陽虛），不能有效地鼓動脈管，這就導致了脈跳無力。當然這還只是我們根據脈象做出的推斷，是否真的如此，還需要有更多的證據來證實。

證據在哪裡？當然就在患者身上。怎樣才能獲取這些證據？

辦法只有一個，那就是：問。

於是我就問病人，平時是否比常人怕冷，胃口偏差而且容易感覺疲勞？

患者答：是的。

通過這個問答，先前的推斷就基本成立了，而且發病的過程也在面前清晰地呈現出來：患者自身陽氣不足，抵禦寒冷的能力比較差，而夜間睡眠時又是人體的防禦能力最弱的時候，於是寒邪就趁虛侵入人體，造成疾病。

所以，對於本證的治療，除了使用發汗散寒的藥物（主料）外，還必須使用扶助陽氣的藥物（配料）。這就好比兩國交戰，如果自身的兵力不強，那是無法把入侵者驅逐出去的。

【處方】麻黃十五公克，桂枝十五公克，杏仁十公克，甘草十公克（此四味藥搭配稱「麻黃湯」，是發汗散寒的「主料」），附子三十公克（溫補陽氣），蘆根三十公克（化痰宣肺，和前面的附子共為配料）。一劑。

並囑咐病人：藥煎好後趁熱服用，服後蓋薄被睡上一覺，以使發汗效果更佳。

為什麼要強調蓋被子呢？

大家注意過沒有，為了使蔬菜在寒冷的冬季也能很好地生長、存活，菜農們常會給菜苗蓋上一層塑膠薄膜，這樣不但可以保溫，而且可以禦寒。

蓋被子的作用就與此類似，它可以使體內的陽氣得到蓄積，並使肌表的溫度升高，從而改善血液迴圈和汗腺的分泌，提高藥物發汗散寒的效果。

同時，蓋被子可以在人體表面形成一個「屏障」，這樣就可以保護人體在出汗時（這時毛孔開張、腠理疏鬆，最容易受邪氣侵襲）不會再次受到寒邪的侵襲。

第二天患者來告，遵囑服藥後，汗出較多，隨即各種不適均緩解，當晚的授課一點兒都沒受影響。

3. 體溫調節能力不足而引起的發熱

這種發熱多由人體虛弱，對體溫調節的能力下降而引起，所以中醫將這類發熱稱為「虛熱」（虛火）。

特點：自覺發熱但體溫並不升高，或有低熱（常低於攝氏三十八度），熱感常上午輕，午後或夜間重，休息後減輕，勞累後加重，並伴有手足心燙、膚熱、疲倦乏力、食欲減退、精神不振等症狀。

很多久病、大病之後的患者，以及體質虛弱或過度勞累者往往會出現這種虛熱，西醫由於無法找到病因，常常對此束手無策。中醫通過補元氣的方法則能收到不退熱而熱自消的效果。

【病例】駱某，男，三十歲。低熱一月餘，上午輕，下午重，體溫在攝氏三十八度至三十九度之間，西醫各項檢查都未發現異常。兼有精神疲軟，食欲差，大便時乾時稀，汗不多，口不覺渴，睡眠淺而多夢等症狀。舌苔正常，脈象細弱。

通過詢問，我又得知患者最近工作比較勞累，休息不足，每天都要到凌晨兩、三點才能入睡。據此，我診斷其為氣虛發熱。

【處方】黃芪一百二十公克，當歸十五公克，升麻五公克，柴胡五公克，炙甘草十公克，陳皮六公克，黨參三十公克，炒白朮十二公克。

僅服用了五劑藥，困擾患者一個多月的低熱就消失了。上面的藥方，就是著名的「補中益氣湯」（我根據患者的虛弱程度加重了藥量）。這個方子是金元時期的名醫李東垣創立的，用於治療因勞累顛簸、元氣虧耗而造成的發熱。由於黃芪、黨參、甘草這類補元氣的藥物，大多味甘（甜）而性溫，所以中醫又把這種治療方法稱為「甘溫除大熱」。

三、潮熱

定時發熱，常出現在午後或夜間，過時熱退，就像潮漲潮落一樣有規律，這就叫潮熱。潮熱是怎樣形成的呢？要從人體陽氣的變化說起。

我們都知道，自然界中的陽氣在一天中會發生不同的變化，清晨隨著太陽從東邊升起，陽氣也開始生發，到正午達到最旺盛，然後又開始逐漸衰減，到傍晚太陽下山，陽氣開始潛藏，如此周而復始。

而在人體內，這樣的變化也照樣在發生著：清晨我們從睡眠中醒來，這時體內的陽氣開始生發，臟腑功能開始活躍、增強；到正午，陽氣最為旺盛，此時，人的精力和體力也達到頂峰；午後陽氣開始衰減，臟腑功能也逐步減弱，人因此會在這個時候覺得疲倦；到夜間陽氣潛藏，臟腑功能降到最低，於是人就會犯睏而進入夢鄉。

正是陽氣在體內的這種盛衰變化，造就了人「日出而作，日落而息」的生理特徵，這也是人與自然相適應的結果。

如果有因素影響到陽氣的「潮漲潮落」，那麼就會造成潮熱。

潮熱主要有以下三種：

1.濕溫潮熱

大家對浴室中那種潮濕悶熱的環境都有體會吧？這就叫濕溫。

濕溫為什麼會導致潮熱呢？

這要從「濕」的特性說起。

在潮濕的環境中，我們會感覺全身黏糊糊、不清爽，這就是濕性黏滯的體現。因為濕具有黏滯的特性，所以它會吸附大量的熱，並且延緩、阻礙熱量的及時散發。所以，當人的內環境中充滿「濕」的時候，人體內的熱量就不能及時向外透發，進而形成潮熱。

濕溫潮熱除了定時在午後或下午發作，還有一個重要的特點就是「身熱不揚」。就是肌膚剛開始觸摸的時候並不太熱，可是接觸時間一久就會覺得熱而燙手，這就叫「身熱不揚」。身熱不揚這種情況也是由於「濕」阻礙了熱量的散發而形成的。

此外，要判斷濕溫潮熱，還有一個證據，那就是舌苔。有一個潮濕悶熱的內環境，就必然會有一個黃膩的舌苔！

道理嘛，大家不妨回過頭溫習一下有關看舌苔的內容，這裡我就不再解釋了。

2. 陽浮潮熱

有點中醫知識的讀者肯定要問了，「陽浮潮熱」這個說法好像從來沒聽說過啊。確實，「陽浮潮熱」在以往的中醫書中都是找不到的，因為這是我取的名字。

這種潮熱常見於女性的更年期。很多女性到了五十歲左右（絕經前後）會出現潮熱、汗出、煩躁、脾氣大等症狀，西醫稱此為更年期綜合症，並認為這是內分泌紊亂造成的。如果你去看中醫，那麼大多數時候會聽到這樣的說法：這是「陰虛火旺」引起的，並且會建議你服用一些六味地黃丸、知柏地黃丸等滋陰降火的藥物。

很多人聽從醫生建議後會經年累月地服用這些藥物，可是惱人的潮熱並沒有因為服藥而「銷聲匿跡」，還是會時不時地來「造訪」。這時醫生又會說，中藥嘛，是要慢慢來的。聽話者便繼續服用，拿出愚公移山的精神，服它個三五年，欸，潮熱真的不見了。於是醫生就會說，你看，潮熱沒了吧，吃中藥治病一定要有耐心，因為它是治本的，所以，見效往往就

參見九十八至一〇一頁。

慢。

可是這樣的說法是經不住推敲的，你想想，過個三年五年的，更年期基本也就結束了，即使不吃藥，那些潮熱也是會好的，如果這樣也算是中醫的「功勞」，那無怪乎要被人罵「騙子」了。

更年期潮熱到底是怎樣產生的呢？我認為是「陽浮」。

什麼叫「陽浮」？

從字面意義上說，就是指陽氣浮越。

大家都看到過這樣的現象：火堆在即將熄滅的時候會有火星飄浮到空中，這就是陽氣浮越的一種表現，它還有一個我們熟悉的名字，叫「無根之火」。

在人體內部也同樣存在這樣的情況，當人體陽氣虛弱到一定程度，它就不能安守在人體內部，而會時不時地向外、向上「飄浮」。它所到之處，就會因為熱量過剩而造成潮熱汗出、兩顴潮紅、心煩急躁、失眠多夢等類似「內熱」的症狀，這就叫「陽浮」。

講到這裡，問題又來了，既然「陽浮」會表現出類似「內熱」的症狀，那我們如何將它和真正的內熱區別開來呢？

很簡單，由於「陽浮」的本質是陽氣不足，所以在熱的表象背後必然存在畏寒怕冷、精神不振、乏力倦怠、口不渴不喜飲水、舌苔淡白、脈象細弱等陽虛的特徵。這和內熱具有的發熱、大汗淋漓、口渴多飲、滿面通紅、煩躁易怒、舌紅苔黃、脈象洪大是完全不同的。

【病例】我一表姐，四十九歲，時時潮熱，熱時汗出，汗後怕冷，一天之中會發作多

想想面部像塗了胭脂一樣的紅。

次，深為其苦。經過進一步的詢問，她又告訴我最近總覺得很疲倦，胃口尚好，大便偏稀，小便正常，口不乾。再看舌苔，淡白而略胖，水分充盈。脈象細弱。

根據以上表現，我診斷其為陽浮潮熱。

【處方】附子十二公克，乾薑十五公克，炙甘草十五公克，龍骨三十公克，煅牡蠣三十公克。

其中附子、乾薑、炙甘草叫「四逆湯」，作用回陽救逆，龍骨、煅牡蠣收斂浮陽，五藥合用，使陽氣足而潛藏，自然可以熱消而病癒。

總共服藥十劑，潮熱即止，停藥後未再發。

3.陽明潮熱

這是因熱邪侵入大腸，和腸內糟粕結成燥屎，堵塞腸道所造成的一種潮熱，以下午三點到五點發熱、手足出汗、腹硬痛、大便不通為特點。

為什麼會在下午三點到五點發熱？

這是因為此時是人體足陽明大腸經經氣最旺盛的時刻。對於此種潮熱的治療方法，就是釜底抽薪，用大承氣湯瀉下通便，腸中燥屎排出，潮熱自然消失。

四、寒熱往來

有個成語叫「來而不往非禮也」，所以，寒熱往來的意思，就是指寒與熱一來一去，交

這個處方是不是看起來很眼熟？還記得高血壓的第一個病案嗎？（參見四十一至四十五頁）兩個不同的病，我們採用了相同的治療方法，都取得了良好的療效，這在中醫上稱為「異病同治」。為什麼「異病」可以「同治」？因為它們具有相同的「內環境」，也就是說，它們的「證」是相同的。

替發作。發冷的時候，戰慄發抖，裹幾床被子、烤火取暖都無法緩解，等會兒，冷沒有了，又發起熱來，這時不但不想蓋被子，還恨不得泡在冰水裡，也不解其熱，這就叫寒熱往來，多見於瘧疾，以及寒邪侵入人體半表半裡之間的少陽病（關於少陽病，後面我們會有詳細講解，這裡暫且不展開）。

問到這裡，「寒熱」這個堡壘基本就被我們攻克了。通過對寒熱的詢問，人體的內環境狀態已經大致呈現在面前了，現在要做的，就是乘勝追擊、直搗黃龍。

嘴巴同學，你就別抱怨了，我們都知道經過剛才的攻堅戰，你已經很累了，但是疾病還在猖狂，人們的健康還面臨著巨大的威脅，所以你現在還不能卸甲歸田，只能再辛苦一下，繼續踏上征程，等和疾病的戰鬥結束後，我們一定會在功勞簿上給你記頭功。

現在就讓我們把目光瞄準下一個戰場：問汗。

問汗

陽加於陰而為汗。

用專業術語來描述，那就是：人體內的陽氣蒸騰津液，使其從汗孔中排出，這就是汗。

當然，我們還可以用更形象的方式來解讀：一鍋水（陰），我們給它加熱（陽），過會兒，揭開鍋蓋，就可以看到有水珠（汗）在鍋蓋上凝集，這就叫「陽加於陰而為汗」。

所以，通過問汗我們可以瞭解體內陽氣和津液的狀態。當人體陽氣過盛的時候，就會表現為多汗；而當人體陽氣不足的時候，就會表現為少汗或無汗。

如果人體津液大量虧損（如大吐、大瀉）之後，則又會表現為汗少而黏如油狀。這是由津液不足，在陽氣的蒸騰下，汗液濃縮而變得黏稠所致。

除此之外，還有幾種特殊的出汗可以幫助我們瞭解內環境的狀態，這就是自汗與盜汗。

在別人不覺得熱的環境下或安靜狀態時汗出不止，這種不請自來的出汗，就叫「自汗」。

自汗主要見於兩種情況，一是內熱，二是陽虛。

內熱導致的自汗很好理解，因為內環境處於炎熱狀態時，一方面，對津液的蒸騰作用會增強，另一方面，人體需要多出汗來散發體內多餘的熱量，所以就會出現自汗現象。這種自汗，常常伴有畏熱或者發熱、面紅、急躁易怒、聲高息粗、體格壯實、脈象洪大等內熱的特徵性症狀。

而陽虛則意味著內環境熱量不足，這樣，對津液的蒸騰作用就會減弱，那應該表現為少汗或無汗才對啊？為什麼也會導致自汗呢？

大家還記不記得我們前面講過，久病體虛者會出現「金破不鳴」現象，其中的奧妙就在於細胞之間的結合力下降，導致胸腔不能構成一個完整的共鳴箱，於是就造成了「金破不鳴」。

陽虛會導致自汗，原理就與此類似。在人體的肌腠，存在著一道防線，這道防線的作用有兩個，一是抵禦外來邪氣（如風、寒、濕等）的入侵，二是防止體內精華物質（如血、津

可以參見二九一至二九七頁有關衛氣的內容。

液）的丟失。而這道防線要堅固而緻密，就必須依賴細胞之間的緊密結合。如果陽虛到一定程度，體內的能量處於極度匱乏的狀態，那麼，細胞就沒有力氣「手把手」，保持原來「親密無間」的連接，這樣，原本密不透風的肌腠屏障就會出現很多細小的「漏洞」（當然，這些「縫隙」肉眼是看不到的），體內的津液就可以通過這些縫隙滲漏到體外，這就形成了自汗。

和內熱引起的自汗不同的是，陽虛引起的自汗，常常兼有畏寒怕冷、疲勞乏力、精神不振、聲低懶動、脈象細弱等特徵。

還有一種異常的出汗，常常在人睡覺的時候偷偷地出，醒來就停止不出，就像盜賊一樣，夜出晝伏，所以被稱為「盜汗」。

以前的中醫書都將盜汗的病因歸咎於「陰虛」，所以很多中醫師遇到盜汗，常常不假思索地採用滋陰降火的藥物來治療。事實上這是不正確的。經過觀察和實踐，我認為盜汗的發生機制，和更年期潮熱非常類似，多數是陽浮（無根之火）所致，所以應當採用溫陽潛陽的方法才能取得良好的療效。我們來看一個例子。

【病例】徐某，女，三十二歲。盜汗兩月餘，每天睡至淩晨即會潮熱汗出，出汗量大，全身衣衫都會濕透，有時一晚上要換好幾套睡衣。

詢問後得知，除了盜汗外，患者還有畏寒、大便費力（但不乾燥）、精神不振、口不渴等症狀。舌淡紅，苔薄白，脈弱。

【處方】黃芪四十五公克，附子十二公克，炮薑十公克，炒白朮三十公克，煅龍骨三十

陽虛自汗輕者，治療上益氣固衛即可，可選用玉屏風散（黃芪、白朮、防風）；重者，需回陽救逆，必須用四逆湯（附子、乾薑、甘草）之類才能收功。

公克，煅牡蠣三十公克，炙甘草十五公克，砂仁十五公克。服用一週後盜汗就止住了。

大家有可能已經注意到了，這個方子和前面講陽浮潮熱時用到的藥方幾乎是一樣的。為什麼同樣的藥可以治好不同的病呢？這不是有些人認為的「瞎貓碰到死耗子」，也不是有些人認為的「醫者意也」這麼玄乎，其中的道理很簡單，因為這兩種看似不同的病，經過中醫的分析和推理，它們的本質是相同的，僅此而已。

當然，中醫的精髓是辨證施治，所以，我們不能單憑一個症狀就武斷地下結論，而是要把望、聞、問、切收集到的全部資訊綜合到一起（四診合參），進行合理的分析和推斷，這樣才能準確地判斷出患者的內環境狀態，並給予最有效的治療方法。

這裡附帶說一句，很多兒童也有睡覺時出汗偏多的現象。只要沒有明顯的食欲不振、面色青黃、發育遲緩等症狀，這種出汗就是新陳代謝旺盛所致，並不是病態，所以無須治療。

閒話少說，問汗這一仗還沒打完呢，我們繼續前進。在自然界中，存在著一個不安定的分子，那就是風。一年四季我們都可以看到它的身影，在它心情好時，會創造出「吹皺一池春水」的詩意，而當它心情惡劣時，它又會毀屋折樹，掀起驚濤駭浪，讓人徒生「茅屋為秋風所破」的哀嘆。

正因為風好動，脾氣又時好時壞，所以它常常會乘人不備，在人放鬆警惕的時候，如睡覺、洗澡、久病體虛時，偷偷侵入體內（所以中醫常將風稱為「賊風」），造成一些小麻煩，如頭疼腦熱、鼻塞流涕、咽癢咳嗽等，這就是我們俗稱的「傷風」。

由於風在外界自由散漫慣了，所以跑到體內後也一樣不安分，它會擾動津液，迫使它外

又是異病同治。

風邪無處不至又變化無常，還有「內風」、「外風」之分，如果有最讓醫生頭痛的致病因素排行榜，風絕對可以排進前三。關於風的詳細介紹可以參見三二〇頁。

泄，於是就造成了一邊發熱惡寒、一邊汗出不止的狀況，中醫將風的這一特性概括為兩個字：開泄。

風性開泄這個特性很重要，為什麼？因為利用它，我們就可以區分出侵襲人體的邪氣的性質。

前面我們講過，寒邪侵襲人體表層（中醫稱之為「傷寒」，和西醫傳染病裡的「傷寒」是兩碼事）也會出現發熱惡寒、頭痛、骨節疼痛、鼻塞流涕等類似的症狀，粗一看，和「傷風」沒什麼不同，但要是仔細一研究，哎，它們之間還真有差異，那就是出汗。

由於寒的特性是凝滯、收斂，所以它會使汗孔閉塞、津液的蒸騰作用減弱，從而出現無汗或少汗的症狀。而風的特性是開泄，所以它會使汗孔張開、津液外泄而導致多汗。這樣，兩種症狀相似卻又性質不同的疾病，通過問汗就很容易區分開來，這就是問的威力所在！

很多人看到西醫有那麼多先進的儀器，有那麼多時髦的名詞（分子、基因、ＤＮＡ），就會盲目崇拜和信任。而中醫「折騰」了幾千年，仍然只還是望、聞、問、切這一套，也沒見搞出新花樣來。於是很多人就覺得中醫落後了，跟不上時代的發展，也不管自己有沒有理解和認識中醫的內涵，便開始加入到反對、詆毀中醫的陣營中去，這是非常可悲的。

從傷風與傷寒的辨析中，我們可以看到，中醫對待疾病的態度是極其認真和細緻的，細緻到不放過任何的蛛絲馬跡，不放過任何的細微症狀，這樣做的目的只有一個，從細微處尋找致病的「真凶」，並最終將其「繩之以法」，還患者一個健康的體魄。

看著「汗」的堡壘被攻破了，嘴不免有些洋洋自得，頗有些「誰敢橫刀立馬，唯我嘴大將軍」的氣勢。我說嘴巴同學，先別得意，雖然在前面的戰鬥中你戰功顯赫，但革命尚未成功，同志仍須努力啊，下一個進攻目標：問頭。

問頭

十問歌裡是「三問頭身四問便」。問身，主要是問身痛的性質與部位。不同原因造成的身痛，其疼痛性質也會有差別，如氣滯表現為脹痛、血瘀表現為刺痛。根據身痛的不同部位，我們可以判斷疾病所在經絡，如痛在身側、脅肋的屬少陽經，痛在項、腰、大腿後側、小腿外側屬太陽經，從而送擇不同的引經藥來增強療效。但總體上，問身的特殊性不是很鮮明，我們這裡主要來看問頭。

頭是人體耗血耗氧量最大的「場所」，所以通過問頭，我們就可以深入瞭解供血系統的運轉情況，如血液量、血壓、血管的通暢度等。頭部最常見的症狀就是頭暈和頭痛。

一、頭暈

1. 頭部供血不足

頭部供血不足時會導致頭暈，而供血不足主要和以下幾個方面有關：

(1) 血壓低

在前面講高血壓的時候，我做過一個比喻：頭部就好比是頂樓住戶，而血壓就像是自來水的水壓，如果壓力不夠，家裡就會斷水（缺血），所以血壓低是導致頭暈的最常見因素。

血壓低又是如何產生的呢？前面也已經給過答案：陽虛。在陽虛的狀態下，人體能量匱乏，沒有足夠的動力來推動血液迴圈，也沒有足夠的能量來維持血管的張力，這就造成了低血壓。所以，血壓低引起的頭暈，常常會伴有畏寒怕冷、神疲乏力、精神不振、聲低懶言等陽虛的特徵。

⑵血管的阻力增大

如血管狹窄、血管硬化都可以使血管阻力增大，導致腦部供血減少而產生頭暈。這種頭暈，多見於老年人。

⑶血液黏滯度增高

血液中的黏稠物質增多（如高血脂患者），導致血流瘀滯而不暢通，這也同樣會導致頭部供血減少，造成頭暈。這種頭暈，多伴有頭重頭沉、心胸憋悶、形體肥胖等症狀。

⑷血液虧損

因全身血液虧少，所以大腦得到的血液供應也相應減少，從而導致頭暈。多見於貧血、大出血或久病體虛者，常常伴有面色蒼白、唇甲淡白、心悸心慌、毛髮枯黃、肌膚黃而粗糙等貧血的症狀。

2.頭部供血過度

以上講了頭部供血不足引起的頭暈，相反，頭部供血過度也會造成頭暈。

中國有句古話「過猶不及」，這句話用在人身上也同樣適用。好比吃飯，吃不飽，人就沒力氣做事，可是吃太飽，又會傷胃，造成胃脘飽脹、噁心想吐等症狀。再比如，維生素是人體必需的物質，但如果過量服用，那又會導致中毒。所以，對人體來講，任何物質的供給，恰到好處才會有益於身體，血液供應也是如此。

當頭部供血不夠時，大腦會因缺血缺氧而頭暈，可是當頭部供血過度時，大腦又會因為充血而無法正常工作，因此也會產生頭暈感。那如何鑒別呢？當然還是要靠問。頭部過度充血而造成的頭暈，往往具有頭脹頭痛、面如醉酒色、頭重腳輕（頭部血管過度充盈、膨脹導致）等症狀。

二、頭痛

為了不至於還沒看完就頭痛，我先來講個故事調節一下氣氛。

從前有個書生，肚子裡沒多少墨水，卻總認為自己很有學問，文章寫得很棒。有次寫了一篇自以為非常精彩的文章，左讀右讀，正讀倒讀，都覺得無刺可挑，得意之下大筆一揮，寫下四字批語：字字痛切。寫完，覺得還不過癮，「獨樂樂不如眾樂樂」，如此「妙文」怎麼能不找人分享一下呢？

於是就拿了文章去給先生（老師）看，希望能得到先生的贊許和誇獎。先生看完後，笑

刨根問底是一個合格中醫師的必備技能。

而不語，提起筆來把書生「字字痛切」的評語中的「切」塗去，然後揚長而去。

書生琢磨了半天，覺得「字字痛」和「字字痛切」也沒什麼大區別啊，先生肯定也是誇我文章寫得好，於是就歡天喜地回家了。到家裡，妻子問：什麼事這麼高興？書生說：今天先生表揚我的文章寫得好。妻子又問：先生是怎樣表揚你的呢？書生說：先生說我的文章寫得字字痛。妻子一聽，笑得腰都直不起來，說：先生批評你文章寫得不好，你卻還洋洋自得，真不知道你平時都在做什麼學問！書生大惑不解，問：此話怎講？妻子說：不通則痛，痛則不通，先生是在說你的文章狗屁不通啊！書生這才恍然大悟，頓時滿臉羞愧。

笑過之後，我們來講「不通則痛，痛則不通」這八個字。中醫認為，任何疼痛的發生，都是由於氣血瘀滯不通，頭痛自然也是如此。當然，氣血瘀滯不通，這只是結果，細究下去，它還有各種不同的原因，這就需要我們通過詳細詢問來進行識別和區分。

1.氣滯頭痛

什麼叫氣滯呢？氣在體內不能順暢地流動，這就叫氣滯。氣不能順暢流動，就只能往外周膨脹（就像給氣球打氣），所以氣滯頭痛的最大特點就是以「脹痛」為主。

造成氣滯的最常見因素就是情緒。

大家都有這樣的體會，人在心情不好時常會覺得胸口堵堵的，吃不下飯，這就是氣流通受阻的一種表現。中醫認為，當人的情緒處於抑鬱、緊張、憤怒的時候，體內就會發生氣滯（中醫術語：「肝氣鬱結」），如果氣滯發生在頭部，那就會導致頭部脹痛（暴怒後常會出

不僅頭痛，身體其他部位的疼痛也常常是這些因素造成的。問清楚疼痛的性質，就能利用合理的分析，推斷出疾病的「真凶」。

看來略懂中醫知識的好處不止在養生保健。

現頭部脹痛就是這個道理）。

2.血瘀頭痛

血流瘀滯，不能通暢地在血管中運行，這就叫血瘀。血瘀頭痛的特點是疼痛固定不移，多呈針刺樣痛，夜間或遇寒後疼痛加重。多由外傷、受寒、血液迴圈動力不足（陽虛）等因素引起。

3.精血虧損頭痛

年老體衰或久病重病之後，體內精血虧耗，不能滋養頭部，也會導致頭痛。這種頭痛往往以空痛（疼痛之外自覺頭腦空空如也就叫空痛）為主。

4.感邪頭痛

外來的邪氣（如風、寒）侵襲頭部，使頭部氣血運行失暢也會導致頭痛。這種頭痛，常常會伴有惡寒發熱、鼻塞流涕、咽痛咳嗽等感受外邪的症狀。

關於頭，我們就問到這裡。

哎，嘴巴同學，你怎麼開始退縮了？什麼？前面的堡壘中臭氣熏天，你快抵擋不住了？哦，情況我們已經知道了，那不過是「敵人」施放的煙幕彈，企圖讓我們放棄進攻。雖然氣味難聞了點，但敵人不過是紙老虎，所以希望你發揚不怕髒不怕臭的精神，把問進行到底！我們相信，在你的強大攻勢下，「大小便」這個攔路虎根本就擋不住你前進的腳步。

問便

問便，主要就是問大小便情況。大家可千萬別因為它又髒又臭就繞道而行，不然，很多極具價值的資訊就會從我們眼皮底下悄悄溜走。

一、大便

大便是飲食經過人體消化吸收之後，經腸道排泄出來的糟粕物質，所以通過問大便，我們可以瞭解人體的消化功能與大腸的傳導狀態。

最常見的大便異常就是便祕和泄瀉。

1. 便祕

有很多人對便祕存在誤解，認為每天解大便才是正常的，如果中間有一、兩天沒解就是便祕，其實這種觀點是不對的。只有排便困難，甚至大便時需要痛苦掙扎，花上很長時間才能將大便解出，又或者大便乾結，數日不解，腹中脹滿難受的，這才叫便祕。

引起便祕的主要因素歸納起來就三個字：燥、寒、虛。

(1) 燥，指腸道乾燥

在自然界中，如果久旱無雨，大地就會乾裂。在體內，如果缺乏津液的滋潤，那麼腸道就會變得乾澀而不通暢，這樣，糟粕物質就無法順暢地排出體外，造成便祕。

導致體內津液缺乏的因素也有三個：

一是脫水。如水分攝入不足（如長期不能正常飲水者）或丟失太多（如大吐、大瀉之後），都可以使人體津液大量減少。

二是內熱。熱會使水分消耗增加，並且內熱時人體大量出汗又會加重津液損耗。

三是失血。由於血液中含有大量的水分，所以失血的同時必定伴隨大量水分的喪失，造成津液虧損、腸道澀滯不通。

早在東漢時期，張仲景在他的《金匱要略》中就已經提到了這種失血引起的便祕。他說：

新產婦人有三病，一者病痙（破傷風），二者病郁冒（頭暈），三者大便難，何謂也？師曰：新產血虛，多出汗，喜中風，故令病痙；亡血複汗，寒多，故令郁冒；亡津液，胃燥，故大便難。

(2)寒，指感受寒邪

大家回憶一下，寒的特性是什麼呢？對了，是凝滯和收引。

所以當寒邪侵襲胃腸的時候，腸道就會發生痙攣。腸道一痙攣，後果就嚴重了，因為這可是糟粕物質排泄的唯一通道啊，這個通道一堵塞，自然就造成了便祕。

「津血同源」是也！反過來，津液的損耗也會導致血液的損傷，所以《黃帝內經》中有「奪血者無汗，奪汗者無血」的警示，《傷寒論》裡也有「衄家不可發汗」、「亡血家不可發汗」的禁忌。

想不起來就腦補一下寒冷的冬天蜷縮在被窩裡不願起床的場景。

當然，這種由寒而致的便祕還必然會體現出寒的特徵，那就是腹部冷痛、得熱痛減。而且，由於體內並不缺少水分，所以解出的大便並不乾燥。

(3) 虛，指陽氣虛

糟粕物質要順暢排出體外，除了腸道要保持滋潤外，還需要靠腸蠕動來提供動力。腸蠕動的動力又來自哪裡呢？那就是陽氣。當陽氣不足時，細胞活性受到抑制，腸道蠕動減慢，無力將糟粕物質及時排出而導致便祕。

與此同時，由於陽氣不足，所以也必然會出現畏寒怕冷、精神不振、疲勞乏力、胃口不開等臟器功能低下的症狀。

2. 泄瀉

說完便祕，我們再來說一個和便祕完全相反的病症：泄瀉（俗話叫：拉肚子）。

提起拉肚子，想必很多人都有過這樣的痛苦經歷：吃了變質或不乾淨的食物，幾小時後開始腹痛腹瀉，不停地往廁所跑……耽誤正事不說，弄不好還會有很多的難堪。如果拉得厲害，可能好幾天都緩不過勁來。

在小的時候，遇到這種吃壞肚子的情況，大人往往會讓我們吃黃連素，黃連素外面有糖衣，一點也不難吃，而且效果還很好，往往吃上一、兩天，腹痛腹瀉就止住了。但是現在呢？遇到這種情況，大家都習慣上醫院吊點滴，藥物更高檔了（當然錢也必須多花），但效果好像還不如黃連素，這又是為什麼呢？原因就在於兩個字：濕熱。

陽氣就是人體的能量源，就像電池之於遙控器、反應堆之於鋼鐵俠、太陽之於地球。

變質或不潔的食物進入體內後，會腐爛發酵，產生大量的熱，並且蒸騰津液，在胃腸道內形成一個濕熱穢濁的環境。這個濕熱的環境就成了微生物滋生的溫床，各種有害菌在裡面大量繁殖、釋放毒素，整個胃腸系統被搞得「烏煙瘴氣」，這就導致了腹痛腹瀉、噁心嘔吐、大便臭穢難聞等症狀。

所以，本病的關鍵在於胃腸道內的濕熱，而不是細菌。如果光抗菌、殺菌而不著力於消除胃腸內的濕熱，那效果就會大打折扣，這就是黃連素療效優於花錢多的抗生素的道理。

還有，在吊點滴的時候，會有大量液體從靜脈進入體內，這對本來已經濕熱不堪的內環境來說，可謂是雪上加霜，不但無益於病情，反而會使內環境的濕更深重，療效不好也在情理之中了。

這是急性的泄瀉，還有一種慢性的泄瀉，表現為大便次數多、稀溏不成形，甚至夾有未消化的食物（完穀不化），並兼有胃口差（中醫術語：納呆）、精神不振、疲勞乏力、畏寒喜暖、一般無腹痛（或隱痛不適）等症狀，這種泄瀉的病因多為陽虛。

二、小便

問完大便，接著問小便。小便的生成、排泄主要由腎臟、膀胱來完成，所以問小便我們可以獲取這兩大臟器的資訊。

尿頻、尿急、尿痛並伴有小便灼熱、黃赤、渾濁的，意味著膀胱有濕熱。

夜尿頻多，或小便無力，淋瀝不盡，甚至點滴不出（中醫術語：癃閉），伴有腰膝痠軟、畏寒乏力、精神不振、頭暈心悸的，是腎陽虛（關於腎的概念以後會講）所導致。

小便中夾雜泥砂樣物質，或小便癃閉伴腰脅絞痛的，往往表明尿路（包括腎、輸尿管、膀胱）存在結石。

以上就是有關二便的大致情況。

嘴巴同學，恭喜你又攻克了前進道路上一個關鍵的堡壘，現在「敵軍」的主力部隊已經被消滅，最後的勝利已經唾手可得，那就一鼓作氣，成就問診大業吧。

最後的「戰鬥」

「十問歌」指示的八大堡壘還剩下四個：問飲食、問胸、問耳、問渴。相比前面的四大堡壘而言，它們相對簡單，防守薄弱，所以，我們只要較少的「兵力」就能完成「戰鬥」。

嘴巴同學已經迫不及待要衝鋒陷陣了，就讓我們欣賞它最後一戰的風采吧！

最後一戰將分別在四個戰場展開。

第一戰場：問飲食

在前面的章節中，我曾經用過這樣一個比喻：飲食的消化，就好比是把一鍋生米煮成熟飯的過程。胃就是盛米的鍋，而人體的陽氣則相當於灶頭裡的火，生米能否煮成熟飯，關鍵就在於火力的大小。如果火力不足，那飯就煮不熟；而如果火力太旺，那飯又會燒焦。所以，人體內環境中熱量（陽氣）的多少是影響消化的最重要因素。

比如，食欲過於旺盛，時時感到饑餓或進食不久即餓（中醫術語：消食易饑），同時伴有急躁易怒、畏熱多汗、口渴喜冷飲等症狀者，多是胃中陽氣過旺（胃火）所致；而如果食欲不振，不知饑餓，吃東西後感覺食物停留在胃中難以消化，胃脘飽脹不舒，大便完穀不化，則又往往是陽氣不足（陽虛）所致。

第二戰場：問胸

胸部是肺和心臟的「居住」場所，所以問胸可以瞭解到心、肺的健康狀態。

胸悶，伴乏力頭暈、氣短心悸、語聲低微的，多為陽氣不足所致。

胸口脹悶，常常嘆氣，嘆氣後胸口舒緩的，多為情緒抑鬱（肝氣鬱結）所致。

胸口憋悶疼痛，甚至冷汗淋漓、四肢厥冷（從四肢末端向上發冷，稱厥冷，也叫逆冷）、嘴唇發青者，是心脈淤塞不通的表現，中醫稱此為「胸痹」（痹，是閉塞不通的意思，胸痹相當於西醫的心絞痛、心肌梗死）。

如果咳嗽而伴有胸痛，常常是胸腔積液的表現，中醫稱「懸飲」。

第三戰場：問耳

耳部的症狀主要有耳鳴、耳聾兩種。

耳中自覺有聲，如蟬鳴、如響雷或如火車的隆隆聲，就叫耳鳴。中醫認為，肝的經絡從耳部經過，所以耳鳴的發生常常和肝存在一定聯繫，具體來說，又有熱（功能亢進）與虛（功能不足）兩種情況：

耳鳴，伴有口苦、脅痛、急躁易怒的，是肝經陽氣過旺（中醫術語：肝陽上亢或肝火上炎）所致。

耳鳴，伴頭暈乏力、腰膝痠軟、小便頻數、畏寒喜暖的，是肝腎陽氣不足所致。

耳聾，有突發性耳聾和漸進性耳聾兩種。

突發性耳聾多由肝氣鬱結（起病前常常有暴怒、情緒抑鬱等情況）或感受寒邪所引起。

漸進性耳聾多由年老體衰、腎精枯竭所導致。

附：現代中醫耳鼻喉科的奠基人乾祖望教授對耳鳴的熱與虛有以下鑒別方法，這裡摘錄供大家參考：

在外來噪音下，耳鳴加重，甚至出現煩躁不安的，多為實症耳鳴（熱）；在外來噪音下，耳鳴被外界噪音淹沒，鳴聲減輕，甚至消失的，為虛症耳鳴（虛）。

第四戰場：問渴

很多中醫會簡單地把口渴和體內水分虧少（陰虛）聯繫起來，事實上這是不對的。口渴的成因是多種多樣的，我們需要根據口渴的特徵來細細辨別，最終得出正確的結論。

口渴喜冷飲，飲後口渴感可以減輕或緩解的，伴有大汗、煩躁或有高熱的，證明內環境有熱。

口渴喜熱飲，飲後渴仍不解或越飲越渴，夜間口渴加重，白天減輕的，這是內環境過寒造成的。原因就在於「天寒地凍」，水液凝滯不通，不能發揮滋潤作用。

感覺口渴，但只是喜歡將水含在嘴裡而不想咽下去的（但欲漱口不欲咽），這又是體內有瘀血的象徵。原因是，血流瘀滯勢必牽連水液，使其無法流通全身並起到滋潤作用，所以會產生口渴感。這就好比河道淤塞，那麼下游的土地就無法獲得河水的灌溉而乾裂。但這種乾燥並不是由體內缺水所導致，所以大腦又會發出指令，抵制喝入多量的水，於是就產生了「但欲漱口不欲咽」的特殊症狀。

戰鬥結束。

這場問診大戰，嘴巴同學以它堅韌的毅力、優異的忍耐力、細緻的分析力、強大的戰鬥力，攻克八大堡壘，終於取得了最後的勝利。它為自己正了名，也和眼睛、鼻子、耳朵一起成為中醫診病中不可或缺的戰鬥英雄！它的功績沒有誰可以磨滅，它的貢獻會讓我們所有人都牢記！

最後，讓我們來聽聽嘴巴同學在經歷這場艱苦卓絕的「戰爭」後的感言：

感謝中醫給了我一個證明自己的機會。通過「問病」這場戰鬥，我認識到了中醫的強大，這種強大不是表現在它的外表，也不是表現在擁有多少先進武器（儀器設備），而是表現在它的「內心」（核心思想）。

哪怕是一個再普通、再平凡的症狀，中醫都會詳加詢問，如口渴要分清喜不喜歡喝水、喜歡喝涼水還是熱水；如疼痛時要分清脹痛、刺痛、冷痛和灼痛；如惡寒發熱時要問清有汗、無汗等等。就是在這些看似無關緊要的問答面前，再狡猾的敵人（疾病）也會原形畢露，最終土崩瓦解，這就是心的力量！心的強大才是真正的強大！

讓我們用熱烈的掌聲歡送嘴巴同學！恭喜它在戰鬥的洗禮中不斷成長，並最終練成了問診絕技！

至此，中醫四大絕技僅剩一項還沒登臺亮相，那就是大家眼中最神祕、最高深的中醫獨門祕技——切脈。

切脈，就需要動手。

問什麼，如何問，體現辨證的水準，關乎施治的成效。

09

該出手時就出手

如果說「問」靠的是嘴上功夫的話，那麼「切」（診脈）就要動手了。當然不是要動手使用武力，而是要和脈搏來個「親密接觸」。別小看了這「一搭手」，這可是中醫診斷疾病的終極絕技——脈診（俗稱「把脈」）。

有人要說了，電視上醫生三個手指一搭，就知道有病沒病、病輕病重。更玄乎的是，用一根絲線，一頭繫在病人的手腕上，一頭捏在醫生手裡，叫什麼「懸絲診脈」，這樣就能識病治病，甚至可以斷人生死……我看這些呀，都是中醫用來糊弄人的把戲。

也有人說了，每次我去看中醫，醫生連脈都不摸一下，就把藥開好了，我問醫生，醫生還說，脈診沒什麼用的，就是裝裝樣子，糊弄糊弄人的。連醫生都這麼說，我想脈診也就是中醫的一個噱頭吧。

長久以來，中醫的脈診一直被一層神祕的面紗所籠罩。所以，在多數人（包括很多中醫的專業人士）眼裡它是不靠譜的，或者說，它只是聾子的耳朵——擺設。事實真的如此嗎？中醫長久以來賴以為生的切脈，真的就是繡花枕頭爛稻草？

我不急著給出答案，先給大家講個故事吧。故事的主人公叫孫一奎（字文垣，別號「生生子」），是明朝嘉靖、萬曆年間著名的醫家），從這個故事中我們也許可以有所收穫。

一個真實的故事

話說這一年中秋，孫一奎和幾個好朋友一起出遊，途中朋友建議去青樓尋歡（現在我們可不提倡），並故作神祕地說：這裡有個李姓的青樓女子很不錯（殊可人意），我們去見識見識如何？

大家一聽，都鼓掌同意，於是便說說笑笑來到當地最有名的風月場所。進門入座後，有人便嚷著要李妓前來陪酒，不一會兒，就過來一個女子，但見眉目含情，身姿婀娜，果然與眾不同。

和大家打過招呼後，李妓便找了座位坐下，坐沒多久就連咳了兩聲。有人就問：怎麼了？是不是著涼感冒了？李妓說：不是感冒，最近經常會咳，每次都只咳一、兩聲，吃了些藥也沒見好，慢慢地習慣了，也不把它當回事了。

這時就有人說了：哎，正好我們這裡有位大名醫，他可是扁鵲再世，沒有他治不好的病，你不妨讓他給你把把脈，肯定能藥到病除。說完就把孫一奎推到李妓面前。

孫一奎仔細地診了脈，又悄聲地問了李妓幾句話，然後若有所思地點了點頭，一言不發。這時酒桌上的朋友開始催促他開方，孫一奎卻搖搖頭說：藥方就不用開了（姑置之），注意休息，多吃點好的就是了。李妓說：我也覺得不會有什麼大病，每天吃藥也是件麻煩事，孫先生說不用吃藥那是最好了。說完，就開始和大夥調情取樂起來。

等鬧盡興了回到客棧，有朋友就問孫一奎：剛才為什麼不給人家開個藥方？即使病不重，服些藥身體也能恢復得快些啊？是不是覺得她是妓女而不願意開方？孫一奎嘆了口氣說：不是我看不起她，而是她已經病入膏肓，我也無能為力啊。

大夥的好奇心被勾起來了，開始七嘴八舌地說起來：那女子看不出有什麼大病呀？陪了我們一晚上，精神也不錯，怎麼會嚴重到沒藥可治了呢？不就是有幾聲咳嗽嘛，有這麼嚴重？孫先生你是信口開河吧？

孫一奎正色地說：我可不是跟你們開玩笑，就她的脈象來說，真的已經是無藥可救了。剛才我診脈時發現她的脈象極怪：兩寸短澀，兩尺洪滑，關弦。尺脈洪滑，代表著相火（情欲之火）妄動，這種脈象如果出現在普通人身上，應該應驗為夢遺，但她是青樓女子，按理不應該有這樣的脈象，這也是我感到奇怪的地方。所以我剛才就悄悄地問她，結果她告訴我，確實有夢遺，有時即使是接過客，有過房事，夜間也會出現夢遺的情況，夢遺後會冷汗淋漓，身體極為疲倦。大家知道，她的職業是妓女，平時無疑會多動欲火，再加上夢遺，這樣就會大量耗損腎精。於是我又問她，月經如何？她回答，月經量極少，每次來僅有一、兩滴而已。這說明了什麼？說明她體內的腎精已經快竭盡了！

我先打斷一下孫一奎的話，大家一定對「腎精」這個詞很有興趣。什麼是「腎精」呢？中醫上管它叫「先天之本」，用通俗的話說，那就是生命的本錢。錢有什麼用？經典的回答是：錢不是萬能的，但沒有錢是萬萬不能的！這就是錢的作用！

「腎精」就是我們身體的「錢」。腎精充足，器官才能正常運轉，新陳代謝才能正常進行，身體才能健康長壽；如果腎精耗損，就會出現各種疾病，而一旦腎精耗盡，那生命也就走到了盡頭。

但是，在現實生活中，很多時候我們都在不知不覺地揮霍著自己的腎精，熬夜、酗酒、縱欲、操勞……後果呢？自然是損害了自己的立身之本，而最終導致疾病叢生。這個時候再去感嘆「曾經有一個健康的體魄放在我的面前，可是我沒有珍惜」，那已經為時晚矣！

為什麼人的實際壽命和科學家推測出來的理論壽命（一百二十歲）存在很大的差距？我認為關鍵的一點就在於我們對腎精不珍惜，人為加速了腎精的消耗，以致腎精的使用時間被大大縮短，這就導致了生命提前終結。

關於這一點，兩千年前的《黃帝內經》中有一段經典的對話：

（黃帝）乃問於天師曰：「余聞上古之人，春秋皆度百歲，而動作不衰。今時之人，年半百而動作皆衰者，時世異耶？人將失之耶？」

岐伯對曰：「上古之人，其知道者，法於陰陽，和於術數，食飲有節，起居有常，不妄作勞，故能形與神俱，而盡終其天年，度百歲乃去。今時之人不然也，以酒為漿，以妄為常，醉以入房，以欲竭其精，以耗散其真，不知持滿，不時禦神，務快其心，逆於生樂，起居無節，故半百而衰也。」

這段話的意思清晰明瞭，我就不多解釋了。其中心思想就一個：人要健康長壽，必須要懂得節制各種欲望。說得更簡單點，那就是要懂得「藏」。

藏什麼呢？就是藏腎精。為什麼要藏腎精？因為它是人的生存之本！為什麼它是生存之本？道理很簡單，萬物之所以有春生、夏長那一番生機勃勃的景象，就是因為有秋收和冬藏為其提供了堅實的物質基礎和能量儲備。自然如此，人亦如此，僅此而已。

對於數千年前先人的智慧，我是持敬佩態度的，敬是崇敬，高山仰止，心生敬意；佩是佩服，心悅誠服，自嘆不如。他們留給我們的，絕不是像有些學者所說的，是一種原始的、樸素的世界觀、人生觀，而是對自然造化的深刻領悟和總結，雖然至簡至易，卻又有至理存焉！

這一至理，就是《老子》所說的「道」，是天地日月運行之法則，是宇宙萬物演變之規律，也是我們苦苦追求的生命奧祕所在！

很多時候，我會問自己這樣一個問題：古人和今人誰更聰明？不可否認，我們現在擁

不知道，不節欲，難活百歲。

有了強大的科技手段和先進設備，可更多的時候，我們對自然和生命的認識遠遠沒有古人的境界高！我們看到的，是細胞，是分子，是原子，甚至更小的物質，並陷於其中不能自拔，先人們卻用他們獨特的眼光，將整個宇宙、整個天地、整個自然造化的奧祕一覽無遺。你說誰更具智慧？沉心靜思，除了感嘆，剩下的只有心悅誠服的敬意。

好，言歸正傳，已經耽誤孫先生很多時間了，趕緊聽他繼續往下講。

再來說說寸脈。寸脈短澀，意味著肺精受損。剛才我們聽到她的咳嗽，就是肺精受損的徵兆。中醫有句話，叫「肺為水之上源」，意思就是，肺就像是自然界中的高山，高山上的冰雪消融，才能給江河湖海注入源源不斷的水流，因此，只有肺精充足，五臟六腑才能得到足夠的「灌溉」與滋養。現在肺精受損了，高山上的冰雪耗盡了，你們說會怎樣？自然是河道斷流、大地乾裂、莊稼絕收，這對於已經「國庫空虛」（腎精竭）的身體來講，更是雪上加霜。

最後來看關脈。關脈弦，表示肝火亢進。肝在五行中屬木，而現在是秋季，秋在五行中屬金，也就是說，在常人身上，這個季節體內的肝火應該是受到制約（金能克木）的，但她的脈象卻說明肝火仍然在「橫行霸道」，這就會進一步加重人體肺精、腎精的消耗。這就好比一個國家已經處於國庫空虛、各地災荒、糧食歉收的狀況，現在又要出兵打仗，你說這個國家還能不滅亡嗎？所以我斷定她的病已經是無藥可治了，而且熬不過明年的二月（陰曆）。

大夥又問：這又是為什麼呢？孫一奎說：二月春季，在五行中屬木，這是肝火最活躍的季節，對她來說，原先就處於亢進狀態的肝火，到了這個季節就會因為失去制約而變得一發不可收拾，這樣就會耗盡已經極度匱乏的腎精而導致死亡。

孫一奎的預言最後有沒有應驗呢？書上的記載是：「次年二月（李妓）果死。」

中醫脈診的神奇，在這個真實的案例中表現得淋漓盡致。但我們也要看到，這種神奇，是基於中醫理論，結合望、聞、問等其他手段，並配合縝密的推斷而最終獲得的，並非隨心所欲、天馬行空般的「空中樓閣」，說白了，脈診並不玄乎，更不是中醫用來糊弄人的工具，而是中醫在探究疾病過程中創造出來的終極絕技，我稱它為「指端的藝術」。

指端的藝術

一門技藝被稱為藝術，它必須具備如下特點：

第一，它在自身的領域已經登峰造極、出神入化。

第二，它不再是一種枯燥、機械、死板的操作，而成為一種充滿靈性、創造與美感的享受。

第三，技藝，已經不僅僅是技藝，它有了自己的生命力，或者說，它是「活」的。

而脈診就具備了上述三個特點。所以，在我的眼裡，它已經不單單是中醫的一門絕技，而是將人的觸覺發揮到極致的一門藝術，從它誕生的那日起，榮耀與光輝，註定將與之同行！

當然，老天爺不會輕易地把這門「藝術」傳授給人，它存了私心，並設置了障礙：不可言傳，只能意會！

指下的感覺，語言是無法描繪清楚的，你只有通過自己去琢磨、去體會、去思考，並在「求之不得，輾轉反側」的痛苦中反覆實踐，當然還要加上那麼一點點的悟性（這很關鍵哦，沒有悟性，再刻苦，你只能是一個「匠人」，而無法成為「藝術大師」），你才能最終掌握脈診的奧妙，並成為這門藝術的大師級人物。因為，你要做的事，不是一般的難，簡直就是難到了極點，那就是要在三個手指頭下辨別出二十八種脈象！

二十八脈

中醫總結出的二十八種脈象分別是：浮脈、沉脈、數脈、遲脈、滑脈、澀脈、虛脈、實脈、濡脈、弱脈、細脈、弦脈、緊脈、革脈、牢脈、微脈、散脈、芤脈、洪脈、大脈、緩脈、長脈、短脈、動脈、促脈、結脈、代脈和伏脈。

由於這些脈象專業性太強，也不易掌握（這一串名字讀下來就已經讓你頭昏腦脹了吧，更不要說要在指下一一辨別出來了），需要反覆實踐、體會、摸索、思索，浸淫數年方能略有所得，所以我就不一一講述了，而只選擇其中幾種比較常見又易於辨別的脈象來給大家做介紹，有興趣不妨自己摸摸脈搏，體驗一下。

一、浮脈

古書中對浮脈的描述是：輕手即得，如水漂木，舉之有餘，按之不足。

一根漂浮在水面上的木頭，用手輕輕一按就可以感覺到它的存在，也可以感覺水面傳遞過來的浮力，這就叫「舉之有餘」。如果你手下再多用些力呢？木頭沉到水裡了，原先的抵抗力消失了，手下反而覺得空空如也了，這就叫「按之不足」。

原本微妙難言的感覺，古人卻以無上的智慧，用生動而形象的文字表達了出來！不但字句優美，朗朗上口，而且易學易記。什麼叫水準？這就是水準！每讀至此，對古人的景仰之情，便如長江之水滔滔不絕（真心的）！

浮脈意味著什麼呢？主要有兩種情況，一是病在肌表，二是元氣外脫。

肌表可以說是人體最外部的一道防線，這道防線的作用可以概括為四個字，那就是「攘外」、「安內」。

「攘外」是指抵禦外來邪氣（如病毒、細菌、冷熱刺激等）的入侵。當外邪到達肌表時，人體的正氣就會外出抗邪，雙方在肌表部位發生激烈「戰爭」，激盪脈管而形成浮脈。這種浮脈常常浮而有力或浮中帶緊。

此時，正邪力量的對比直接決定著疾病未來的走向。正氣強，那麼疾病就此止步，無法對人體造成更大的傷害；邪氣勝，那麼對不起了，病邪就會得寸進尺，深入人體內部，損害

高！實在是高！

臟腑功能，從而造成嚴重的疾病。

「安內」是指防止人體元氣外泄。正常情況下，肌表就如同一道緻密的圍牆，使人體的有用物質（如氣、血、津液等）可以安守在體內而不無端流失。當久病體虛之時，肌表無法保持原有的緻密性，這時人體的元氣就會洩漏到體外而形成浮脈。

這種情況下的浮脈，往往浮而無力或浮而空虛。並且往往意味著疾病深重、不容樂觀，所以李時珍說「（浮脈）久病逢之卻可驚」。

二、沉脈

沉脈正好和浮脈相反，古人的描述是：如石投水，必及其底，舉之不足，按之有餘。

沉脈多見於兩種情況，一是元氣虧耗，無力鼓動脈管所致，這種沉脈常常沉而無力。另一種情況是邪氣深入於臟腑，人體正氣聚集在體內以抗擊邪氣；或是正氣被邪氣圍困，不能外出到肌表，而形成沉脈。由於元氣並沒有虧耗，所以這種沉脈常沉而有力。

三、遲脈與數脈

遲，就是慢。所以，遲脈是指脈搏跳動過於緩慢的一種脈象。

數，和遲正好相反，是快的意思。所以，數脈是指脈搏跳動過快的一種脈象。

要測量脈搏的快慢，就需要有一個可以隨身攜帶的計時器，但古代沒有鐘錶，中醫又有何高招呢？不用擔心，辦法是人想出來的，先輩們在這裡充分發揮了自己的聰明才智，想

現在許多人只知道《本草綱目》，殊不知李時珍的《瀕湖脈學》在中醫學生中仍是暢銷書。

出了一個絕妙的辦法：用自己的呼吸去測量脈搏跳動的速率。

具體辦法是這樣：先調整自己的呼吸，使呼吸處於一種均勻、平靜、舒緩的狀態。當呼氣時，患者的脈搏跳動兩次（一呼脈再動），當吸氣時，患者的脈搏也跳動兩次（一吸脈亦再動），加上呼吸間的停頓，脈搏再跳動一次，這樣一個呼吸週期，脈搏總共跳動五次（呼吸定息脈五動），這就是正常的脈搏速率（相當於一分鐘六十至九十次）。

如果脈搏速率低於上述標準，一呼脈僅一動，一吸脈也只有一動（每分鐘脈跳小於六十次），這就叫遲脈。

相反地，如果脈搏速率高於上述標準，一呼脈三動，一吸脈也三動（每分鐘脈跳大於九十次），這就叫數脈。

如果脈搏跳動更快，一息（一呼一吸稱一息）脈七動以上（每分鐘脈跳大於一百二十次），則稱為「疾脈」、「駛脈」。

遲脈與數脈表示什麼含義呢？前面我們曾講過，自然界中有一個重要法則：寒能使分子運動變慢、活性降低，而熱則能使分子運動加快、活性增強。所以遲脈多意味著「內寒」，數脈則意味著「內熱」。

如果是數脈且虛浮無力，則是元氣大傷的表現。這其中的機制又是什麼呢？這是因為元氣極度虧損，心臟每次收縮無法給臟器提供足夠的血液，所以只能通過加快心率的方式來增加供血，這就形成了快而無力的數脈。

四、滑脈

其「形象」是：如珠走盤，往來流利。像一粒珍珠，在光滑的盤子中滾動，既圓滑，又流暢，這就是滑脈的特徵。它還有一個我們更為熟悉的名字：喜脈。

現在我們判斷有沒有懷孕，只要拿個試紙，放到尿液中一浸，立馬就可以知曉結果。可在古代，育齡婦女，如果月經過期不至，又出現噁心欲吐、喜食酸物等症狀，中醫郎中是怎麼區別懷孕還是身體有病呢？其中最重要一個法寶就是靠這個滑脈。

為什麼孕婦會出現滑脈呢？這是因為懷孕之後，孕婦不但要給自己，還要給子宮裡的胎兒提供營養，所以她們的氣血會較常人更為旺盛，這就使得脈管充盈、血流順暢，從而形成滑脈。

根據我的臨床實踐和體會，滑脈並不是在懷孕之初就會出現，而往往在懷孕三個月以後才會出現。其中的機制應該是受孕三個月後，胎兒形質初成，母體氣血兩旺而致。一家之言，供大家參考。

這是滑脈的第一層含義：有孕。

滑脈還有第二層含義，那就是表示體內有痰濕或濕熱。這其中的機制又是什麼呢？那是由於體內的水濕充斥於脈管，使得脈管處於充盈狀態，再加上體內熱量過剩，鼓動脈管，從而使脈搏呈現一種圓滑、流暢的特徵。

說到這種滑脈，還有個小故事可講：

我一好友，甚愛飲酒，可謂是一日三餐都不離酒。有一次因B肝大三陽而求治於我，問完病情，診完脈，我對他說：你的病除了吃藥，還需戒酒。他問：為什麼？我說：你的脈象滑數而有力，這是體內濕熱過剩的一種表現，而酒會助長體內濕熱（因為酒富含水分而性熱），所以不利於你的病情，也會影響治療的效果。他說：好，那就聽你的。

於是我給開了清熱利濕的一個方劑（茵陳、生梔子、蒼朮、黃柏、杏仁、生薏仁、白豆蔻、通草、滑石等），服用約兩個月後，各項指標均好轉，肝功能恢復正常，脈象也轉為軟而偏弱。

幾個月後的一天，他打電話跟我說：最近肝功能又不正常了，該怎麼辦？我問：最近是不是喝過酒了？他說：沒有。我說：那你過來我診下脈。診完脈，我笑著對他說：你肯定偷喝酒了，為什麼不敢承認？怕我責怪你啊？他很奇怪，問：你怎麼確定我喝過酒了？我說：你現在的脈象又變得滑而有力，這就是喝過酒的最好證據，而且從脈象的有力程度看，你最近酒還喝得不少。

他說：你太厲害了，連喝過酒都瞞不過你。最近因為工作應酬，沒辦法，是喝了比較多的酒。我說：這也沒什麼，只不過憑脈象做出的一些推斷而已。最後，他邊開玩笑邊感嘆：看來中醫不但能治病，還能測謊。

五、澀脈

澀，和滑剛好相反，是澀滯不暢的意思，古人形容其為「如輕刀刮竹」。

大家有興趣的話不妨親自試驗一下：拿一把小水果刀，用其刀刃在毛竹的青皮上來回刮動，這時就會有一種艱澀、遲滯的感覺傳遞到手裡。而澀脈的感覺就與此類似。毫無疑問，澀脈意味著血液在脈管中流動不暢，是體內有瘀血的象徵。

六、洪脈

狀如洪水，波濤洶湧，這就是洪脈的特徵。

洪脈多由內熱亢盛、心臟收縮過強、脈壓增高所致，多見於高熱（如前文提到的石家莊日本腦炎患者）或新陳代謝亢進類疾病（如甲狀腺亢進）。

七、細脈

脈形細小，如按絲線，這就叫細脈。

細脈多由體內氣血不足，不能充盈脈管所致，主虛證。

八、弱脈

顧名思義，弱脈，就是軟弱無力的脈。多因體內能量不足，心臟搏動無力而致，主陽虛。

九、弦脈

弦脈的特徵是「如按琴弦」、「如按弓弦」。如果沒按過琴弦，吉他弦可能按過，如果你摸到的脈搏和這種感覺類似，那就叫弦脈。

脈搏之所以會呈現「弦」的特徵，多和血管平滑肌緊張度增高有關，更簡單地說，就是血管壁收縮、繃緊所致。那什麼因素會導致血管收縮呢？

現代醫學認為，人體的交感-腎上腺系統是引起血管收縮的一個重要因素，當人處於壓力狀態時（如緊張、焦慮、抑鬱、憤怒、創傷、疼痛、寒冷刺激、失血等），這個交感-腎上腺系統就會被調動起來，並分泌血管緊張素（一種活性物質），使血管產生收縮，通過這種方式來保證重要器官（如心、腦、腎）的血液供應。所以，弦脈的產生，多和交感—腎上腺系統過度活躍有關。

以上我們借用現代醫學知識闡述了弦脈的形成機制，下面再來看中醫的認識。

中醫認為，弦脈主肝氣鬱結（情緒抑鬱不舒暢）、疼痛、寒和瘧疾。如果大家細心的話，不難發現，這四者就是引起交感—腎上腺系統活躍的主要因素！

十、緊脈

古又稱「堅脈」，後因避隋文帝楊堅的諱而改稱緊脈，是指脈形如繃緊的繩索的一種脈象。

緊脈與弦脈類似，也是血管緊張度增高而造成的。但與弦脈相比，緊脈的脈形更為寬大

（前者如按琴弦，而後者如按繩索），而且血管的收縮、緊繃程度也更為嚴重。

緊脈多主寒。前面已經提到，寒的刺激會使人體交感—腎上腺系統活躍並分泌血管緊張素，引起血管收縮；此外，自然規律也告訴我們，寒本身就具有收縮、牽引的特性，所以，當人體受到寒的影響時，血管在雙重因素的影響下會發生更為強烈的收縮，這種收縮體現在脈象上，就是緊脈。

十一、芤脈

芤是蔥的古稱，蔥的特點是「中空」，所以芤脈就是以「中空」為特徵的一種脈象。解釋得更具體點，就是輕按可以摸到脈，重按也可以摸到脈，唯獨用中等力度去按脈搏時卻感到指下空空如也、毫不受力，這就叫「中空」。

這種脈象是由血容量急劇減少，不能充盈血管，而血管卻仍然維持著一定的容積和緊張度所致，常見於急性失血或大吐大瀉導致津液大量丟失等疾病。

十二、結脈與代脈

脈搏跳動緩慢，中間時有停跳，兩次停跳之間間隔的時間不相等，這叫結脈。而脈搏跳動過程中出現有規律性的停跳，停跳間隔時間較長的，則稱為代脈。

結脈和代脈都和心律失常有關，其中結脈多由心房早期收縮引起，而代脈則由心室早期收縮所致，究其根源，又多與陽氣不足有關。

上面講述了十四種最為常見的脈象的形態和含義，通過對它們的深入瞭解，我們可以發現，脈診原來並不神祕，只要有敏銳的觸覺、細緻入微的辨別力以及縝密的推斷能力，那麼就能通過脈搏這個方寸之地，獲取真實而有用的身體內在資訊，而這些資訊無疑是瞭解、判斷疾病的最直接證據。

除了二十八種病脈之外，中醫還總結了人體病危時易出現的脈象，共有七種，稱七絕脈，也稱死脈。

七絕脈

從「絕脈」、「死脈」的名字上就可以看出，這些脈象一旦出現，那就意味著病情危重、命在旦夕（當然，也不是說一定無藥可救，但往往是九死一生了），所以，一旦診到這些脈象，就需要我們格外留意和重視。

一、釜沸脈

釜是煮東西用的鍋子，沸就是沸騰。脈搏像一鍋沸騰的水，浮於皮膚之上，輕手即能摸到，按之無根，脈跳極快，此起彼伏，甚至無法數清次數，這就叫「釜沸脈」。

患者有時對自己的症狀描述得並不清楚，或者有意隱瞞，但脈象不騙人。

二、魚翔脈

脈搏浮在皮膚表面，頭部固定而尾部搖擺不定，就像魚在水中游動一樣，這就叫魚翔脈。

三、蝦游脈

蝦在水中游動有一個特點，它能產生一種彈跳，因此，蝦游脈是指脈在皮膚，如蝦游水，時而跳躍指下，並伴有躁動不安的跡象的一種脈象。

四、屋漏脈

脈如破屋漏雨，一滴滴下，良久再來一滴，脈跳極慢而無力，許久才搏動一下，這就叫屋漏脈。

五、雀啄脈

脈如麻雀啄食，一會兒急來三、五下，一會兒又停止不來，脈跳極不規則，稱雀啄脈。

六、解索脈

脈搏跳動一會兒快，一會兒慢，時密時疏，散亂無序，就像是解亂繩一樣，所以叫解索脈。

七、彈石脈

脈位較沉，脈象極硬，辟辟彈指，就像是按在堅硬的岩石之上，毫無柔和軟緩的跡象，這種脈象稱為彈石脈。

七絕脈雖然形態各異，但它們所代表的含義只有一個：生命垂危。

從二十八脈到七絕脈，我們可以看到，每種脈象的命名形象又貼切，原本說不清道不明的指感，在這些文字的描述下，竟然變得觸手可及、如見其形，對於先人，我們還能說什麼？反正除了佩服，剩下的還是佩服！

大致瞭解了各種脈象所代表的含義後，我們再來簡單談談診脈的方法，中醫上稱「三部九候」法。

三部九候

以橈骨莖突（手腕橈側可以摸到的骨性突起）為標準，把摸到的橈動脈分為三個部分，橈骨莖突處稱為「關」，關前稱為「寸」，關後稱為「尺」，這就叫「三部」。

在診脈時，醫生分別用食、中、環三個手指來診察這三部的脈象（食指診察寸部，中指診察關部，無名指診察尺部）。

寸部可以反映人體上焦（胸膈以上，頭面、咽喉等部位）的狀況，對應到臟腑，則左寸代表心，右寸代表肺。

關部可以反映人體中焦（橫膈膜以下、肚臍以上部位）的狀況，對應到臟腑，左關代表肝，右關代表脾胃。

尺部可以反映人體下焦（肚臍以下）的狀況，對應到臟腑，雙尺代表腎與大腸。

食、中、環三個手指在診察各部脈象時，又分別以舉（輕按）、按（重按）、尋（不輕不重）三種力度取脈，其中舉以察表（診察肌膜的功能狀態），按以察裡（診察臟腑的功能狀態），尋以察筋骨、血脈。

因為脈有三部（寸、關、尺），每部又有三候（舉、按、尋），所以稱「三部九候」法。

通過「三部九候」法，中醫實現了對人體內在資訊全方位、立體式的檢查，自上而下，由外至內，無一遺漏！再結合前面所講各種脈象所代表的不同含義，這時我們三根手指所感知到的已經不僅僅是脈搏，而是來自人體的全部資訊！以方寸之地而知曉全身之奧祕，這就是中醫的偉大創造！

脈診，無愧為中醫探索內環境的終極絕技！

經過視覺、聽覺、嗅覺、知覺、觸覺的全方位探測，人體的內環境狀況已經一覽無遺，而疾病也無處遁形！

既然用我們的感官，可以準確感知外環境的變化，那麼，用我們的感官，同樣可以探知內環境的變化！

在很多人迷戀西醫的高科技設備時，我卻在由衷地為中醫而驕傲。因為，它用最簡單的方法實現了對最複雜生命的探索！

還有一種三部九候，又稱「遍診法」，取頭部、上肢、下肢三部診脈，每部又各取上、中、下動脈（如頭部上為兩額動脈，中為兩側耳前動脈，下為兩頰動脈）來體察身體內部資訊。這種診脈法現已基本不用。

更重要的是，它不受時間、空間、場地、人力、物力、財力的限制，只要有需要，隨時隨地可以拿來使用。當西醫因缺乏設備而望病興嘆的時候，中醫依然可以遊刃有餘，濟危救急，拯病人於頃刻！

我給中醫這台「內環境探測儀」總結了兩大優點：對醫生來說，很方便很管用；對病人來說，不折騰。

而這台「探測儀」將成為中醫解密疾病密碼的終極武器！

10

生命的奧祕

生命之所以是生命，就因為它是活的。

它之所以能活，就因為細胞在不斷地運動、變化、更新（新陳代謝）。

那細胞新陳代謝的動力又來自哪裡呢？

更具體地說，從一顆蛋孵出一隻雞，從一顆卵變成一條魚，從一粒種子長成一棵參天大樹，是什麼神祕力量在主導這些變化？

對生命來說，這是一個至關重要的問題。

因為它關乎生命的誕生、發展和衍變。只有弄清楚這個問題，才能真正理解生命的內在規律。

很了不起，早在幾千年前，古人就已經替我們找到了答案，並將它記錄在一本書中。這本書叫《黃帝內經·素問》。

問題的答案只有八個字：陽生陰長，陽殺陰藏。

很多人一看到陰啊陽啊的，就會覺得一個頭兩個大，原因就在於這些文字離我們年代久遠，已經成了故紙堆裡的「老古董」，所以在閱讀時難免會產生隔閡。如果我們能掃除文字障礙，真正讀懂它所表述的意思，我敢保證，你一定會對它刮目相看。

現在我先來解釋一下這句話中的幾個關鍵字：「陽」，就是指陽氣，也可以說是火，是熱能。

「陰」指的是什麼呢？古人早就預料到後人可能會對這個「陰」不理解，所以特意在書裡作了注解：陰成形。這樣，意思就明瞭了，「陰」指的就是構成萬物的基本物質（元素）。

最後還有一個字要解釋，那就是「殺」。這裡的「殺」，不是指砍砍殺殺，而是指肅殺，也就是收斂、減少的意思。

所以，整句話連起來的意思就是：陽氣旺盛了（陽生），物質就開始活躍，並產生各種運動、變化，這時，我們看到的現象就是草長鶯飛，百花盛開，萬物甦醒（陰長）。而如果陽氣衰減了（陽殺），那麼物質的運動、變化就會變慢，甚至停止，這時，我們看到的現象

更準確地說，中醫後世歷代名醫的醫學成就和浩如煙海的著作，無不是從這本書上學來的。

就是草木凋零，動物潛藏，千山鳥飛絕，萬徑人蹤滅（陰藏）。

如果再用現代語言包裝一下，那麼，這八個字可以翻譯為：熱能是一切物質運動與變化的原動力。

原來如此！

生命的活力，並非來自生物自身，而是來自天地間的陽氣！

正是天地間的這一點陽氣，成了啟動生命的鑰匙，使原本靜止不動的物質（陰）燃起了生生不息的生命之火！

所以，當我再次讀到《黃帝內經》中「陰陽者，天地之道也，萬物之綱紀，變化之父母，生殺之本始，神明之府也」時，我深深地折服了，這是一個怎樣的發現啊，其高超兮，歷千年而不朽！

陽生陰長

既然「陽生陰長，陽殺陰藏」這八個字適用於一切生命，自然也就適用於人體。不過，對人體的細胞來講，影響其生長與代謝的陽氣（熱能）來自以下兩個方面。

一、外部的陽氣（氣溫的高低）

氣溫高，人體細胞的生長與代謝就活躍；反之，人體細胞的生長代謝就緩慢。

從一天來說，早晨陽氣初生，人開始從睡夢中甦醒，細胞活動開始增強。到正午陽氣旺盛到頂點，人精力體力也達到最佳。午後陽氣逐步衰減，細胞活力下降，人開始產生疲倦感。夜晚陽氣降到低點，細胞活動也降到低點，人進入睡眠狀態。

有些人喜歡在夜晚工作，經常熬夜到深更半夜，這樣的做法其實是很不對的。

因為到了晚上，細胞的本能是要休息了，而你卻還要它加班（對細胞來說，你就是老闆，所以你要加班，它只好老老實實加班），有時為了讓它工作得更賣力，還給它一些興奮劑，如濃茶、咖啡、香菸等。結果，班是加下來了，但代價也是巨大的。什麼代價？當然是加班費（能量）！人體需要比白天多消耗兩、三倍甚至更多的能量，才能保證細胞的加班。長此以往，人體的能量儲備就會逐漸虧空，最後連正常的工資（白天細胞活動所需要的能量）也無法支付。拿不到工資，細胞就會消極怠工（亞健康），甚至罷工（生病）。

有人要說了，我晚上工作，白天休息，把消耗的能量再補回來不就行了嗎？

答案是：不行。

為什麼呢？因為白天即使人在睡覺，可是細胞在外界陽氣的召喚下，它根本沒法安靜下來！細胞在活動，就會消耗能量，就像一部邊充電邊通話的手機，充電的效果大打折扣不說，還會縮短電池的壽命。

所以，從自然規律出發，最健康的作息方式就是：日出而作，日落而息。

為什麼多數長壽的百歲老人都生活在偏遠的山村？我認為，除了那裡空氣清新、食物綠色之外，日出而作、日落而息的生活規律也是極其重要的一點。

因工作需要，有些人須上夜班，他們付出更多，向他們致敬。

再從一年中來說，春天陽氣初生，夏天陽氣旺盛，秋天陽氣衰滅，冬天陽氣潛藏。所以人體細胞的新陳代謝也常常在春夏較快而秋冬則變慢。舉個例子，同樣的傷口，夏天的癒合時間明顯要短於冬天，就是這個道理。

在睡眠上，春夏陽氣較盛，日照時間長，所以可以略晚睡（不超過晚上十一點，也就是子時之前），秋冬則陽氣減弱，日照變短，所以需要早睡。

尤其是冬天，由於陽氣微弱，除了要早睡之外，還要晚起。晚到什麼時候？「必待陽光」。就是說等太陽升起了再起床（陰雨天除外，不然睡到晚上都等不到陽光）。當然，這只是從養生、健康的角度來說，上班族真要這麼做，扣工資、獎金是小事，可能要被炒魷魚了。

這是外部陽氣對人體的影響。

二、是人體內部的陽氣（內環境的溫度）

冷血動物（如龜、蛇等）是完全依賴外界陽氣的，自身並不產熱，所以它們的內環境溫度是隨著氣溫變化而變化的。當外界陽氣嚴重不足的時候（如冬季），內環境的溫度也會隨之下降，於是，細胞的生長、代謝就會接近停滯而進入冬眠狀態。

人就不一樣了，能自身產熱以維持體溫的相對恒定（攝氏三十七度左右），因此，體內細胞的生長與代謝除了受外界氣溫影響，更多的是取決於自身內環境的溫度（基礎體溫）。

內環境溫度較高，則細胞代謝活躍，臟腑功能也就強盛（當然，溫度過高，超過正常

所以啊，冬天賴床不是因為懶，是身體真的有需求。

凡事都是過猶不及哦。

體溫範圍了，那就是發燒了。這時，細胞會因為過度活躍，能量消耗太大反而出現功能下降）。

內環境溫度較低，則細胞代謝緩慢，臟腑功能會因此而衰弱。

因此，升高內環境溫度（用具有溫熱性能的中藥），可以增強臟腑的活動能力；而降低內環境溫度（用具有寒涼性能的中藥），則又能抑制臟腑的活動能力，這給我們治療疾病，帶來了全新的思路和方法。下面舉個例子來看。

【病例一】陳某，徹夜不睡三月餘，服三粒安定都無法入睡，白天也不覺疲乏。也曾尋求中醫治療，但用養心、鎮心、安神等藥物均沒有明顯效果。飲食、大小便都正常。非常怕熱，多汗，夏天即使站在空調出風口下仍然覺得熱而大汗淋漓。經常會渾身發熱，但量體溫卻又正常。口乾，喜歡喝涼水。發病前時常有手足顫抖現象。月經二至三個月一至，痛經明顯，血塊多，色黑。舌體紅，舌面乾燥而有裂紋，舌苔薄少，部分舌面無苔，表面乾而少津。左脈滑，右脈洪滑數。

以上是運用「內環境探測儀」（望、聞、問、切）獲取的疾病資訊。經過匯總、分析之後，我們得到了以下結論：

第一，一般失眠病人由於夜間不能很好入睡，次日都會感覺疲乏，而此患者雖然長時間不能正常睡眠，但白天仍能正常上班工作，並沒有明顯的疲乏倦怠感，這說明患者體內能量充足，所以仍能維持比較旺盛的精力與體力。

第二，怕熱多汗，即使在空調前都汗出不止，這說明內環境溫度過高，需要大量排汗來增加散熱。

第三，口渴多飲，舌面乾裂少苔，這多像烈日炎炎下土地乾裂的景象啊，水分缺失，自然就想喝水解渴。而水分大量流失後，血液變得黏稠，血流不暢以致月經失調。

第四，脈象滑數而洪大，這正是內環境溫度高、心臟收縮力量強、血流速度快的表現。

總結：該患者失眠是由內環境過熱、腦細胞活動亢進所致。

解決方案：給內環境降溫、補水，並略佐以活血。

【處方】生石膏十五公克，知母十公克，甘草十公克，粳米三十公克，半夏十五公克，生地二十公克，赤芍十二公克，當歸十公克，桃仁九公克。五劑。

這個方子大家是不是有似曾相識的感覺？對了，這個方子的主要藥物，就是當年治療日本腦炎時戰功赫赫的「白虎湯」（生石膏、知母、粳米、甘草）。

白虎湯的作用是什麼？就是給內環境降溫補水！用在這裡真是太恰當不過了！

其中，我用了秫米（就是黃色的小米）來代替粳米，它和半夏配合，就是《黃帝內經》中著名的半夏秫米湯，可以起到強大的和胃安神效果。《黃帝內經》形容它的功效只有四個字「覆杯則臥」。意思是，剛把杯中的藥喝完就睡著了。所以，半夏秫米湯用好了、用對了，其效果完全可以讓西醫的安眠藥自愧不如。

此外，我又用了生地、赤芍、當歸、桃仁來涼血活血，改善血液瘀滯的狀況。

【療效】服藥當晚即能正常入睡，五劑中藥服完，一切正常。

用白虎湯治療失眠，可以說未見任何醫籍記載，純粹是我的「奇思妙想」。但這並不是

大家注意哦，不只是傳說中的「宮寒」才會導致瘀血哦，內熱煎熬，血液中水分減少，也一樣會導致瘀血的發生，這個時候，不能溫經活血，而需要涼血活血。

胡思亂想，而是在嚴謹地分析、推導、論證之後獲得的正確方藥。

接著我們再看一個案例。

【病例二】寇某，患心房顫動（簡稱「房顫」）七個月。服心臟用藥「臟得樂錠」（Amiodarone）能控制，但不能停藥，停藥即復發。房顫發作時心慌胸悶，四肢有遊走性刺痛感，但無心區疼痛，易被驚嚇。非常怕冷，講話講多了都會有發冷寒戰的感覺。有明顯的疲乏之感。胃口尚好，但胃脘時有脹氣。大便每日一解，偏乾燥。近一年來小便細長，排尿艱澀，且夜尿頻多。夜間口乾，但不喜飲水，經常咳灰黑色痰。舌淡紅，苔根黃膩。左脈弦而無力、略遲，右脈弦遲無力。

如果我們有心去翻翻西醫治療心律失常（如早期收縮、房顫、心動過速等）的常用藥物（如Amiodarone、Propafenone、Mexiletine、Verapamil Hydrochloride Tablets）說明書，就會發現一個有趣的問題：這些藥物都存在類似的不良反應。什麼不良反應呢？心律失常！用來治療心律失常的藥物，本身就可能導致心律失常?!

有沒有搞錯？沒錯，就是這樣。

對於這樣的現狀，西醫也是有苦衷的：不是我不小心，只是這病實在難治；不是我故意，只因實在沒有更好的主意。

心臟節律不正常，那只有用藥物去干擾，改變心臟現有的節律，這個過程難免會造成新的心率異常。所謂「亂世須用重典，矯枉難免過正」，你說我容易嗎？

這個解釋似乎很有道理，但只是似乎。

哪裡不對呢？我們先溫習一個前面曾探討過的問題：一鍋水，溫度升高了，水開始沸騰，我們怎樣才能持久、有效地把水溫降下？是往鍋子裡加冷水還是把鍋子外的火滅了？

正確答案：滅火。

用藥物強行改變心臟節律，這顯然是一種加水而不是滅火的方法。因此，效果不好是肯定的，有不良反應是正常的，而想要徹底解決問題，治癒心律失常，那是基本沒可能的。

要想真正從源頭上根治心律失常，我們就不能把眼光局限在「鍋子裡的水」，而是要找到「鍋子外的火」。火一滅，水自冷，這才是解決問題的正道。

那引起心律失常的那把「火」是什麼呢？為了直觀起見，我還是用比喻來回答。

汽車發動機要保持有節律地運轉，靠什麼？噴油和點火。如果這兩個環節出了問題，那發動機就無法正常工作。心臟的情況也大致如此。當然，心臟搏動需要的能源不是汽油，也不是柴油，而是「精血」。

「血」，我們都很熟悉，不需要多做解釋，那「精」是什麼呢？

「精」，指的是生命的原始物質。

一粒種子可以長成參天大樹，種子中的物質，就是「精」；受過精的雞蛋可以孵化成小雞，雞蛋裡的物質也是「精」。所以「精」其實就是濃縮在生命初始狀態（如種子、受精卵等）中的精華物質（有句話這麼說，叫濃縮的都是精華），它的多少直接決定了生命的品質和長短。

對人體來說，「精」的多少主要和三個因素有關：

(1)先天因素

父母體質強壯，那麼受精卵中來自父母的精華物質就多，出生後體內的「精」也就充足。

(2)後天因素

勞累、熬夜、房事過度等都會使「精」的消耗加快、使用年限縮短。

(3)年齡因素

隨著年齡的增長，「精」會不斷消耗而減少，直至耗盡（死亡）。

人體的「精」藏在哪裡呢？

腎。

當然，這個腎，並不是西醫解剖學上的腎臟，而是中醫藏象學說中的五藏（心、肝、脾、肺、腎）之一。

因為人體出生後所有生命活動的原始物質和能量，都儲藏在腎裡，所以腎又被譽為「先天之本」。其中物質部分稱為「腎陰」，能量部分稱為「腎陽」，合稱「腎精」。

就這樣，腎陰提供物質，腎陽提供能量，它們相互作用，就可以推動人體不斷新陳代謝、生長發育，這一過程在女子二十八歲、男子三十二歲左右時到達頂峰。所以，人體骨骼的發育、生長，生殖系統的發育成熟，都取決於腎精的充足程度。

之後，由於腎陰、腎陽的不斷衰減而漸漸開始走下坡路，當腎精耗盡，油盡燈枯，人的

《黃帝內經》有云：「（女子）四七，筋骨堅，髮長極，身體盛壯……（男子）四八，筋骨隆盛，肌肉滿壯……」幾千年前的論述，現在依然正確。

生命也就走到了終點。

中醫這一關於腎精的理論，可以解決很多西醫迄今尚無法很好解決的醫學難題。如骨折後不癒合、小兒生長發育遲緩、女性不孕症等。

【病例三】丁某，女，二十三歲。右尺骨骨折，西醫切開復位內固定術後三月餘，骨折端無骨痂生長，斷端清晰，診斷為骨不癒合，建議植骨治療。患者因懼怕再次手術，且術後效果無保證，所以轉求中醫治療。平素胃口較差，大便常不成形，畏寒怕冷，四肢不溫，無頭暈頭痛，無胸悶心悸，睡眠尚可，易感覺疲勞。月經量少，腰易痠痛，面色偏白。舌苔淡白，脈象細弱。

我診斷為腎精不足，導致骨骼生長障礙。

解決辦法：補腎填精。

【處方】熟地二十四公克，山茱萸十八公克，淮山藥十八公克，澤瀉九公克，丹皮九公克，茯苓十五公克，附子九公克，肉桂五公克，枸杞九公克，杜仲九公克，川斷九公克，煅自然銅二十公克，雞內金九公克。

這個方子前八味藥就是張仲景著名的「金匱腎氣丸」的配方。其中，熟地、山茱萸、淮山藥補腎陰，附子、肉桂補腎陽，再加上澤瀉、丹皮、茯苓瀉濕濁、活血脈，可以最大限度地補充腎精，並推動人體的新陳代謝。

「金匱腎氣丸」去掉附子、肉桂兩味補腎陽的藥物，就成了另一個著名的中成藥——「六味地黃丸」（見於宋朝錢乙的《小兒藥證直訣》，相信很多人，尤其是男士，還時不時買來給自己補一補），主要用於腎陰不足而引起的腰膝痠軟、夜尿頻多、性功能低下等症。但有一點得注意，千萬不能自己看看有上面症狀就買來吃，而是要經過中醫望、聞、問、切確定為腎陰不足者，方可放心服用。

我在臨床上經常遇到男性患者因為腰痠而自行買六味地黃丸吃，要命的是，這些患者中真正屬於腎陰虛的其實比例很低，多數是下焦濕熱（脈象滑而有力，舌苔黃膩）所致，如果盲目服用，不但對病情無益，反而會加重病情，損害身體健康。

【療效】此方加減服用一個月，複查X光片，發現骨折線已模糊，繼續服一月，痊癒。

好，現在我們繼續回到原來的話題。

能源（精血）具備了，要讓心臟動起來，還要再點一把「火」。

種子要發芽，需要陽光的照耀；雞蛋要孵化，需要母雞的體溫；心臟要跳動起來，自然也需要有一把「火」。因為只有通過「火」的「引爆」，精血裡儲備的能量才能釋放出來，並轉化為源源不斷的動能，使心臟產生有節律的舒縮活動。

這把「火」從哪裡來呢？就是我們前面講到的人體內部的陽氣（內環境的溫度）！

所以，心臟這台發動機要正常運轉，離不開兩方面的保障：

第一，要有充足的精血；

第二，內環境要有足夠的溫度。

一旦這兩者中有一方面出問題，就會影響心臟有節律的自主搏動，從而導致心律失常。

而這也正是心律失常的本質所在，是我們需要滅的「鍋子外的火」！

不能半懂不懂自己亂抓藥吃。

「滅火」的辦法古人也早已替我們想好：脈結代，心動悸，炙甘草湯主之。意思就是：凡心律失常者，吃炙甘草湯就可以搞定。西醫都搞不定的病中醫能搞定？炙甘草湯又是何許「神方」呢？

炙甘草湯，見於東漢張仲景的《傷寒論》。其藥物組成是：炙甘草、桂枝、生薑、人參、麥冬、生地黃、阿膠、大棗、麻子仁。

對它很陌生？沒關係，有一個藥你可能會熟悉——黃芪生脈飲。

相信很多心血管疾病的患者都吃過這個藥，而黃芪生脈飲正是從炙甘草湯演化而來的。要論輩分，炙甘草湯是「爺爺」，而黃芪生脈飲只能算「孫子」。

雖然是「爺爺級」的，但論療效，炙甘草湯和「兒孫輩」的黃芪生脈飲、復脈湯等比起來，是有過之而無不及。因為在它的配方裡，有「兒孫」們不具備（或者說不完全具備）的兩大克病制勝的法寶。

法寶一，溫陽氣。完成這一任務的四員大將：炙甘草、桂枝、生薑、人參。

法寶二，益精血。完成這一任務的五員大將：麥冬、生地黃、阿膠、大棗、麻子仁。

這兩大法寶的威力在哪裡？

簡單地說就四個字：加油、點火（給心臟）。油足火旺，心臟搏動想不正常都難啊。

西醫花了很大代價都搞不定的問題，中醫就這樣輕而易舉地解決了。

好，現在再回過頭探討那個房顫病例。

經過望、聞、問、切，患者的症狀基本可以歸納為以下幾點：

《傷寒論》被譽為「方書之祖」，書中記載的處方大多數延用至今，臨床效果堪稱神奇，後世諸多方劑皆由此書中的方劑演化而來。

第一點，心臟搏動異常（心慌胸悶，易受驚嚇）。
第二點，內環境熱能不足（畏寒怕冷，多說話後會發冷，脈弦遲無力）。
第三點，臟腑功能低下（胃脘脹，夜尿頻多，乏力）。
第四點，水分運輸、代謝障礙（夜間口乾，咳灰黑色痰，排尿不暢，舌苔黃膩）。
總結：該房顫是由內環境過冷，心臟「點火系統」故障所致。
解決方案：給內環境加溫，並佐以化痰通絡。

【處方】炙甘草十五公克，桂枝十公克，生薑六公克，生曬參九公克，附子六公克，全瓜蔞十五公克，半夏九公克，橘絡三公克，石菖蒲六公克。七劑。並停用臟得樂錠。

此方以炙甘草湯中溫陽氣的藥物（炙甘草、人參、桂枝、生薑）為主，增加了給內環境升溫最厲害的附子（後面會詳細講），以提升對心臟的「點火」效果。另外，全瓜蔞、半夏化痰，橘絡疏通經絡，石菖蒲化濕，並能引藥入心。

【療效】此方為主，根據症狀變化略行加減，總共治療一個多月，房顫消失，停藥後未見復發。

事實上，不單是心臟，人體各個器官的工作狀態、工作能力以及工作效率都取決於內環境陽氣的旺盛程度，有陽氣，臟腑生；無陽氣，臟腑亡！

對萬物來說，有什麼比太陽更珍貴的？沒有！

對人體來說，還有什麼比陽氣更重要的？同樣沒有！

所以，《黃帝內經》說了這樣一句話：人體的陽氣啊，就像天上的太陽一樣珍貴，如果沒有了它的照耀，生命就籠罩上死亡的陰影，不再有生機，也不再有活力，等待我們的，將會是生命的枯萎和凋謝（陽氣者若天與日，失其所，則折壽而不彰）！

這就是古人探究生命奧祕後最終得出的結論。簡單嗎？簡單。

在很多時候，真理就是這麼簡單。簡單的，未必就是落後。複雜的，未必就是先進。宇宙如此，人也如此。

把簡單的事情複雜化，那是庸人自擾。

把複雜的問題簡單化，那需要無上的智慧！

到了明朝，一個儒醫領悟了這一點，他發出了這樣的感嘆：「天之大寶，只此一丸紅日；人之大寶，只此一息真陽。」這個儒醫名叫：張景嶽。

儘管他被後世很多醫家攻擊、批駁，但我是讚賞他的，因為從他的感嘆中，我知道，他已經知曉了生命的奧祕。

到了清朝，也有一個四川醫生領悟了這一點，他在書中記下了自己的心得：所有五臟六腑，九竅百脈，周身軀殼，俱是天地造成，自然之理。但有形之軀殼，皆是一團死機，全賴這一團真氣（陽氣）運用於中，而死機遂轉成生機。

這個醫生的名字叫鄭壽全（字欽安）。不久之後，一個新的中醫門派出現了，它被後人稱為：火神派。

11

火神派

創始人：鄭壽全。

江湖外號：薑附先生。

傳人：盧鑄之、盧永定、祝味菊、吳佩衡、范仲林、田八味等。後世宗其法、學其術者更是不勝枚舉。

創派宗旨：生命以陽為本，治病扶陽為先。

傳世著作：《醫法圓通》、《傷寒恆論》、《醫理真傳》。

獨門絕技：擅長使用大辛大熱之藥（尤其是附子）治病。其對附子的使用，用量之大，使用之廣，癒病之奇，已到出神入化、爐火純青的地步，故被稱為「火神派」。

成名祕訣：該出手時就出手。據不完全統計，火神派用薑、附子等熱藥所治的病症遍及內、外、婦、兒各個門類，有百餘種之多。即便是大出血、咽喉腫痛、高熱昏迷等常人認為是「上火」的疾病，火神派在仔細辨證的基礎上，依然敢於大劑量使用附子，療效斐然，令世人瞠目。

主要事蹟：鄭壽全用附子治癒鼓脹（肝腹水），祝味菊用附子治癒高熱心衰，吳佩衡用附子治癒痲疹險證等等，皆是火神派的傳世之作。

心得總結：別看我用的藥是熱的，可是我的心是「冷」的，我時刻都需要保持冷靜（大家注意，這是火神派「非正常」使用熱藥的一個前提，而不是頭腦發熱，為了標新立異而胡亂用藥）。

因為疾病太狡猾了，常常變化多端（病情變化，非一端能盡），只有讓自己冷靜下來，才能抓住它的本質。

對於疾病，我還只能說是略懂。但我發現了一個祕密，那就是：一切疾病，不論症狀如何複雜多變，它的本質永遠只有兩種——寒或者熱（千變萬化，不越陰陽兩法）。而寒證又占了其中的絕大多數，這就是我大劑量大範圍使用薑、附子等熱藥來治病的原因（予非專用薑附者也，只因病當服此）。

歷史影響：火神派的出現，打破了清朝以來溫病學派一統江湖的格局，讓我們在世俗醫生不究病理、妄用寒涼、按病套方的「黑暗」中看到了一絲曙光。它提出的「洞明陰陽之理」、「認證只分陰陽」的疾病觀，是對生命真諦的感悟和詮釋，雖然是星星之火，但必然會成燎原之勢！

更重要的是，火神派給一味藥平了反，並委以重任，讓它擔任了拯危救困的要職。而這味藥也沒有辜負他們的期望，屢屢挽大廈於將傾，救生命於垂危，成為火神派克病制勝不可或缺的祕密武器。

這味藥叫：附子。

附子的前世與今生

我們先來看一份附子的檔案。

出生地：四川。

別名：黑附片、淡附片、製附子。

個性：氣味辛溫，有大毒。

特長：治風寒咳逆，邪氣，溫中，金瘡，破症堅、積聚、血瘕，寒濕痿躄，拘攣，膝痛，不能行步（《神農本草經》）。

簡歷：東漢至唐朝年間，附子身居要職，屢被重用，屢建奇功。由於在治療元氣渙散、生命垂危（亡陽證）方面無出其右者，所以人稱「回陽救逆第一要藥」，並因此而成為醫聖張仲景遣方用藥時的一員「愛將」。

代表方有：四逆湯、真武湯、黃土湯等。

宋金元時期，江湖混亂，四派（寒涼派、滋陰派、攻下派、補土派）割據、各行其道，附子因個性強硬（大辛大熱），不願趨炎附勢（從「寒涼派」、「滋陰派」、「攻下派」這些派名上就可以看出，當時多數的醫生是喜歡用寒性藥物來治病的，像附子這樣的大辛大熱之藥，自然不為他們所喜用），所以被「光榮下崗」，從此淡出人們的視線。

清代以後，溫病學派開始盛行，舉世以寒涼為珍寶，視溫熱為砒鴆。附子因此被打入冷宮，過起了暗無天日的生活。

晚清時期，火神派異軍突起，附子得以重見天日，重出江湖，再顯英雄本色。但由於派小勢微，未能一統江湖，所以壯志未酬。

現今，附子在多數人眼裡，仍然是「很毒很可怕」的一味藥，醫生不敢用，病人不敢服，藥房不敢配……留給我們的只有一聲嘆息。

這就是附子前世與今生的遭遇。

我在這裡翻出這本陳年老帳的目的只有一個：平反，給附子平反。

要平反，自然需要理由。

理由其實前面已經強調過了：人之大寶，只此一息真陽。欲救真陽者，捨附子其誰?!

既然如此，附子為什麼又會遭人「唾棄」那麼多年呢？首先是因為一句話。

有人要問了，就一句話，能對附子產生這麼大的影響？如果是常人說的話，當然不會，說過聽過，誰也不會把它當回事。可問題就在於說這話的人並不是常人，而是名人，而且是大大的有名。甚至在幾百年後的今天，還能從電視廣告中聽到他的名字。他，就是元朝名醫、金元四大家之一、擁有眾多門人的滋陰派創始人：朱丹溪。

朱大掌門說了這麼一句話：陽常有餘而陰常不足。

言外之意就是，人體的陽氣經常是過剩的，所以我們要儘量避免使用熱藥，否則就是火上澆油。

對附子來說，這是一句「要命」的話。

因為附子不但是熱藥，而且是最熱的藥。而朱專家、朱權威說熱藥要少用，最好不要用，用了會有嚴重後果……結果自然是可想而知。

本來平常普通的一句話，只要是從專家、權威口中講出來，就會有很多人不假思索地全盤接受，並廣而告之，尊為金科玉律，這就是「迷信」（迷信專家）的力量。

附子啊，不是我說你，你要是早有點自我宣傳意識，讓喜歡你、經常重用你的張專家（張仲景）說上幾句諸如「生命以陽為本，補陽我喜歡用附子」之類的話，你哪裡會落到今天的田地？要論級別，張專家比朱專家要高好幾個檔次呢！

當然，這只是客觀原因。

附子遭冷遇，還是有它自身的主觀原因。就是它的個性：氣味辛溫，有大毒。

在舉世喜歡用涼藥的大環境裡，你作為熱藥就已經很落伍了，竟然還有大毒，這不是明擺著不想混嗎？這麼強烈的個性，有哪個醫生還願意冒天下之大不韙來重用你呢？又有哪個病人願意承受中毒的風險來服用你呢？附子啊，沒給你貼上「永世不得錄用」的封條，你就該回家燒高香了！還有什麼好抱怨的?!

附子要是能說話，我想它要說的肯定是：冤枉啊，我比竇娥還冤啊！

附子的冤情就來自我們對「毒」字的誤解。

而要正確認識「毒」的含義，讓大家解除對附子的恐懼，還要從中藥的「氣味」說起。

注意，這裡說的「氣味」是兩個字，而不是一個詞。有區別嗎？

有，這裡面大有區別。

12

中藥的氣與味

氣味，作為一個詞，指的是某樣東西散發出來的、可以被聞到的氣息，如香味、臭味等。而作為兩個字，則代表了兩個含義：一是氣，二是味。

什麼是「氣」呢？

靠近一個火堆，我們能感受到熱氣；打開冰箱門，我們能感受到寒氣，這就是「氣」。

簡單地說，「氣」指的是中藥所具有的熱（給內環境加熱）或寒（給內環境降溫）的特性。比如，吃一片生薑，胃裡就會產生暖暖的感覺，所以，它的氣是熱的；而含一片薄荷葉，咽喉會有冰爽的感覺，所以，它的氣是寒的。

千萬別小看中藥的這個「氣」，它的作用可是無可替代的。

第一，「氣」是中藥材在自然環境中孕育形成的獨特性能（我們通常稱之為「天地精華」），無法人工合成。

如黃連氣寒，可用於內環境過熱所致的心煩失眠、口舌生瘡、胃脘嘈雜、疔瘡腫毒等病症，而化學合成的黃連素（鹽酸小檗鹼）就沒有這一特性，只能用於細菌感染性腹瀉。同理，人工牛黃、人工麝香，由於沒有中藥材特有的「氣」，所以功效與天然牛黃、麝香有著天壤之別。

第二，「氣」是戰勝疾病的法寶。

中藥內在的「氣」，就像是一台好用的空調，內環境熱了，可以用它來「製冷」；內環境冷了，可以用它來「升溫」；內環境潮濕了，可以用它來「除濕」；內環境乾燥了，可以用它來「加濕」。

內環境問題搞定了，細胞就能安居樂業，而細胞日子好過了，病痛都成了浮雲，這就是中藥的厲害之處。

可惜的是，現在很多的中醫師，只知道用儀器去分析中藥成分，只看到中藥在實驗室研究出來的所謂藥理作用（如某某藥可以降壓，某某藥可以抗菌等等），卻忽略了中藥最為重要、最為有用的「氣」，這無疑是一種本末倒置的行為。

接著再來講「味」。

味，就是味道。基本的味道有五種，分別是酸（澀）、苦、甘（淡）、辛（辣）、鹹。五味的作用是可以入五藏。

根據《黃帝內經》的記載，五味和五藏之間的關係是這樣的：酸入肝，苦入心，甘入脾，辛入肺，鹹入腎。

有人要問了，五味和五藏的對應關係為什麼是這樣的？為什麼酸味要入肝，不能入心、肺、腎什麼的？

這是個很有意思的問題。

不過，很遺憾，我不能告訴你答案。因為，我也沒有答案。

或許這是先人反覆實踐後的經驗總結，又或許這是先人在探究生命奧祕的過程中發現的祕密……至於先人是利用什麼手段、通過什麼方式來發現這一點的，我只能實話實說：不知道。

不知道的事情為什麼還要拿來說呢？因為它確實有用。

先來講一個例子。

【病例】我有一個朋友在初秋時節出現右脅部疼痛，夜間尤甚，人略有疲乏感，其餘無明顯不適。舌苔薄白，脈象細弱，西醫化驗檢查未發現器質性病變。

我先診斷為氣虛肝鬱，給予補氣解鬱藥三帖，結果疼痛依舊。

藥後病不除，一般有三個原因：一是藥不對證，二是藥力不夠，三是病入膏肓，非藥所能治。

雖不知先人如何發現此對應關係，
但我們可以驗證此對應關係。

這個病例顯然不屬於第三種情況。

那到底是藥不對證（需要及時調整方藥），還是藥力不夠（需要加重藥力或持續用藥）呢？

判斷的方法只有一個，就是再進行一次辨證。

於是，我又仔細對患者的症狀進行了如下梳理、分析：

第一，右脅為肝經的走行部位，此處疼痛說明病位應該在肝。

第二，疼痛的性質既不是脹痛也不是刺痛，那就可以排除氣滯和血瘀。

第三，脈象細弱，疾病的性質應該為虛證。

第四，肝在五行中屬木，而秋季在五行屬金，金能克木，當肝自身不足的時候，在秋季就會因金氣的克制而發病。

結論：該脅痛是由「肝虛」所致。

前面用藥無效，主要還是辨證過於草率，沒有深究病源的緣故。現病情已經真相大白，治療自然也無懸念。

治療原則：補肝。怎麼補？

上「酸」藥。

【處方】山茱萸十五公克，五味子十公克，酸棗仁十五公克，當歸十二公克，白芍十公克，桂枝三公克，柴胡三公克，麥芽三公克。

其中山茱萸、五味子都是酸味藥物，所以能有效起到補肝的作用，為方中之君藥；酸棗

這就是中醫的「經絡」理論的實際應用。學醫不知經絡，開口動手便錯！中藥的歸經也與這一理論有著重大聯繫。

仁、當歸、白芍補血養肝，為臣藥；桂枝、柴胡、麥芽疏理肝氣，共為佐使藥。

第二天，我朋友就打電話說疼痛大大減輕了。這就是五味入五藏的妙用。

雖然我現在還說不出它的所以然，但這並不妨礙我對古人的崇敬，他們用自己無與倫比的智慧，在一無設備、二無資金的艱苦條件下，創造出了西醫如今才剛起步的「標靶治療」，這是何等的偉大！

除了入五藏，五味還有如下作用：

第一，酸（澀）味可以收斂，能用來治療多汗、久咳、遺精、尿頻、出血等病症。

第二，苦味可以瀉火，能用來治療內環境過熱所致的面紅目赤、肢體紅腫、心煩急躁、口舌生瘡等病症。

第三，甘味可以緩急止痛、滋養身體，能用來治療身體虛弱、肢體拘急、疼痛等病症。

第四，辛味可以發散風寒、疏通經絡，能用來治療風寒感冒、頭痛、肢體疼痛等病症。

第五，鹹味可以軟堅散結、湧吐，能用來治療腫瘤、大便祕結、食積上脘等病症。

氣與味這對黃金搭檔，構成了中藥的兩大獨門武器。

味，引藥入病所。

氣，消病於無形。

二者合力，自然能直搗黃龍，無往而不利。這就是「氣味」的妙用。

但水能載舟，亦能覆舟。

氣與味是中藥治病的利器，既然是利器，如果使用不當，不但不能殺敵，反會傷身。

是藥三分毒

中藥的「氣」是一台可以調節內環境的超級空調，用好了、用對了，內環境就能溫度宜人、濕度適中，細胞過著幸福的生活，身體自然百病不生。

可如果用不好呢？

那就可能造成以下後果：火上澆油，雪上加霜，大地乾涸，洪水氾濫。

無論出現哪一種情況，細胞的日子都不會好過。細胞失去幸福，身體將會怎樣？

結局無非兩個：一是生病，二是死亡。這就是「氣」的潛在危害。

那「味」呢？

《黃帝內經》說了這麼一句話：「陰之所生，本在五味，陰之五宮（即五藏），傷在五味。」

意思很明白，無論哪種「味」，只要過量了，不但無益於身體，反而會傷及臟腑。

所以，「氣味」有風險，使用需謹慎啊。

正因為中藥的「氣味」具有兩面性（用好了能治病，用錯了則致病），所以，在《黃帝內經》中，中藥被稱為「毒藥」。

當然，此「毒藥」非彼毒藥，只有在非正常使用下才會對身體造成傷害。

什麼叫非正常使用呢？

就是沒有在中醫辨證施治的情況下使用中藥。

比如說，想當然地給炎症、腫瘤患者吃寒性藥物。錯在哪裡呢？錯在把西醫上的炎症、腫瘤和中醫上的內熱混為一談。

什麼叫內熱？

內熱就是內環境過熱而造成的一系列病變。

其特徵有：發熱，多汗，口乾喜冷飲，愛發火，小便黃熱，大便祕結等等。症狀太多記不住？沒關係，只要想想自己在炎炎夏日裡的感受，就能體會內熱的症狀。

而西醫診斷的炎症和腫瘤患者，多數並不存在上述症狀。相反，很多患者還有畏寒怕冷、胃口不好、大便稀溏、疲乏無力等症狀。這說明患者的內環境不是熱的，而是寒的。

如果給這樣的患者吃寒性藥物，結果會怎樣？

結果是，內環境越來越寒冷，最後，千里冰封，萬里雪飄，望細胞內外，了無生機，血管上下，頓失滔滔。病無轉機，身有敗象。欲問疾病何時好？無時日。看活力漸失，生命蕭條。

再比如，一個身體健康的人（內環境溫度、濕度均處於適宜狀態），如果有事沒事，常吃點補藥（其氣多熱），那內環境就會失去平和，變得越來越熱，出鼻血是小事，細胞亢極而衰，那可就是大事了。

所以，「中藥沒副作用」這句話千萬聽不得，還是古人「是藥三分毒」說得靠譜啊。

清代名醫陳修園在《神農本草經讀》一書中，有這樣一句值得玩味的話：「凡物性之偏處則毒，偏而至無可加處則大毒。」

毋庸諱言，中藥也有副作用。

這就是說，不但是中藥，即使是平時所吃的食物，只要有偏性，那就有「毒」，長期或大量地食用，都會對身體產生不良影響。

所以，那些每天需要吃多少蛋，多少水果，多少牛奶，多少××的所謂營養專家的建議，有些不但不能養生，反而會埋下禍根！

舉個例子。

一個三、四歲的小孩，反覆感冒咳嗽，氣喘，流濁涕。觀其形，體格結實，面色紅潤，精神活躍。問之，胃口好，大小便正常，睡眠時多汗。舌苔白而膩，脈象滑而有力。

我說：這是體內有痰濕的緣故。

家長問：什麼叫痰濕？它又是怎樣形成的？

我說：痰濕，就好比是體內的垃圾。垃圾多了，細菌就容易滋生，所以容易感冒。它的形成，一般和飲食有關，也就是說，吃得太好，營養過剩所致。

家長又問：我們家飲食都比較清淡，很少吃油膩的食物，也不太吃零食，又怎麼會營養過剩呢？

我問：牛奶喝嗎？

家長說：牛奶是喝的，每天早晚各喝一次，總共五百毫升左右，還有每天一個雞蛋也是不可少的，這些要是不吃，那不就營養不足了嗎？

我說：這就是病根所在。牛奶、雞蛋為滋膩之品，脾胃強健者，可運化而為身體所用，如果脾胃虛弱，或攝入太多，超過人體正常所需，就會積而成害，變生痰濕。而且，牛奶性寒，雞蛋性熱，多吃、常吃，均會擾亂人體原有的平衡狀態，造成疾病。

給予化痰祛濕的中藥（二陳湯加減）治療五天，咳喘漸平。

後來，家長聽從我的建議，停吃雞蛋、牛奶，小孩感冒次數也明顯減少。

這就是食物之「毒」。

常有人問我：怎樣的飲食最健康？我的答案是：吃飽，不偏食。

吃飽，就能保證身體所需的能量和營養。千萬別被所謂的營養學家糊弄，每天要吃多少蛋白質，多少維生素，多少鈣……記住，牛羊們只吃草，它們照樣身體很健康。

不偏食，就能把食物的偏性對人體的影響降到最低。怎樣才叫不偏食？葷素搭配，變換種類，這就是不偏食的標準。

扯遠了，我們繼續來說中藥之「毒」。

陳修園說了，中藥的偏性就是「毒」，如果這個偏性到達了極點（也就是對人體內環境的影響大到了極點），那就叫「大毒」。

附子，正是這樣一味偏性到了極點的中藥。

熱藥中的戰鬥機

陳修園這樣評價附子：因「大毒」二字，知附子之溫為至極，辛為至極也。

這句話告訴我們，附子對內環境的作用，就像是一台強力的電熱器。強力到什麼程度？它如果說排第二，絕沒有其他藥敢說是第一。

用當下流行的話來說，附子，就是熱藥中的戰鬥機。這台強力電熱器有什麼作用呢？可以讓內環境快速地升溫。升溫幹什麼？

救命。

升溫跟救命扯得上關係嗎？

當然。

大家想想，寒冬是什麼景象？千山鳥飛絕，萬徑人蹤滅，一片肅殺，萬物潛藏。如果人體的內環境處於寒冬狀態呢？毫無疑問，細胞會喪失活力。細胞一旦喪失活力，等待生命的，那就是兩個字：垂危！

具體的表現就是：神志模糊，氣息微弱，飲食不入，二便失禁，汗出不止，四肢逆冷（也叫厥冷，就是從肢體末端發冷，逐漸向心臟方向發展）。

中醫稱之為「亡陽證」。

對付這種危急病，西醫有強心針，有腎上腺素，中醫怎麼辦？

中醫也有妙法，那就是用強有力的溫熱藥讓內環境變得溫暖起來。內環境熱起來了，冰雪消融了，春回大地了，自然就會呈現出一派生機勃勃的景象。

當然，這是個艱鉅的任務。

因為不但要讓內環境溫暖起來，而且要很快，立刻、馬上！要是等個十天半月才起作用，那人早死了。

這讓我們深刻地認識到一句話的正確性：時間就是生命！在無數的中藥裡，誰能擔當這個重任呢？附子。

只有附子。

只有它熱到極點、辛到極點（大毒）的特性，才能贏得這場生死之戰的勝利！

咦，附子同學哪兒去了？

哦，它正躲在被窩裡睡大覺。

也難怪，自從溫病派一統江湖後，附子就一直受到排擠、打壓，不受待見，還背負了很多罵名，於是心灰意冷，常常終日蒙頭大睡。

附子同學，快醒醒，該你上場了。

現封你為「救逆大將軍」，立刻上任，不得延誤。

不過，鑒於你個性過於剛烈，行事有些魯莽，特給你配上兩名副手——乾薑、甘草，希望你們能互相合作，團結一致，順利完成救命的任務。

有人要說了，就這麼不起眼的三味藥？一沒有顯赫身世，二沒有昂貴身價，其中一位還是業餘選手（乾薑），時不時在家庭的餐桌、電視的美食節目中露個臉，把救命的重任交給它們是不是太草率了？

事後證明，這個決定不但不草率，反而很英明。

因為當年張仲景的這一決定，最終成就了一支威武之師、常勝之師、傳奇之師，其戰鬥力之強、戰績之佳、奏效之快，一千八百年來無出其右者。

有主有副，不單打獨鬥。

直至今日，這支部隊仍然廣泛活躍在治病救人的第一線，這支部隊的名號叫「四逆湯」，其主將「附子」更是被後人尊為「回陽救逆第一猛將」。

四逆湯屢戰屢勝的祕訣又是什麼呢？

13

用藥如用兵

四逆湯只有三味藥，它們各自的分工如下：

主將：附子。

副將：乾薑。

監軍：甘草。

附子作為主將，一點也不出乎我們意料，因為它大熱大辛，要破除內環境的嚴寒，自然非它莫屬。

有爭議的是副將這個位置，乾薑憑什麼當選？就是嘛，熱藥那麼多，放著肉桂、益智仁、鎖陽、仙靈脾這些專業選手不用，偏偏要選擇業餘選手乾薑，這裡面難不成有隱情？

歷代中醫對張仲景的這一選擇也是百思不得其解，但礙於張仲景醫聖的名頭，都不敢有異議，最後只能給了這樣一個牽強的解釋：附子無薑不熱。

這是個漏洞百出的解釋。

什麼叫附子無薑不熱？難道沒了乾薑，附子連自己姓什麼、是什麼都不知道了？要真的是這樣，那附子每次「出場」都該帶著乾薑才對啊？事實上，在張仲景的方子裡，附子出場時常常看不到乾薑的身影，如黃土湯、甘草附子湯、附子湯等。

那為什麼要用乾薑做副將？

目前來看似乎只有一個可能，那就是張仲景給乾薑開了後門。

大概是張大師認為以附子勇猛的個性，救命已綽綽有餘，派個自己私交好的，既不影響戰績，又能露臉成名，你好我好大家好，何樂而不為呢？

我說張大師，像乾薑這樣的食材級選手，你要真是偏愛它，派它治治小毛病也就算了，現在是人命關天的時候，再任藥唯親開後門就有點說不過去了吧？

這樣的疑問在我腦海裡存在了許多年。雖然經常會使用到四逆湯，但我一直固執地認為，在四逆湯中，乾薑就是一只花瓶，有亦可，無亦行。直到有一天，因為一句話，徹底改變了我的想法。

這句話叫：兵馬未動，糧草先行。

打勝仗的基礎是什麼？不是軍隊的指揮如何高明，也不是士兵的戰鬥力如何勇猛，更不是部隊的武裝如何先進，而是糧草是否充足和安全，這是無數軍事家在實踐中總結出來的真理。

打仗如此，治病也是如此。

要治病，首要的，不是消滅病魔，而是要保證人體細胞的「糧食」供應。

中醫將這一原則稱為：留人治病。因為，細胞不存，命將安附？

那細胞的「糧草」從何而來？

脾胃。

《黃帝內經》說：「脾胃者，倉廩之官，五味出焉。」意思是說，脾胃就像是人體的糧倉，只有脾胃功能正常，細胞才能獲得足夠的「糧草」（營養物質）供應。

所以，一個高明的醫生，在治療疾病的時候，不但要和病邪做鬥爭，還要仔細地呵護好病人的脾胃。

毫無疑問，張仲景是一位高明的醫生。所以他在面對亡陽證帶來的死亡威脅時，果斷地派出了乾薑做副將。

乾薑看似貌不驚人，混在食材中根本沒有人會把它當藥，但它卻有一手誰都比不上的絕活。

這手絕活叫：暖胃（專業術語叫「溫中」）。

很多人都有過這樣的經驗，吃了冷飲、冰西瓜等後胃中冷痛，只要煮上一碗熱熱的薑湯，慢慢喝下去，胃裡立馬就暖和起來，痛也馬上緩解了，真可稱覆杯即效，這就是乾薑的拿手絕活。

胃暖了能帶來什麼好處呢？

最大的好處就是能讓人體的消化功能迅速恢復。

這裡我要解釋一下胃暖和消化之間的關係。

按照西醫的說法，消化主要有兩種方式：一是機械性消化，是指通過消化道肌肉的收縮運動，將食物磨碎，並使其和消化液充分混合的過程；二是化學性消化，是指消化腺分泌消化液（如胰液、膽汁等），對食物進行化學分解，使之成為能被人體吸收的小分子物質的過程。

所以，西醫治療消化不良一般有兩個方法：一是增加胃腸動力，如Domperidone、Mosapride等；二是補充消化酶，如Multienzyme Tablets、Combizym等。

這兩種方法對急性消化不良（常由暴飲暴食所致）有一定效果。但遇到年老體虛或大病久病所致的消化不良（食欲不振、脘腹脹悶、不知饑餓），則經常收效不大，甚至無效。這又是為什麼呢？

這是因為西醫對消化的認識還存在著一個漏洞。一個很大的漏洞。

更為不幸的是，這個漏洞恰恰是消化過程中最最關鍵的一個因素。

這個因素就是溫度。

胃局部的溫度。

溫度對消化有多重要？

仔細觀察一下自然界你就會明白。一塊肉在冬天容易腐爛呢，還是在夏天容易腐爛？

當然是夏天。

夏天和冬天的差別在哪裡？溫度。

肉的腐爛，不就是自然界中的一種「消化」嗎？

想明白這個道理，你就會知道，真正主導消化的，是胃裡的溫度。

胃裡溫度高，消化力就強；溫度低，消化力就弱。所以，治療消化不良的最佳辦法，不是增強胃腸動力，也不是補充消化酶，而是提高消化道的溫度（溫中）！

【病例】張某，胃口差，稍微多吃一點就會感覺食物停滯胃脘而不能消化。大便次數偏多（多的時候一天有四至五次），黏滯不爽，常夾雜未消化的食物（完穀不化），小便頻數。坐久後肝區會脹痛不適，平臥即可緩解。易疲乏，懶動，聲低。經常頭暈目眩，冬季四肢不溫。面色無華。舌淡紅，苔略白。脈緩而弱。

該患者的症狀特點如下：

第一，消化不良（食滯胃脘，完穀不化，舌苔白膩）。

第二，肝氣不舒（肝區脹痛）。

第三，內環境溫度偏低（疲乏，懶動，聲低，四肢不溫，面色無華）。

提起溫度應該想到什麼？陽氣！脾胃局部溫度過低，中醫稱為「中陽不振」。陽不足了，怎麼辦？心裡有答案了嗎？

結論：該消化不良是由中焦（脾胃）溫度過低所致。

解決方案：溫中，兼以疏肝。

【處方】附子十公克，炒黨參三十公克，乾薑十公克，炒甘草十公克，炒白朮三十公克，補骨脂十公克，肉豆蔻十公克，柴胡三公克，生麥芽三公克。五劑。

這個處方由「附子理中丸」和「四神丸」合併加減而成，主要作用就是溫中。其中黨參、甘草、白朮都經炒製，可以借助火力增強溫中的效果。

【療效】五劑服完，食欲大增，胃脘舒暢，完穀不化現象消失。

現在我們知道，暖胃可以促進消化。而消化一恢復，食物就可以轉化為人體所需的營養物質，為細胞提供源源不斷的「糧草」。這對於內環境處於冰天雪地、細胞嚴重缺乏「食物」的人體（亡陽證）來說，是多麼及時和重要啊！

這就是乾薑在四逆湯中的作用。

它的副將位置，不但沒有任何問題，而且非它莫屬！

最後來看甘草。

甘草在方中的作用是監軍。具體體現在兩個方面：

第一，監制附子，以防附子過於生猛，在殺敵（治病）之餘造成正常細胞的傷亡（甘草具有解毒作用，可制約附子的毒性）。

第二，幫助乾薑，為細胞生產更多的糧食（甘草有補脾胃、益元氣的作用）。

縱觀整個四逆湯，藥僅三味，分工嚴明，各司其職，藥盡其用，運籌帷幄之中，決勝千

原來如此！方中的乾薑不是花瓶，醫聖高明！

里之外。張仲景，無愧於醫聖之稱號！

一千年後，一位亂世中的富家子弟因母親病故而發奮學醫，歷經求學、苦讀、治病的陣痛後，最後領悟了張仲景的「糧草」之道，終成一代宗師。

他就是李杲（字明之，自號東垣老人，後人更喜歡叫他李東垣），中醫「補土派」的開山鼻祖。

他留下了一本流傳千古的著作，以及一張傳世的名方。這本書叫《脾胃論》。

這張方叫「補中益氣湯」。

14

亂世名醫

俗話說，亂世出英雄。其實，亂世也出名醫。

扁鵲生於亂世（戰國），張仲景生於亂世（東漢末年），華佗生於亂世（東漢末年），而李杲恰恰也生於亂世（金元時期）。

亂世最恐怖的疾病就是瘟疫。

要成為亂世名醫，就必須正視和解決這個難題。

但對李杲來說，金泰和二年（一二〇二）春夏之交的這場被稱為「大頭天行」的瘟疫還是來得有些不「厚道」。

因為，此時的李杲，雖然已經拜師（張元素）學醫回來，卻還不是醫生。

那他學醫做什麼？

彌補過錯。

什麼過錯？喪母的過錯。

原來啊，五年前李杲母親生病，遍請當地名醫（事後看，該叫庸醫更貼切），吃藥無數，不但病沒治好，最後連說法都沒一個就死了（竟莫知為何症而斃）。

從此，李杲陷入了深深的自責之中。自責什麼？

不知醫而失親。

要是我自己精通醫學，哪裡會讓母親死於那些庸醫之手？哪裡會讓母親到死都不知道自己生的什麼病？讓母親死得不明不白，這真是我這個作兒子的罪孽啊！

於是，李杲決定拜師學醫（若遇良醫，當力學以志吾過）。

當時最有水準的醫生是誰呢？

河北易水（今河北易縣）的張元素。

如何能順利地讓名動天下的張名醫收自己為徒呢？李杲的辦法是：交高額學費（捐千金從之）。

順便說一句，李杲雖然生於亂世，卻是個富二代，而且李杲家似乎還挺會經營，所以，李杲一生都沒為吃穿住行發過愁。

中國自古尊崇儒學講究孝道，故而有「事親者當知醫」的說法，許多讀書人也涉獵醫學知識，以更好地孝敬父母。金元四大家中，攻下派的創始人張從正的著作即以此命名為《儒門事親》。

就這樣，不為名，不為利，不是想當醫生，也不是為了拯救百姓疾苦，只是為了亡羊補牢，避免親人再次喪命於庸醫之手的李杲，開始了他的學醫生活。

這一學就是五年。

在這五年時間裡，李杲同學系統學習了《黃帝內經》、《難經》以及張元素個人的醫學心得和用藥經驗，然後，以優異的成績畢業了（盡得其業）。

畢業了，就該忙著找工作了。

就在別的同學焦頭爛額四處找關係、投簡歷的時候，李杲卻悠然自得，一點也不著急。

因為工作的事，根本不用李杲操心，家裡早就給他安排好了。

不過不是去哪家大醫院當醫生，而是去稅務局當公務員。

具體說，是去河南濟源的稅務局當主管（監濟源稅）。

於是，李杲高高興興地走馬上任去了。可一到任上，李杲就傻眼了。

為什麼？

因為濟源這個地方正在流行一種怪病。

這個病的特點是高燒，寒戰，頭面浮腫，目不能開，呼吸急迫，而且傳染性極強。

這還不算什麼，最糟糕的是，當地醫生從來沒見過這個病，翻遍醫書也找不到類似的記載，也不知道該怎麼治療，只能胡亂使用下法（用瀉藥），結果導致大量病人死亡（比比至死）。

於是這種傳染病在百姓中有了個可怕的名字——大頭天行。

庸醫歷朝歷代四海內外皆有。

就在當地醫生一籌莫展的時候，李杲出手了。該出手時就出手！

雖然我現在的職業並不是醫生，但五年的醫學生涯已經讓我掌握了疾病的奧祕！

就這樣，李杲仔細研究了患者的症狀，結合當時的天氣，很快得出結論：這個「大頭天行」的傳染病是熱毒蘊於心肺而造成的（看來，醫術的高低真不在於看了多少年病、是不是祖傳的、經驗有多豐富，而在於有沒有用心學，有沒有真正學懂）。

找到了病因，自然就找到了治療之法，那就是清心肺之熱。

李杲開出的處方是：

黃芩、黃連、人參、橘紅、玄參、生甘草、連翹、牛蒡子、板藍根、馬勃、僵蠶、升麻、柴胡、桔梗。

這個方子被叫作：普濟消毒飲子。效果怎麼樣呢？

好，實在是好。

好到以至於當地百姓都認為，此方只應天上有，人間哪得幾回聞（時人皆曰，此方天人所製）！

於是，一傳十，十傳百，凡是患病的，都拿這個方子來服用，很快，這場「大頭天行」的瘟疫就被平息了。

百姓們歡慶之餘，怕這個「仙方」失傳，還把它刻在石碑上，這樣，就可以世代相傳，再也不用怕「大頭天行」這個病了（遂刊於石，以傳永久）。

雖然，這場不期而遇的瘟疫（大頭天行）對李杲來說，僅僅是牛刀小試（還有「非法行醫」的嫌疑），但卻給後世留下兩大筆財富。

第一，發掘出了板藍根這味抗病毒的妙藥。

說到板藍根，估計大家對它的大名是如雷貫耳。因為，只要有傳染病流行，就會有專家出來大力推薦服用它，而一到流感季節，藥店裡常常賣到斷貨的也是它。誰又知道，板藍根有今天的江湖地位，是源自李杲初出茅廬的「處女秀」呢？

第二，為日後江湖一大門派的崛起奠定了基礎。

李杲說，「大頭天行」是「邪熱客於心肺之間」所致。幾百年後，已然是溫病學派一代宗師的葉天士，在一葉小舟上，迎著微風，對身旁的弟子傳授溫病要旨，第一句話是這麼說的：風溫上受，首先犯肺，逆傳心包……（葉天士這位偉大的醫生且留到後面再講。）

或許，連李杲自己也沒想到，他的第一次非正式行醫，竟然會成為傳奇。而這一年，李杲僅僅二十二歲。

誰說中醫越老越好？誰說中醫需要祖傳？真正的好中醫，不論資歷，不講流派，無須年長，要的是精勤不倦地學習，普救含靈的誓願，以及那麼一點點參悟天地的靈性！

一個人，一輩子，一張方

治完「大頭天行」後，李杲又開始了他的稅務員生涯，像是什麼都沒發生過。

如果天下太平，李杲也許就這樣波瀾不驚地過著他的公務員生活，主業做他的稅務員，業餘給人看看病。

但樹欲靜而風不止，李杲註定會成為一個不平凡的人，或者說，李杲註定是為治病救人而生的，他要不做醫生，老天爺都不答應。

很快，李杲的稅務主管做不成了。

倒不是他犯了什麼貪污受賄的錯，而是蒙古兵打來了，兵臨城下，李杲不得不放棄公務員的工作，開始流亡。在流亡的過程中，李杲每天都會看到很多人因為饑餓、災荒、戰亂而死亡，這給了李杲深深的觸動，並將這些讓人不忍目睹的一幕幕真切地記載到了他的書中：「解圍之後，都人之不受病者，萬無一二，既病而死者，繼踵而不絕。都門十有二所，每日各門所送，多者二千，少者不下一千，似此者幾三月……」

慘絕人寰，人間地獄。

面對此情此景，李杲終於按捺不住自己濟世救人的醫者仁心，開始正式掛牌行醫。

在此期間，李杲治療了大量因戰亂、饑餓、顛沛流離所致的病患，他們表現出來的症狀非常像外感病（也就是西醫稱的「感染性疾病」）。具體症狀是：發熱煩躁，呼吸喘促，頭痛，口渴，怕風。但是按照外感病的治療方法，使用張仲景《傷寒論》中的發散風寒、解表祛邪的方劑來治療，卻常常無效，甚至導致病情加重。

這到底是什麼病？又該如何治療呢？李杲又一次陷入了沉思。

很快，李杲發現了一個重要的線索。

這些患者都是在蒙古兵圍城兩、三個月後發病的！這重要嗎？

非常重要！

圍城會帶來什麼後果？

饑飽無常，起居不時，寒溫失所。

對一個居無定所，整日擔驚受怕，三餐都無法保證的人來說，最受傷的是什麼？

是脾胃（也就是西醫所稱的消化系統）！

對了！這就是病根所在！

脾胃就是人體的糧倉，糧倉裡沒糧食了，人體的職能機構（臟腑）就要關門停業，負責防禦的部隊（免疫系統）自然也會軍心渙散。於是，疾病就趁虛而入了。

對這樣的病人而言，當務之急就是儘快改善脾胃功能，使糧倉裡的糧食儲備充足起來，這樣人體這個「國家」才能正常運轉。

思考至此，李杲已經胸有成竹，一張流傳後世的經典藥方就此誕生！後來，明末清初的大名人傅青主先生這麼評價：「東垣（李杲）一生學問，全在此方。」

一個醫生，做了一生學問，最後所有的經驗、心得、體會凝聚成了一個方劑，這個方劑該是濃縮了多少精華啊！

這個方子就是大名鼎鼎的「補中益氣湯」。

組成：黃芪、人參、白朮、炙甘草、當歸、陳皮、升麻、柴胡。

其中黃芪、人參、白朮、炙甘草補脾胃、助元氣（君藥。因脾胃處於人體中焦，所以方名「補中益氣」），使人體糧倉充足，物質豐裕；配合當歸活血，陳皮理氣（臣藥），使人

許多愛美人士減肥不吃飯，得了陰道炎之類的疾病久治不癒，其實，只要好好吃飯，正氣恢復，病就會好了。

體血脈通暢，能及時將營養物質運輸到全身，供給臟腑；更妙的是，方中加入了小劑量的升麻和柴胡（使藥），用來升提中氣。這樣一來，人體的「作戰部隊」（衛氣）就可以到達體表，築起一道堅固的防線，起到護衛人體、抗擊各種外來邪氣（如細菌、病毒、不良刺激等）的作用。

綜觀全方，只有區區八味藥，但這八味藥通過李杲的精心設計，形成了一個絕妙組合，可謂增一味則嫌多，少一味則不足！

就這樣，補中益氣湯再次成為拯救百姓的靈丹妙藥，無數在圍城中已經奄奄一息的病患因此得以痊癒。

什麼叫經典？什麼才是經典？怎樣才能成為經典？補中益氣湯就是最好的詮釋！曾有人將醫聖張仲景的用藥特點總結為六個字：存津液，保胃氣。而從補中益氣湯的身影中，我們更看到了李杲對這一宗旨的傳承和發揚。

緊接著，李杲又在補中益氣湯的基礎上，創立出一系列的調治脾胃的方劑，如升陽順氣湯、升陽補氣湯、升陽散火湯、升陽益胃湯等，並以此為經驗，寫出了《內外傷辨惑論》、《脾胃論》等一系列論述脾胃重要性的著作。

一個新的醫學流派——補土（脾胃）派，就此誕生！通過李杲的詳細論述和醫學實踐，後世醫家牢牢記住了「脾胃」的重要性，並將其推崇為「後天之本」。

15

後天之本

本，是一個會意字，它的原義是指樹木底下的根。

樹木生長所需的水分和養料都需要依賴根從土壤中吸取，所以，根對樹木的重要性不言而喻。

脾胃則是人的「根」。

大家都知道，根若壞，樹必死。同理，脾胃若敗，人也將亡。所以，中醫歷代名家都十分重視保護脾胃。

可惜，這麼重要的道理，現在很多人（醫生、患者）反而忘卻了。因為在他們眼裡，脾胃誠可貴，生命價更高，若為治「病」故，二者皆可拋！

別以為我是在說笑，下面就是一個真實的情況。

【病例】一個胃癌手術治療後的病人，因為呃逆（俗稱「打嗝」）不止而來我處診治。患者精神疲軟，形體消瘦，面色蒼白無華，語音低微，就診過程中呃逆聲不斷，有時連續呃逆三至五分鐘才稍有短暫停歇，停歇片刻又開始呃逆。由於呃逆連連，患者表情十分痛苦。診其舌苔淡白，脈象沉細而微。

通過詢問後得知，患者手術之後一直在進行中醫「抗腫瘤」治療。目前畏寒怕冷明顯，食欲不振，大便稀溏，經常頭暈眼花，四肢無力。

我翻看了前面醫生所開藥方，基本上都是香茶菜、藤梨根、蛇舌草、蒲公英、貓人參、七葉一枝花等清熱解毒之品。

再仔細詢問患者，得知呃逆的發生，正是這些藥物服用兩個月之後出現並逐漸加重的。於是，我問患者：既然是服中藥之後出現呃逆，為什麼不停藥呢？

他答：醫生告訴我那些藥可以抗腫瘤，一定要堅持服用，不能停，否則，腫瘤就可能會復發或者轉移。

我說：我給你講個笑話吧。

一個駝背的人去問醫生：你有沒有辦法把我的駝背治好？

醫生說：這個簡單。駝背問：怎麼治呢？

醫生答：你趴在地上，我在你的背上猛踩幾腳就能把駝背給醫直了。

駝背很疑惑：這不會被踩死嗎？

醫生答：我這裡只負責治療駝背，我把你駝背醫直了，就算治療成功，至於治療後出現其他問題，可到相關科室再去診治。

……

如果你是這個駝背的人，會選擇把駝背治好，卻不要性命嗎？

患者說：當然不會。

我說：可是實際情況告訴我，你正在這麼做。一方面，所謂抗腫瘤的中藥對脾胃已經造成了極大的損害（呃逆），另一方面卻為了治療腫瘤（療效還不確定），仍然「奮不顧身」地服用，這和只要醫直駝背，可以不要性命的做法有什麼兩樣？

於是，我開了一張健脾胃、補陽氣的方子。

【處方】黨參三十公克，製附子十公克，乾薑十公克，炙甘草六公克，代赭石二十公克，丁香三公克，炒白朮十五公克，薑半夏十公克。

【療效】這個方子共服用了十天，患者呃逆消失，胃口變好，精神也明顯好轉。

我又告誡患者，呃逆看似治好了，但脾胃還處於非常虛弱的狀態，就像是春寒料峭下的嫩苗，仍然需要耐心、細緻地照看和養護。

飲食上適宜吃柔軟、溫熱、易消化的食物（如粥、麵條、餛飩、米粉等），要儘量少吃生冷（如瓜果、冷飲等）、油炸、堅硬、難消化之物。

還記得前面提到過的附子理中丸嗎？本方也是以此為基礎的。參見二一二至二一三頁病例。

尤其要注意的是，絕對不能再想著抗腫瘤而去服用那些清熱解毒的中藥，否則，剛剛恢復生機的脾胃又會受到重創，而脾胃一旦衰敗，後果不堪設想，那就不是幾劑中藥能解決的問題了。

我又給他開了個補養脾胃的方子，讓他回去堅持服用一段時間。

可是，過了一個月不到，這個患者又來了，面色蒼白，一坐下來又是連聲的呃逆。

我說：你又去吃那些抗腫瘤的中藥了吧？

患者很驚奇地問：你怎麼知道的？

我說：看你的面色，聽你的呃聲，就知道脾胃又受傷了。而能讓你不顧脾胃受傷，仍然要堅持服用的，只可能是所謂抗腫瘤的藥物。

於是，我又用補脾胃的方法給其治癒。

可悲的是，該患者隨後又在其他醫生的建議下，去服用抗腫瘤的中藥，再次出現呃逆，如此反覆多次，終不能聽我的建議徹底停用那些損害脾胃的藥物。

對於這些冒著生命危險服藥的患者，或許我的不同聲音，很快就會被專家、教授、名醫的「一致」意見淹沒，甚至激不起一點浪花，但每次遇到這樣的病人，我還是會不厭其煩地重申一個原則：脾胃是人之根本，一切不以保護脾胃為出發點的治療都是錯誤的治療。

讓我們一起讀讀李杲在《脾胃論》中鄭重寫下的一段話：

人受氣於水穀以養神，水穀盡而神去，故云：安穀則昌，絕穀則亡；水去則榮散，穀消

則衛亡；榮散衛亡，神無所依。

意思很簡單，只要你不是活得不耐煩了，那就請保護好脾胃。

也可以引申出這樣的意思，不管中藥、西藥，只要是會傷脾胃的藥，都不是好藥。

當然，中醫給脾胃這麼高的地位（後天之本），並不僅僅因為它是人體的糧倉，為所有細胞生產糧食。更重要的是，脾胃還擔當著一個艱鉅而又重要的任務。這個任務就是除濕。

為什麼說除濕是個艱鉅而重要的任務呢？這就要從濕的危害說起。

濕的危害

生活在江南的人們恐怕對「濕」是最有體會的。

衣服曬不乾，身上黏糊糊，整天都犯睏，倦怠無神氣，連空氣中似乎都散發著一股黴味。這就是大家對潮濕的直觀感受。

可以這麼說，幾乎沒有人會喜歡潮濕。

人不喜歡，細胞自然也不喜歡。

當然，細胞不喜歡潮濕並非感情用事，而是有足夠理由的。

首先，潮濕會使血液中的含氧量下降。一個缺氧的環境，必然使得細胞呼吸困難。當然，僅僅是呼吸困難也是可以克服的，就當是去高原旅遊吧，堅持一下，也許就能挺過去。

可是麻煩還在後面。

潮濕還會使血液變得黏滯，流動速度減緩。這樣一來，細胞得到的營養就明顯減少了。好吧，那邊已經呼吸困難了，這邊還吃不飽飯，這日子怎麼過？可是抱怨沒有用，雖然條件艱苦，大公無私的細胞們，還是秉承著模範勞工的精神，忍著餓，缺著氧，繼續在第一線工作。

可是細胞們的苦日子還沒到頭，因為，由於血流變慢，更糟糕的情況發生了。

細胞和人一樣，在生活和工作中會產生很多排泄物和生活垃圾。平時，正常的血流會將這些垃圾及時運走，以保持細胞周邊環境的清潔，這很像古代人們利用河流的流動性和自潔的能力來處理垃圾。可是，這種方式也有一個致命的弱點，那就是當水的流動性受到阻礙時，它的自潔能力也會隨之下降，甚至喪失。所以，當血液流動變慢時，一個更大的「災難」降臨了。由於垃圾無法被及時運走，只能在細胞周圍堆積，這樣的後果就是，細胞直接生活在垃圾堆裡。

條件苦點（缺氧）也就算了，物質差點（缺血）我也忍了，可是要在臭氣熏天、蚊蟲滋生（各種有害微生物）的環境裡生活、工作，這換了誰都沒法再做下去，既然沒法，那就不運作了吧！

細胞不運作，後果很嚴重，疾病就此產生。

鑒於消極怠工或者罷工的細胞牽涉全身各部門（系統），所以「濕」最終導致的症狀是多種多樣的。常見的有：

神經系統：精神不振，注意力不集中，反應遲鈍，手足麻木。

「濕」導致的疾病真多呀！

消化系統：胃口不開，大便失調，噁心嘔吐，脘腹疼痛。
循環系統：胸悶心悸，頭暈頭痛，畏寒肢冷。
運動系統：四肢無力，肌肉萎縮，皮膚瘙癢。
呼吸系統：咳嗽，哮喘，呼吸不暢，噴嚏流涕。
內分泌系統：肥胖，月經不調，糖尿病。
生殖系統：不孕，不育，陽痿，早洩。
泌尿系統：小便異常。
免疫系統：各種感染性疾病、腫瘤。

如果你覺得這些症狀太多記不住，那很簡單，記住一句話就行：雖然不是所有的病都是「濕」導致的，但「濕」卻可以導致所有病。

當然，在「濕」到處作亂的時候，還是有細胞在賣命工作的。其中最突出的就是汗腺和黏膜。

雖然它們努力工作的出發點是好的（將體內的「濕」排出體外去），但有時並不是所有的好心都能辦成好事。因為它們的工作不但沒有改善「濕」對人體的不良影響，反而造成了新的混亂。

這種混亂主要表現在以下兩點：

第一，多汗。尤其是手足心、腋下、會陰等處大汗腺分布區域容易出汗，而且以冷汗為主。

第二，黏膜細胞分泌的黏液增多，如鼻流黏涕、大便中夾帶黏液、女性白帶增多等。

好吧，不管是運作的還是不運作的，在「濕」的影響下，都可以概括為一句話：怎一個亂字了得！

正在人體亂成一團的時候，有些生物卻正在暗自高興。

祕密武器

潮濕對人體細胞來說是災難，但對有些生物來說卻是樂園，它們就是微生物。

這群微生物中有三員大將，分別是細菌、病毒和真菌。

其中一部分是唯恐身體不亂的傢伙。

它們虎視眈眈地監視著身體的動態，時刻準備入侵身體，在身體裡安營紮寨，甚至希望消滅身體。

但平時，它們的野心是無法實現的。

因為，人體免疫系統具備強大的實力，常常讓這些入侵者全軍覆沒、有來無回，所以，這些騷亂者一般情況下並不敢輕舉妄動，而是會靜靜地等待機會。

它們在等這樣一個機會，一方面等免疫防線出現漏洞，它們可以趁機侵入人體；另一方面還需要人體內部出現可以讓它們快速、大量繁殖的環境，這樣裡應外合，就可以一擊成功，獲得這場戰爭的最終勝利。

這樣的機會有嗎？

有。

「潮濕」就是這樣的機會。

一方面，潮濕可以給人體免疫系統造成混亂；另一方面，它更是微生物的溫床。

為什麼這麼說呢？只要你稍微留意一下身邊，就會發現，潮濕的地方比乾燥的地方明顯容易長蟲子，而潮濕環境下的食物也明顯更容易腐爛。腐爛的實質是什麼？不就是微生物的大量滋生、繁殖嗎？所以，潮濕，是微生物的最愛。當然，為了更好地打贏這場戰爭，微生物還希望拉一個幫手。

有了它的幫助，微生物將如虎添翼，獲得更大的戰鬥力和生存力。

這個幫手就是「熱」。

有了「熱」友情贊助的能量，微生物得以快速壯大（繁殖），而這最終將給人體造成更大的破壞和打擊。

就這樣，在「濕」和「熱」這兩大祕密「武器」的掩護下，微生物開始了它對人體的瘋狂攻擊。

對於微生物的這種攻擊，西醫的辦法是不多的。從當年令無數人聞風喪膽的 SARS，到令人聞「雞」色變的 **H7N9** 禽流感，再到令人避之唯恐不及的伊波拉病毒（Ebolavirus），以及二〇一九年底開始肆虐的新型冠狀病毒，都是如此。

說句客觀的話，西醫還真是蠻拼的。抗生素、抗病毒和抗真菌的藥物發明了一代又一代，對致病菌的研究也已經到了基因的層面，可就是跟不上變化，新病菌、耐藥菌就在西醫眼皮底下變著花樣折騰，不但趕不盡、殺不絕，反而愈演愈烈，大有「野火燒不盡，春風吹又生」的架勢。

連裝備精良、武器先進的西醫都無計可施，看來，對於致病菌發動的攻擊，我們只能聽天由命，求菩薩保佑了。

其實不然。

致病菌之所以能取得和西醫戰鬥的勝利，關鍵就在於它成功地使用了兩大祕密武器——濕和熱。如果我們能破解這兩種武器，致病菌就能不戰而退。

可是，這濕和熱該怎麼破？

畢竟，光有辦法，無法落實，最終只是空談，解決不了實際問題。

不用擔心，有人憑藉自己的絕頂智慧，找到了最終的解決之道，並因此組建出了一支「威猛之師」，而這將給予致病菌致命一擊！

這個人當然不是我，而是一位偉大的醫生。他的名字叫：葉天士。

16

利器

葉天士（一六六七—一七四六），名桂，號香岩，江蘇吳縣（今蘇州）人，清朝著名醫家。

不論別人如何評價葉天士，在我看來，他是繼醫聖張仲景之後最偉大的醫家（沒有之一）。

我之所以對葉天士推崇備至，只因為一張藥方。

就是這張藥方，對西醫目前仍頭痛不已的感染性疾病（包括各種傳染病），給出了普遍適用、立竿見影的解決方案。

就是這張藥方，讓致病菌感受到了騰騰「殺氣」，聞風喪膽。

就是這張藥方，足以讓他永載史冊、萬古流芳。

雖然多數人都對這張藥方很陌生，雖然眾多中醫專業人士也只把這張藥方當作溫病學派中一個普通的方劑，但是，這一點也不會降低它在我心裡的地位。

在我看來，這絕非一張普通的方劑，而是一張「神方」。一張真正克制感染性疾病的神方。

一把刺向致病微生物的利劍。

這張神方就是三仁湯。

三仁湯，由杏仁、豆蔻仁、薏苡仁、厚朴、半夏、淡竹葉、通草、滑石組成。因君藥為杏仁、豆蔻仁、薏苡仁，所以名三仁湯。全方樸實無華，無一名貴藥材，無一峻猛之藥，更無一味藥具有西醫所說的殺菌、抗病毒作用，要說它是戰勝致病菌的利器，對大多數人，包括之前的我，都難相信。

讓我真正認識三仁湯威力的，是一次普通的感冒。

那是多年前的一個春天。

屋外正陽光明媚，桃紅柳綠，暖風熏得遊人醉，而我在屋內卻感到一陣陣的寒意。不是害怕，不是恐懼，而是真的覺得冷。因為，感冒了。

咽喉痛，鼻塞，流濁涕，咳嗽，穿了厚厚的衣服還是覺得冷。雖說感冒是小病，病起來也不會要人命（極少數流感除外），可真遇上的時候，整個人還是覺得很不好。

覺得不好那就治療吧。

可是對於感冒的治療，一直是我過不去的一道坎。

那時候，剛從學校畢業不久，正處在孫思邈說的「讀書三年，便謂天下無病可治」的狀態，加之疑難雜症也治好了不少，又怎會把一個小小的感冒放在眼裡。可真正遇到病人時，我才發現，感冒不好治。

根據書上的經驗，感冒有風寒、風熱、暑濕、體虛等不同種類，與之相對應的治療辦法是發散風寒（麻黃湯）、疏風清熱（銀翹散）、清暑利濕（香薷飲）、扶正祛邪（荊防敗毒散），可是每次實際使用（在我認為辨證準確的前提下）的時候，這些名方卻盛名難副，常常達不到一劑知（症狀減輕）、三劑已（痊癒）的效果。

雖然我也苦苦思索，始終未找到問題的癥結所在。

屢戰屢敗，屢敗屢戰。

現在，機會（挑戰）又一次擺在我面前。

按照傳統的中醫理論來說，我這次感冒是典型的風熱感冒。這是由於春天多風，而且氣溫上升，當人的抵抗力下降時，風熱邪氣就會趁機襲入，導致感冒，治療當選用銀翹散。

可是我也清楚地知道，銀翹散效果並不好。

為什麼？

因為先前已經治療過好幾個類似的病人，當時我毫不猶豫地使用了銀翹散，以為會藥到病除，最終的結果卻很讓我失望：一週以後症狀才完全緩解。

有人也許會說，一週痊癒，這效果還不錯啊，是你要求太高了吧。但你仔細想過沒有，這是普通感冒，很多人即使不吃藥，一個禮拜也自癒了。所以，對於這樣的療效，我是不滿意的，非常不滿意。

當然，我不會把這種不滿意歸結到中醫不行上去。

問題肯定出在自己身上。

我一定是忽略了感冒發病過程中一個至關重要的因素。只要能找到這個因素，對感冒的治療就能「一劍封喉」。

在仔細研究了自己的症狀之後，我終於發現了一條線索。一條看起來並不起眼的線索——舌苔白膩。

什麼是白膩苔呢？就是舌頭表面有一層白色而且滑膩的苔。如果還不清楚，可以想像一下陰暗潮濕的石階上長的青苔，如果把青苔顏色換成白色，這就是白膩苔的形象。

白膩苔又意味著什麼呢？

意味著身體內部存在潮濕的狀況（和青苔的原理相仿）。真相就此浮出水面。

原來風寒也好，風熱也罷，這些都只是誘因（外因），只是感冒過程中的次要因素，它們只會導致感冒症狀不同（如風寒會有明顯的頭痛、關節肌肉痛和惡寒，風熱則會有明顯的咽喉痛、目赤、流濁涕、咳濃痰等），並不能主導感冒的進程（發生、發展和轉歸）。真正能主導感冒的，是身體內存在的「濕」！

因為「濕」，人體的防線（免疫系統）才會出現懈怠，才會出現漏洞；也因為「濕」，致病菌才能在突破防線後，站穩腳跟，迅速壯大，極大地危害人體的健康。

所以，要想快速平息致病菌的作亂，就一定要清除體內的「濕」。

在中醫方劑裡，具有除濕功效的很多，哪個才是最佳「方」選呢？

經過反覆思索、比較，我最終選定了「三仁湯」。

沒有名將（藥力峻猛之品，如附子、大黃、麻黃），沒有名帥（價格昂貴之藥，如人參、蟲草、阿膠），但我堅信，在這場和感冒的戰爭中，你肯定能不負我望，一戰成名。給我信心的，是「三仁湯」中的三員「大將」——杏仁、豆蔻仁和薏苡仁。

其實說它們是「大將」，實在太抬舉它們了，在平時，它們甚至都不是藥。杏仁是乾果，豆蔻是香料，而薏苡仁則是食材。但就是這麼三味稀鬆平常的「藥物」，組合在一起將形成巨大的威力，對致病菌造成致命的打擊（有時候三個臭皮匠，還真能抵上一個諸葛亮），因為它們都有一個共同的特長——除濕。

按理講能除濕的中藥有很多，為什麼偏偏選擇這三味藥來擔當重任呢？因為它們不但能除濕，而且還除出了花樣。杏仁，可以開宣肺氣，使體內水濕通過汗孔及呼吸排出體外，主除上焦（人體上部）之濕。

豆蔻仁，可以芳香醒脾，使體內水濕通過脾的運化而消除，主除中焦（人體中部）之濕。

薏苡仁，可以淡滲利濕，使體內水濕通過小便而排出體外，主除下焦（人體下部）之濕。

藥無好壞貴賤，用之得當，賤如地丁、紫蘇，也是救命良藥；用之失當，貴如人參、鹿茸，亦成殺人毒藥。

濕。

二人同心，其利斷金。

三仁同心，濕去無影。

再加上厚朴行氣燥濕，可以防止水濕停聚而成痰；半夏化痰祛濕，可以消散已經凝聚而成的痰塊；淡竹葉清熱利濕，可以清除體內多餘的熱量，防止致病菌在熱量的協助下，更快、更多、更強地擴張；通草、滑石通利經脈和關竅，可以使水濕、痰液通通從小便排出體外。就這樣，在大家的齊心協力下，人體內部被打掃得乾燥又潔淨。

這下，致病菌無計可施了。

水濕沒了，人體的防禦系統又開始正常工作，其強大的作戰能力和殺傷力，將成為它無法逾越的堅固屏障。

同時，已經入侵的病菌日子也不好過。水濕被清除後，原先的繁殖基地不復存在，糧草供應也被切斷，於是，餓死的餓死，老死的老死，戰鬥力急劇下降，很快就在人體免疫系統的攻擊下全軍覆沒。

最後簡單通報一下這次戰鬥的結果：戰鬥用時兩天，全殲感冒病菌，我方（人體）大獲全勝。

終於，在經歷了長時間的尋找和失敗之後，我找到了克制感冒以及多數感染性疾病的方法——三仁湯，這最終成為我日後和致病菌戰鬥的主力部隊。

隨後的事實證明，這是一支讓致病菌聞風喪膽的部隊，它的存在，就是致病菌的噩夢。

朱某，女，一歲，反覆發燒一個多月，早晨體溫正常，午後低熱，抗生素治療無效，使用三仁湯，一劑退熱，三劑病癒。

金某，男，九歲，高燒一週不退，抗生素治療無效，使用三仁湯（因脈象虛弱，我加入了附子以扶助正氣），服藥三小時後，大便瀉下，隨後熱退。第二天，再用三仁湯原方一劑，病癒。

唐某，男，一歲，發熱、嘔吐、腹瀉三天，抗生素治療後症狀不減，使用三仁湯，一劑熱退，三劑痊癒。

……

戰無不勝，攻無不克。

這是我給三仁湯的評價，一個至高無上的評價！

雖然三仁湯勇猛無比，但老是靠武力解決問題總不是長久之道。要想身體長治久安，少受致病菌的入侵，那就必須著眼於平時。其中最最重要的，就是要保持身體內環境的乾燥和潔淨。

八杯水的危害

其實，只要我們自己不折騰，身體內部原本是乾燥潔淨的。

正常狀況下，進入身體的水，過剩部分會在脾胃的辛勤勞作（運化）下，以呼吸、出

這就是「正氣存內，邪不可干」的道理。

汗、大小便等方式排出體外。只有當飲水量過大，超過脾胃的運化能力，或者脾胃受損，運化能力不足時，身體內部才會出現水分過多、濕度增加的情況。其中前者占的比例更大。

大量喝水的理由，則來自西醫的忠告。

這個忠告是這樣的：不要等口渴了再喝水，這樣人體是會缺水的，科學的飲水量是每人每天大約八大杯的水（約兩千毫升）。

如果你認真按照這個要求做了，那恭喜你，你已經成功完成了對自己身體的折騰，使原先乾燥潔淨的內環境轉變得污穢潮濕。

養過花草的朋友都知道，除了極少的水生植物可以整天泡在水裡不受其害外，多數植物澆多了水是要爛根的，而爛了根的植物是活不下去的。這充分說明了一點，水雖然是生命之源，但水絕對不是越多越好，太多了也是要「命」的。

人體也是如此。

由於年齡、性別、體質、季節及工作狀態的不同，每人每天消耗的水分是差異極大的。比如說二、三十歲夏季戶外工作的農民工和七、八十歲冬季臥床不起的老人，如果都讓他們按照八杯水來喝，前者明顯不夠，後者又明顯過剩。

不夠還可以補，過剩可就麻煩了。

因為，當你不顧身體需要（不口渴就說明身體不缺水），「拼命」喝水的時候，身體正悄悄地在改變。當然，這種改變不是有利的，而是有害的，大大的有害。

一方面，多餘的水會瀦留在細胞裡，導致細胞水腫；另一方面，內環境會因此變得極其

水雖是生命之源，但不是越多越好。

潮濕。

隱患就此埋下。

要消除隱患，防病於未然，自然就要控制飲水量。

那每天喝多少水才合適呢？

我認為最簡單的標準，口渴了就喝，口不渴就不喝（當然，有些人存在這樣的情況，整天覺得口渴，喝再多的水都不解渴，這是因為人體水液的迴圈、灌溉、排泄出了問題，需要治療）。

對於這樣的標準，肯定有人會說，這也太隨意了，一點也不科學。

我的回答是，這雖然看似隨意，但絕對科學。不但科學，而且非常科學。

因為這一標準的製定者並不是我，而是目前世界上最複雜、最精密、最靈敏、最高效的「設備」——大腦。

大腦很忙。因為它沒辦法不忙。

大到各個系統的協調運行，小到每個細胞的吃喝拉撒，身體的每一個細微活動，都需要大腦的「批閱」（接收資訊）和「指示」（發出指令）。沒有節假日，不論白天和黑夜，有情況就要處理，有問題就要解決，真正的全年無休，二十四小時工作，所以大腦可以說是一個不折不扣的「模範勞工」。

但這樣還是不夠。即使上面的工作再忙再累，「模範勞工」還是要擠出時間和精力來做一件事情：監測內環境。

內環境只要一有風吹草動(寒、熱、燥、濕等的變化),立刻會有資訊上報給大腦,大腦也會隨即採取對策,來維護內環境的穩定和適宜。

因為它知道,內環境是細胞的安身立命之所。內環境出問題,後果會很嚴重。輕則局部細胞病變,重則臟腑功能障礙,甚至死亡都是可能的。

所以,大腦密切關注著內環境的變化,一旦有異常情況發生,它就會對人體發出警告,以便及時採取措施,恢復內環境的穩定。

大腦給出的警告就是人體的各種感覺。

感覺冷了,是內環境溫度過低的警告,這時就要添加衣物來保暖了;感覺熱了,是內環境溫度太高的警告,這時就要減少衣物來散熱了;感覺口渴了,是內環境缺水的警告,這時就需要喝水來補充水分。

如果沒有收到警告就擅自採取措施呢?你大可發揮想像力,腦補一下大熱天穿棉襖、大冬天穿短袖的感覺。如果一定要這麼折騰,引領時裝潮流是不可能的,生病倒是一定的。

喝水也是如此。

沒有口渴,說明體內並不缺水。如果一定要喝,而且喝很多,那體內的水就會過剩,水過剩,內環境濕度就會升高,濕度增高的後果……你懂的!

在這裡不妨透露一個小祕密(當然這只是我的個人體會,僅供參考),每當我自己多喝水(多數時候是為了品茶)後,會明顯感覺咽喉部有痰,大便稀溏,手心出汗增多,舌苔變白膩,舌邊出現齒痕,這就是體內水濕過多的表現,如不及時糾正,將會後患無窮。

17

積水成災

水過多的危害大致可以分為三級。

第一級：潮濕級

1. 實際狀況

飲水量超過人體日常所需，體內「霧氣」瀰漫，內環境非常潮濕。

2.危害性

細胞缺氧，反應遲鈍，工作能力下降（常見症狀有乏力、倦怠、嗜睡、四肢無力等），局部黏液分泌異常（如鼻涕、痰液、帶下增多等），容易受到病菌攻擊，產生慢性炎症（如鼻炎、胃炎、腸炎等），如果內環境長期處於潮濕狀態，甚至可以誘發細胞的癌變。

值得引起重視的是，內環境潮濕會導致乏力、畏寒、嗜睡、抵抗力下降等症狀，這與身體虛弱的表現極為相似，如果不仔細辨別，盲目服用滋補藥物，不但無益於改善症狀，反而會造成新的不適。

怎樣判斷內環境是否潮濕呢？最簡單的辦法就是看舌苔。

如果舌苔膩滑，就說明內環境處於潮濕狀態（這其實和看到青苔可以判斷環境潮濕是一個道理）。

以自然之理，度人身之理，這是中醫探究疾病的主要方式。這種方式看似原始，實有至理。因為自然孕育了生命，生命的一切變化，都逃不出自然法則（天道）的掌控，所以從自然現象中發現、總結出來的規律，不但適用於自然，當然也適用於人體，這正是中醫的高明之處，它的好處在於簡單、實用，卻又直指疾病的本質。

再結合舌苔的顏色，我們還可以判斷內環境的寒熱狀況。

如果舌苔顏色是白的，說明內環境以潮濕為主，沒有明顯的寒熱（或略微偏寒）；如果舌苔的顏色是黃的，說明內環境不但潮濕，而且炎熱；而如果舌苔的顏色是灰或黑的，則說明內環境不但潮濕，而且寒冷。

這一段值得反覆體悟。

3. 對付辦法

使用「乾燥劑」。如果有熱，那麼就給它降降溫，而如果有寒，那就給它加加熱。

那麼，問題來了，給內環境「乾燥」，什麼藥最強？

我的經驗是三仁湯去掉竹葉，加入藿香、石菖蒲。如果兼有熱，可以加入竹葉、連翹、黃芩（相當於空調的除濕製冷功能）；而如果兼有寒，那麼就加入麻黃、蘇葉、蒼朮（這就相當於加熱烘乾功能）。就這麼簡單！

據不完全統計，我曾用此方治癒過的疾病有：鼻炎、咽喉炎、胃炎、潰瘍性結腸炎、各種皮炎、小兒抽動症、失眠、痤瘡、頑固性口腔潰瘍、濕疹、腫瘤標誌物升高、特異性關節炎、中耳炎、哮喘等。

尤其是對於腫瘤標誌物（CA19-9、CA-125、鐵蛋白、癌胚抗原等）異常升高，卻又查不出病變灶的患者，使用此方治療，常常有意想不到的效果。

【典型病例】馬某，男性，六十五歲，鐵蛋白和癌胚抗原較正常值升高六倍以上。主要症狀是乏力和消瘦，但全身檢查未發現明顯腫瘤病灶，也沒有其他不適感。舌苔白膩，脈象弦。

該患者可供參考的症狀非常少（僅有乏力和消瘦），而且沒有特殊性，那該如何判斷內環境的狀況（病根）呢？

白膩苔就是一條非常重要的線索。

也就是說，不管症狀是多是少，病情是輕是重，只要白膩苔在那裡，我就可以毫不猶豫地判斷，一切都是潮濕惹的禍！

【處方】杏仁九公克，薏苡仁十五公克，白豆蔻六公克，藿香九公克，石菖蒲九公克，半夏九公克，厚朴九公克，通草五公克，滑石十五公克。

【療效】此方服用約一個月，所有指標恢復正常。

所以，對於這個內環境的「乾燥劑」，我只有一個字來形容：讚！

第二級：積水級

1.實際狀況

體內「雨」不停地下，水流成河，到處是水坑、水窪和水潭。

2.危害性

水積於關節則為關節積液，可以引發關節腫脹、疼痛、活動不利等症狀；積於內耳可以引發頭暈、耳鳴；積於眼部，可以引發青光眼；積於肺臟，可以造成間質性肺炎；積於皮下，可以導致水腫；積於膀胱，則可以導致小便不利等等。

判斷體內是否有積水，也有一個簡單而有效的辦法。這次不是看舌苔了，而是看舌頭。舌頭胖大，兩邊有齒痕，就表示體內有積水。

3. 對付辦法

使用「抽水機」來排水。

能擔當「抽水機」這一艱鉅任務的非五苓散莫屬。

五苓散出自張仲景的《傷寒論》，由澤瀉、豬苓、茯苓、白朮、桂枝五味藥組成。

君藥澤瀉，其名字就非常有意思。水聚積之地稱「澤」，水很快地流叫「瀉」，所以，「澤瀉」的意思就是把聚積的水很快地排掉。取這麼個藥名，它的排水作用自然是可想而知。

以澤瀉為君藥，以豬苓、茯苓、白朮（這三味藥的主要功效是健脾、利水、滲濕）為佐藥，再利用桂枝溫陽化氣的作用「點火啟動」，一台內環境的強力「抽水機」就此登場。在它的工作下，體內的積水無處可藏，將源源不斷地通過膀胱、尿道排出體外。

【典型病例】張某，男性，三十二歲。雙眼脹痛，眼科檢查提示眼壓高，診斷為青光眼。胃口佳，大小便正常，無頭暈頭痛，無胸悶心悸，睡眠佳，無乏力，不畏寒。舌胖大，苔白滑，邊有齒痕，脈象弦。

和前面那個病例一樣，此患者的主訴症狀同樣非常少。不過症狀不在多，有用即可。胖大舌且有齒痕就是一個非常有用的症狀。有用到只要它一旦出現，就可以下診斷。所以我很快給出了診斷——體內有積水。

敵情已明，破敵自然簡單。

【處方】澤瀉十八公克，豬苓十二公克，茯苓十二公克，生白朮十二公克，桂枝九公克，木賊九公克。

【療效】服用一週後眼睛脹痛消除，眼壓恢復正常。鞏固兩週後停藥，之後一直未見復發。

第三級：堰塞湖級

1.實際狀況

身體內的積水量已經大到非常嚴重的程度，較小的空隙或低窪處已經容納不下這麼多水量，所以此一級別的積水一般僅見於兩個地方，胸腔（胸水）或腹腔（腹水）。

2.危害性

這相當於一顆極其危險的定時炸彈，如果處理不當，或不小心引爆，那將對人體造成滅頂之災。

3.對付辦法

洩洪。

洩洪是個力氣活，也是個技術活，更是個危險活，所以性格溫和的藥根本起不了作用，這時就需要猛藥登場了。

乾燥劑→抽水機→洩洪，積水嚴重程度加深，應付方法也相應升級。

這一猛藥的名字叫「甘遂」。

「甘」，就是甜。「遂」，原意是指田間的水道。「甘遂」的意思就是可以像水渠一樣排水的甜藥。古人這樣形容它的藥力：此藥專於行水，攻決為用……（可以）直達水氣所結之處，乃泄水之聖藥……但有毒不可輕用。

所以，你千萬別因為它味道有點甜，就把它當花瓶，就以為多吃點沒關係。事實上，甘遂是排水的猛藥，如果不小心吃多了，是要出大事的。

這是因為，甘遂是通過腹瀉來排水的。

輕度的腹瀉有助於排泄積聚在胸腔、腹腔中的水液，瀉後人會感覺輕鬆。可是如果一天拉上幾十次，甚至上百次，水是排痛快了，命也差不多快沒了，這樣的洩洪不但不能救命，反而是要命的。

所以，要想很好地使用甘遂這味猛藥，使它既能很好地洩洪排水，又不至引發山洪（劇烈腹瀉），就一定要控制好用量。

我的經驗是，每次用甘遂粉〇．九公克，用溫開水送服，每日一次即可。這是一個十分安全的劑量，據我臨床使用來看，基本不會發生劇烈腹瀉。如果服後大便無任何變化，可增加〇．三公克。如果還沒變化，可以再增加〇．三公克，以此類推，最多可增加至一．八公克，以服藥後有輕度腹瀉（每日二至三次）為度。

我第一次使用甘遂是給一例肺癌晚期的患者，患者胸腔大量積液，胸悶，呼吸急迫，西醫多次胸穿抽水效果不佳。經過辨證，我用五苓散加葶藶子、大棗，煎好後送服製甘遂粉，每次〇．九公克，服用一個月後，胸水全消。

水對人體的危害大抵如此。

總結一句話：喝水容易，健康不易。

禍從口入

水多了固然討厭，但畢竟還好對付。潮濕可以乾燥，積水可以抽水，即使到了堰塞湖程度，最多也不過泄一下洪，身體內部又可以恢復原來的乾燥潔淨。

要是遇到另一個傢伙，就沒這麼好對付了，因為它更難纏，更頑固，更難清除。但它偏偏是現代人（尤其是經濟發達國家和地區）最難避免的兩大敵人之一。

它的名字叫——痰。

痰？開玩笑吧？

我沒感冒，沒咳嗽，哪來的痰？

即使感冒咳嗽有痰，吃一個禮拜藥也就好了，你說它是現代人的大敵，真是無稽之談！

少安毋躁，且聽我慢慢道來。

不錯，感冒咳嗽時吐出來的是叫痰，但並不是只有肺裡咯出來的才叫痰，那只是痰的一種，中醫稱之為「有形之痰」。

在人體內還有另一種「痰」，一種神祕的「痰」。

它看不見，摸不著，神龍見首不見尾，卻又無處不到，無惡不作。所到之處，輕則血流壅塞，氣機阻遏；重則腫塊暗生，臟器衰竭，稱其為「健康殺手」實不為過，這就是傳說中的「無形之痰」。

「無形之痰」聽起來很玄乎，說白了，其實就是垃圾——人體內部的垃圾。這些垃圾從哪裡來？其實都是我們自己放進來的，確切地說，是吃進來的。

人要生存就要吃東西。所以，人離不開食物。

起先，食物的功能主要是充饑。餓了就找吃的，吃飽了就完事，至於吃什麼，怎麼吃，都是不講究的（當然也無法講究）。

漸漸地，隨著社會、經濟的發展，人開始不滿足於僅僅填飽肚子，而是竭其所能地吃。據說天上飛的除了飛機，地上走的除了坦克，能吃的都上了餐桌。吃的方式也五花八門，煎、炸、蒸、炒、燉、烤，十八般廚藝各顯神通，只為了滿足口腹之欲。

欲望無窮，吃喝不止。

所以就有了這樣的說法：人生在世，吃喝二字。

那就盡情吃喝吧！

人生得意須盡歡，莫使金樽空對月。

但是，盡歡是有代價的。

這個代價就是吃下去的東西太多，身體根本用不完。用不完那就藏著吧，萬一哪天沒得吃的時候可以拿來救一下急。可是，身體等啊等，等啊等，不但沒等到把這些「庫存」消化掉的那一天，反而越積越多。

更糟糕的是，明明吃下去的食物已經遠遠超過身體需要了，但很多人卻還覺得不夠。因為他們心裡惦記著一句話：身體是革命的本錢。所以，為了讓本錢更充足，在大吃大喝之外，還不忘經常用補品來犒勞一下自己。

人參、蟲草、燕窩、阿膠、維生素、蛋白粉……什麼好吃什麼，什麼貴買什麼，身體是自己的，絕不能虧待了它。就在我們用自己的方式來「愛護」身體的時候，身體卻在黯然神傷。

眼看著「庫房」裡堆積如山的陳年舊貨都消耗不完，這邊又不斷地有新物資塞進來，這樣下去，是要「爆倉」的節奏啊！

萬般無奈之下，身體只好發出警告。

於是我們看到了這樣的景象，體重飆升，血壓、血糖、血脂、尿酸節節高……這正是身體在用它獨特的語言提醒我們，吃太多了，體內已經沒空間存放這些多餘的東西了。

可是忠言逆耳，在美食誘惑面前，我們根本就不在乎身體的警告。

就這樣，日復一日，年復一年，原本很好的營養物質，因為細胞吃不光、用不完，最後只能被丟棄在體內，變成垃圾。

垃圾一多，問題就嚴重了。

首先，垃圾會發臭。

體內垃圾一多，就會產生各種臭味，常見的有口臭、汗臭、狐臭、小便臊臭、大便酸臭、帶下腥臭等。

其次，垃圾占地方。

垃圾也是物質，需要有空間來堆放。堆放在管道（血管、淋巴管等）裡吧，影響交通（血液迴圈、淋巴液迴圈），甚至會導致交通癱瘓（如腦梗塞、心肌梗塞、閉經等）；堆放在空地（組織間隙或空腔臟器）上吧，又影響環境，妨礙居民（正常細胞）的日常生活（形成各種腫塊，如脂肪瘤、囊腫，甚至惡性腫瘤）。

最後，垃圾會生「蟲」。

垃圾在成為垃圾之前，可都是營養豐富的好東西（脂肪、糖、蛋白質），雖然最後被丟棄了，可是它在微生物（細菌、病毒、真菌等）眼裡，依舊是美味可口的大餐。所以，垃圾堆可以說是微生物的天堂。被微生物喜歡上，這後果，就不用說了吧？

都說人以食為天，可別忘了還有一句話，天堂和地獄也就一步之遙，吃過了頭，原本滋養身體的美食就會瞬間變成影響健康的毒瘤。

所以，為了自己的健康活力，請千萬管牢自己的嘴，別總怕自己營養不夠。真正健康的飲食，我認為是這樣的：按時進餐，葷素均衡（甚至可以素多葷少），飲食清淡，見飽即止。

只要能做到這幾點，就能最大限度地減少體內垃圾的產生和堆積，從而有效地降低心腦血管疾病及各種腫瘤的發病概率。

而對於已經堆積在體內的垃圾，則需要及時打掃和清運。

現在很多小朋友非常胖，就是營養過剩的表現，爺爺奶奶們別以為能吃、人胖是好事啊，肥胖是嚴重的健康殺手！

垃圾大掃除

清理垃圾不但是個髒活、累活，還需要花時間。

當然，在這之前我們還先需要準備一個工具，這個工具叫二陳湯。

二陳湯，出自宋朝《太平惠民和劑局方》，其組成是：陳皮、半夏、茯苓、甘草。因為主藥陳皮和半夏都是陳久者藥性更佳，所以叫二陳湯。

二陳湯原本的作用是化痰，為什麼要選擇它來清理垃圾呢？

因為，咳嗽的痰叫「有形之痰」，而身體內的垃圾叫「無形之痰」，既然兩個都是痰（外觀雖不同，本質實相似），當然可以用同樣的辦法來對付。也就是說，化痰，其實就是清理垃圾。

為了讓它能發揮更強力的「去汙」效果，我在使用時還常常會再給它加點料：浙貝、地龍、絲瓜絡、通草、大黃。

增加這些料也是有講究的。

浙貝的作用是化痰軟堅。化痰就不用解釋了，軟堅是什麼意思呢？軟堅就是把堅硬的腫塊軟化的意思。垃圾堆積在體內，時間久了，往往會凝結成硬塊（腫瘤，中醫稱之為「痰塊」），加入浙貝後，不但清理垃圾能力增強了，還能起到預防結塊、消除結塊的效果。

對已經形成的痰塊，則可以配合生牡蠣、玄參、夏枯草一起使用，這一組合人稱「消瘰丸」，是對付痰塊非常有效的方劑。

【典型病例】陳某，男，二十八歲。甲狀腺癌術後，頸部淋巴結腫大。體胖，容易出汗，其餘無明顯症狀，舌苔白厚膩，脈象滑。

中醫判斷體內是否有垃圾，主要靠看和摸。

看，是看體形。滿肚垃圾藏不住，一身肥膘入目來，只要看到體形肥胖者，基本可以斷定其體內多垃圾（肥人多痰）。

摸，是摸脈搏。脈滑者，往往體內有痰。如果脈滑而又沒有明顯的咳嗽、吐痰，那麼就說明體內有垃圾（懷孕者除外）。

此患者兩者都符合，所以我診斷他的淋巴結腫大為「痰塊」。

【處方】半夏九公克，茯苓十五公克，陳皮九公克，甘草五公克，浙貝十二公克，生牡蠣三十公克，夏枯草十二公克，莪朮六公克，鬱金九公克。這個方就是「二陳湯」和「消瘰丸」的合體，只增加了莪朮、鬱金兩味藥，以增強對痰塊的軟化和消散。

【療效】以此方為基礎，加減共服用半年後，複查照超音波檢查，頸部淋巴結恢復正常。

接著上面的強力「去汙」藥繼續說。

地龍（蚯蚓），常年的「地下工作者」，以腐葉為食，擅長鬆土。它的這個特性反映到藥效上就是消痰（清理體內污濁、腐敗的垃圾）和通絡（疏通堵塞的經脈）。

絲瓜絡，是絲瓜的「筋絡」，可以「通人脈絡臟腑」（《本草綱目》）。而絲瓜絡又擅去油膩，以前常常用於清洗鍋碗瓢盆，所以，它又具有清理體內垃圾的功效。

從對這兩味藥的分析中，你是否發現了中醫的一個小「祕密」？

這個祕密叫：取類比象。

古代的先人，在一無設備、二無儀器的情況下，就憑著一雙觀察自然的眼睛和體悟自然的智慧，揭開了疾病的奧祕，找到了戰勝疾病的有效藥物，這其中一種非常重要的方法，就是取類比象。

取類比象，簡單地解釋，就是各種動物、植物、礦物，在自然界中表現出來的特性，放到人體內照樣好使。

為了讓大家對取類比象有一個更詳細和完整的認識，我本來要舉些例子來說明一下，不過，在我舉例之前，已經有一位很有名的醫生，對此發表了迄今為止無人可以超越的解說，所以我就不班門弄斧了。

下面就請這位著名醫家，金元時期的劉完素老師做精彩發言。大家仔細聽好了：

夫物各有性，制而用之，變而通之，施於品劑，其功用豈有窮哉！

……

蛇之性上竄而引藥，蟬之性外脫而退翳，虻飲血而用以治血，鼠善穿而用以治漏，所謂因其性而為用者如此。

弩牙速產，以機發而不括也；杵糠下噎，以杵築下也，所謂因其用而為使者如此。

浮萍不沉水，可以勝酒；獨活不搖風，可以治風，所謂因其所勝而為制也如此。

古人的高明之處。參見二四三至二四四頁相關論述。

麻，木穀而治風；豆，水穀而治水，所謂氣相同則相求者如此。牛，土畜，乳可以止渴疾（土克水）；豕（豬），水畜，心可以鎮恍惚（水克火），所謂因其氣相克則相制也如此。

熊肉振羸，兔肝明視，所謂因其氣有餘補不足也如此。鯉之治水，鶩之利水，所謂因其氣相感則以意使者如此。

……

故天地賦形，不離陰陽，形色自然，皆有法象。

……

空青法木，色青而主肝；丹砂（朱砂）法火，色赤而主心；雲母法金，色白而主肺；磁石法水，色黑而主腎；黃石脂法土，色黃而主脾。

故觸類而長之，莫不有自然之理也。欲為醫者，上知天文，下知地理，中知人事，三者俱明，然後可以語人之疾病。

精彩，實在是精彩！

劉老師不但把取類比象解釋得詳細透徹，還提出了醫者（當然指中醫）必須要具備的三個素質——上知天文，下知地理，中知人事。

為什麼要做到這「三知」呢？

因為只有這樣，才能感知自然的偉大，才能領悟中藥的妙用。自然之理，即人身之理，所以，借助自然的力量，來攻克人身之疾患，這才是醫學的最高境界。也只有明白了這一點，才可能真正走進中醫的殿堂。

言歸正傳。

地龍和絲瓜絡的加入，不但增強了「二陳」清理垃圾的能力，更起到了疏通管道的作用。這樣一來，被垃圾堵塞的管道（經絡、血管）可以快速打通，有利於及時運走清理出來的垃圾。

通草，可以通經絡、利小便。一方面可以協助地龍、絲瓜絡疏通管道，另一方面可以將清理出來的垃圾，通過小便排出體外。

大黃，具有強烈的通大便作用，兼能化瘀血。這樣，污穢的垃圾一股腦兒都可以通過大便排泄出去。垃圾清空以後，淤塞的血管漸漸暢通，停滯的血液恢復流動，新鮮的營養物質又可以源源不斷地運往全身各個細胞，人體內部又開始變得清新、整潔、有活力。

正因為大黃在清掃人體垃圾方面做出了傑出貢獻，所以被授予「推陳致新」的特別動章。千萬別小看這一動章，在數千年的歲月長河中，在數以萬計的中藥爭奪中，得到過這一動章的，有且只有兩位（另一位是柴胡），大黃的功力由此可見一斑。

當然，功勳卓著之輩，往往都是猛將，大黃自然也不例外。使用時如果用量過大，就會導致劇烈腹瀉，傷害身體。所以，用於排泄體內垃圾時，用量宜控制在六至九公克以內。

現在，一個集去汗、散結、疏通、排泄於一體的清潔工具已經準備完畢，可以正式開始大掃除了。

當然，工具再好，要將體內的陳年垃圾清理乾淨，還需要足夠的時間和耐心。據我的經

舊的不去新的不來，這句話也極大地適用於人體。

驗，這個垃圾攻堅戰的時限最起碼是三個月，只能多不能少，沒有任何討價還價的餘地。否則，將不能徹底、有效地完成清理工作。

同時，還一定要管住自己的嘴。該吃的（正餐）吃，不該吃的（零食、飲料、各種營養品以及滋補品）堅決不吃。

只有這樣，體內的垃圾才能打掃乾淨。不然，一邊費心費力費時間地清理垃圾，一邊卻不斷製造新的垃圾，效果自然是可想而知。

如能做到上述兩點，那麼，恭喜你，在這場艱苦的垃圾大掃除中，必定會取得最終的勝利。現在，你的體內又變得乾淨清潔，所有管道通暢無阻，細胞又恢復幸福而快樂的生活。

不過，現在還不是慶功的時候。

就在你累死累活好不容易把體內打掃乾淨之後，還沒等喘上一口氣，又一個敵人虎視眈眈準備進攻了。

相比垃圾而言，這個敵人更可怕、更強大、更不好對付，它無處不在，無孔不入，如影隨形，就像惡魔般揮之不去，難以擺脫。要命的是，它還時刻掌握著你的心理狀態，讓你欲罷不能，身不由己。

這個敵人就是：情緒。

一山還比一山高，疾病還真的是武器繁多。但是，魔高一尺，道高一丈，任你疾病七十二變，還是逃不出中醫這個如來佛的掌心。

18

七種武器

如果說每個人的一生註定要有一個擺脫不了的敵人的話，那麼這個敵人非「情緒」莫屬。

當然，也有世外高人或得道高人，身似槁木，心如止水，跳出三界外，不在五行中，已經不受情緒困擾。

但這只是極少數人的境界。

你我皆凡人，因此，除了表示對他們的敬仰之情如長江之水滔滔不絕之外，依舊要在滾滾紅塵中生、老、病、死。而情緒，就是我們在一生中要無數次面對的「敵人」。

這是一個可怕的「敵人」！

來無影，去無蹤，抓不住，打不死。更要命的是，它還懷揣著七種武器。七種都足以致命的武器。

它們分別是：喜、怒、思、悲、恐、憂、驚。

第一種武器：喜

必殺技：使氣血渙散（喜則氣緩）。

攻擊點：心（喜傷心）。

殺傷力：輕則使人元氣渙散，精神錯亂（心主神志，心神受損，則神志異常）；重則一命嗚呼。

成名戰：范進考中舉人後發瘋（《儒林外史》），牛皋騎在金兀朮身上笑死（《說岳全傳》），都是喜的「傑作」。

喜，七種武器中最可怕的一種。說它最可怕，並不是因為它面目可憎、兇狠無比。相反，它外表和善，招人喜歡。俗話說「笑一笑，十年少」。所以，大家對「喜」是不設防的，而這正是它的可怕之處。隱蔽性強，迷惑性大，擅長偷襲，背後捅刀，乘人不備，直搗黃龍（心），痛下殺手，防不勝防。

所以，武器排行榜之首非它莫屬。

第二種武器：怒

必殺技：使氣血上湧（怒則氣上）。

攻擊點：肝（怒傷肝）。

殺傷力：輕者致人肢體癱瘓、口眼歪斜，重者小命難保。

成名戰：諸葛亮氣死周瑜，罵死王朗，就是對「怒」這一武器的極好使用（均見於《三國演義》）。

怒，有雷霆萬鈞之力，萬馬奔騰之勢，疾如風，烈似火，快若電，擅長猛攻，力大勢沉，直擊肝臟，逼迫氣血上湧，血脈破損（肝主藏血，肝臟受損則血不能藏），非死即殘。因其殺傷力大，極難抵禦，故排武器榜第二。

第三種武器：思

必殺技：使氣血凝滯（思則氣結）。

攻擊點：脾（思傷脾）。

殺傷力：使人食欲減退、胃脘脹悶、飲食不化、夜不成寐。漸至形銷骨立、元氣渙散、生命消亡。

成名戰：諸葛亮「出師未捷身先死」，很大程度上是思慮過度的後果。

思，它沒有歡天喜地的熱烈，也沒有怒髮衝冠的豪壯，有的只是才下眉頭卻上心頭的「纏綿」。如果說「怒」是少林拳，那「思」就是武當功，是慢性毒藥、化骨綿掌，看似不烈，卻深入骨髓，在不知不覺之間，傷人於無形，故排在武器榜第三位。

第四種武器：憂

必殺技：一夜白頭。

攻擊點：肺（憂傷肺）。

殺傷力：常常使人一夜白頭（因肺主皮毛，肺精受損則毛髮失養而變白）。

成名戰：春秋時期，伍子胥被楚平王追殺，經過昭關（今安徽含山縣北）時，前有大江阻隔，重兵把守，後有追兵堵截，伍子胥焦急憂慮萬分，一夜之間，頭髮全白。

憂，武器榜排名第四。有「先天下之憂而憂」的憂慮，有「尋尋覓覓，冷冷清清，淒淒慘慘戚戚」的憂愁，也有「念天地之悠悠，獨愴然而涕下」的悲憂。但不論是哪種憂，都是傷感的、壓抑的，是滿滿的負能量，所以，長時間或極度的憂會大量消耗人體的能量（元氣），使器官、臟腑、毛髮等失去滋養而早衰。

第五種武器：恐

必殺技：使氣血下陷（恐則氣下）。

攻擊點：腎（恐傷腎）。

殺傷力：輕者使人大小便失禁（腎主二便），重者可致立即死亡。

成名戰：張飛長阪坡前大喝嚇死夏侯傑，就是「恐」立下的赫赫戰功（《三國演義》）。

恐，即恐懼、害怕，常利用人心理最軟弱的部分進行打擊，只要極小的代價，就能造成極大的殺傷力，可謂四兩撥千斤之典範，武器榜排名第五。

第六種武器：悲

必殺技：使氣血耗損（悲則氣消）。

攻擊點：肺。

殺傷力：常使人虛脫乏力、精神疲軟，重者可致肺傷咯血，危及生命。

成名戰：林黛玉因長年悲傷，最後肺病咯血而死（《紅樓夢》）。

悲，武器榜排名第六。它與憂類似，為一種慢性消耗性武器，不急於一招制敵，卻能在日積月累中，慢慢消耗人的能量（元氣），最終導致臟腑衰竭而亡。

第七種武器：驚

必殺技：使氣血逆亂（驚則氣亂）。

攻擊點：氣血。

殺傷力：使人氣血逆亂。輕者，心神不寧，言語不利；重者，精神錯亂、妄見妄聽，直至精血耗盡而亡。

成名戰：賈瑞被王熙鳳設計捉弄，驚嚇過度，漸漸一病不起（《紅樓夢》）。

驚，雖然排在武器榜最後，但它擅長突襲，出人意料，乘人不備，擾人心神，逆亂氣血，雖不能見血封喉，卻能讓人精神錯亂、行為乖張，最終要人性命。

這七種武器，有的如大刀猛斧，有的如軟鞭細索；有的長驅直入，有的暗箭傷人；有的猛攻急戰，有的慢慢消耗，可謂軟硬兼施、死纏爛打，只要一不留神，就會不幸中招，非傷即死，實在是防不勝防、難以招架。

那麼，在這七種變幻莫測、無孔不入的武器面前，我們能找到對付的辦法嗎？能！問世間情為何物，一物降一物。

上古的智者以其絕頂的智慧找到了破解之法，並將其寫入了一本奇書之中。

後世的一位醫家，從這本奇書中學會了這些方法，最終成為一代宗師。

這本奇書叫《黃帝內經》。

這位醫家叫張從正。

張從正簡歷

我們先來看一看這位張專家的簡歷（除中醫專業人士外，張專家的名字多數人都是第一次聽到）。

姓名：張從正（字子和）。

生卒年月：約一一五六—一二二八年（金元時期）。

籍貫：睢州考城（今河南民權縣）人。

外號：戴人（因其原籍在西周所封置的戴國境內）。

愛好：鑽研醫學（其他不明）。

名言：只要掌握汗、吐、下這三種方法，就可以治好一切疾病！（該盡治病。）

著作：《儒門事親》。

成就：金元四大家之一，攻下派的鼻祖。

特長：擅長用汗（發汗）、吐（催吐）、下（瀉下）三種方法來治療各種疾病（包括各種疑難雜症）。

成名之路：出身醫學世家（不過非名醫之後，只是當時無名的普通醫生家庭），得家傳醫方，並自學《黃帝內經》、《難經》，二十歲左右開始行醫。後又自學當時名醫劉完素（河間）的醫學著作，鑽研揣摩四十餘年，醫術終得大成。

總結一句話，張從正，無學歷、無名師、無背景，完全靠自學成材，實在是厲害。

這個張專家，不但醫學成就讓人高山仰止，不但用猛藥治病讓人瞠目結舌，更強的是，他掌握並發展了一項獨特的技能。

這項技能叫：心理治療。

心理治療，就算在當今也還是件新鮮事，而在張專家那個年代，絕對可以稱作是引領醫學潮流。

其實張專家這套治療心理疾病的本領，並非自創，而是「偷」來的。

理論加實踐，深入第一線。名醫的煉成，除了悟性，更少不了超過常人的努力。

準確地說，是從一本奇書上學來的。這本書叫《黃帝內經》。

奇書

《黃帝內經》是一本奇書。

說它是奇書，主要有兩個原因：

一是作者不詳，現在大致公認的是，其為春秋戰國時期的作品。

二是它一經問世（不晚於西元前二十六年，即西漢河平三年），不斷被模仿，卻從未被超越。它的價值，一句話就可以概括：《內經》恆久遠，一本永流傳。

可以毫不誇張地說，書中的片言隻語，都可以成就一位傳世名醫！

而每一位名醫的背後，都有一本《黃帝內經》在做堅強的後盾！

有人要說了，一本兩千年前的書，即使再神奇，到現在也早過時了，再對它崇拜，就是盲目地迷信。

如果你這樣認為，那你肯定沒有仔細讀過這本書。

不，肯定連翻都沒翻過。

我敢肯定，只要你看過一眼（只要一眼），就一定會改變看法，對這本書肅然起敬。因為它的開篇就寫了這麼一段話：

昔在黃帝，生而神靈，弱而能言，幼而徇齊（考慮問題全面、周到），長而敦敏，成而登天。乃問於天師曰：余聞上古之人，春秋皆度百歲而動作不衰，今時之人，年半百而動作皆衰者，時世異耶？人將失之耶？

岐伯對曰：上古之人，其知道者，法於陰陽，和於術數，食飲有節，起居有常，不妄作勞，故能形與神俱，而盡終其天年，度百歲乃去。今時之人不然也，以酒為漿，以妄為常，醉以入房，以欲竭其精，以耗散其真，不知持滿，不時御神，務快其心，逆於生樂，起居無節，故半百而衰也。

夫上古聖人之教下也，皆謂之虛邪賊風，避之有時，恬淡虛無，真氣從之，精神內守，病安從來？是以志閑而少欲，心安而不懼，形勞而不倦，氣從以順，各從其欲，皆得所願。故美其食，任其服，樂其俗，高下不相慕，其民故曰樸。是以嗜欲不能勞其目，淫邪不能惑其心，愚智賢不肖，不懼於物，故合於道。所以能年皆度百歲而動作不衰者，以其德全不危也。

相信這段話大家都能看懂。

看懂之後，留下的就是震驚。

兩千多年前的智者，言之鑿鑿地告訴我們，每個人都是可以活到一百歲的！不但可以活到一百歲，而且還是行動自如地活到一百歲（動作不衰）！

為什麼現代人活不到了呢？就是因為我們欲望太多，太熱衷於尋歡作樂、花天酒地、通宵達旦，結果自己把身體給折騰壞了，所以年過五十（半百）身體就開始走下坡路了。

如果你能掌握書中的理論和方法，並付諸實踐的話，就能健健康康地活過一百歲（盡終其天年）。

這些寫在兩千多年前的話，簡直就是先賢對我們現代生活的預知和警示，現在讀來，依然讓人背上直冒汗。

《黃帝內經》就是這樣的一本書。一本以活過一百歲為基礎，探討人體生理、病理，以及各種疾病治療的書。

你說它過不過時？你說它奇不奇？

張從正的心理治療大法，正藏在這本奇書之中。

以彼之道，還施彼身

《黃帝內經．陰陽應象大論篇》提出了這樣一個理論：人的各種情緒，並非只是精神意識層面的活動，而是和五臟有著密切的聯繫。也就是說，五臟的功能變化可以導致各種情緒的異常，而各種強烈持久的情緒，反過來又可以影響五臟的功能狀態。

具體來說，五臟和情緒之間的關係是這樣的：

肝在志為怒（木），心在志為喜（火），脾在志為思（土），肺在志為悲、憂（金），腎在志為恐（水）。

根據五行相克理論（金克木、水克火、木克土、火克金、土克水），就可以推導出不同情緒之間的互相克制關係，那就是：

悲勝怒，恐勝喜，怒勝思，喜勝悲（憂），思勝恐。

這一結論有什麼用處呢？

最大的用處就在於，我們可以利用情緒之間的相互克制關係，以一種情緒來治療另一種情緒所導致的疾病。如悲勝怒，就是說因憤怒而導致的疾病，可以用悲傷的情緒來進行治療，以此類推。

張從正將這一方法稱為「以情易情」。具體的做法是這樣的：

悲可以治怒，以愴惻苦楚之言感之；喜可以治悲，以謔浪褻狎之言娛之；恐可以治喜，以恐懼死亡之言怖之；怒可以治思，以污辱欺罔之言觸之；思可以治恐，以慮彼志此之言奪之。

先來講一個以喜治悲的病例。

金元戰亂時期，一個當地官員，因父親被匪人殺害，悲傷過度，不久便得了一個奇怪的病。

開始是胸口疼痛，疼痛一天比一天重。然後，在胸口出現一個硬塊，用手去摸，形狀就像一個倒放著的杯子（狀若覆杯）。

病人聽說張從正對疑難雜症的治療很有一套，於是請他前去診治。

張從正趕到後，仔細地詢問了病情，卻沒有急著開方用藥，而是皺起眉頭思考了起來。

這個時候，恰逢病人家屬請了一個當地的「大仙」前來作法。

張從正見此情景，眉頭頓時舒展開來，一個治病的方案就此誕生。只見他學起「大仙」的樣子，裝神弄鬼起來。他一邊手舞足蹈，一邊念念有詞，時而扮作神仙，體態威嚴，語言嚴厲；時而扮作鬼怪，面露恐懼，言語哆嗦（以狂言謔病者）。如此一番表演後，病人終於開懷大笑，這一笑，胸口疼痛明顯減輕，過沒兩天，不但疼痛全消，連原先的硬塊也不見了（心下結塊皆散）。

再來講一個以怒治思的病例。

當地一富婆，因為過度思慮，引發失眠（相當於現在的神經衰弱）。而且失眠到了非常嚴重的程度。嚴重到什麼程度？整整兩年沒有睡過好覺。可是看遍了當地的名醫，喝了無數的湯藥，睡眠仍不見任何改善。

最後，病家請來了張從正。如果張專家再看不好，那就只能認命等死了。張從正剛一到，患者的丈夫就急著問，醫生，我老婆的病還有救吧？張從正並不回答，而是不緊不慢地診完病，然後拉著患者丈夫的手到門外，故作神祕地說，這個病難治啊。

丈夫說：醫生，只要能治好，要多少錢我都給！

張從正說：錢嘛，肯定是不能少的。不過呢，這錢不是給我的，而是用來治病的。

丈夫一臉疑惑地問：只聽說過有錢能使鬼推磨，沒聽說過錢還能治病啊，這是什麼祕方？

張從正於是在丈夫耳邊如此這般地小聲嘀咕了一陣。只見丈夫臉上漸漸露出了笑容，連連點頭稱是。接著就吩咐僕人去準備好一桌好菜，請張從正吃飯。

席間兩個人還大聲談論。

只聽一個說：你夫人的病啊，恐怕是沒得治了，不過呢，你也別太傷心，你家條件那麼好，到時候再找個新夫人肯定沒問題。

另一個說：先生說的也有道理，那就請先生幫忙留意一下，有好人家還煩請做個媒，到時一定重謝！來啊，先給先生備一份薄禮，聊表心意！

兩個人你來我往，興高采烈，可就是不談治病的事。酒過三巡，張從正打著飽嗝告辭了。

第二天張從正再次登門，兩人又是大吃大喝一番，聊得不亦樂乎，可還是不談治病的事。臨走時，還帶走了一大包銀兩。

如此這般整整一個星期。

病人發火了。

這一個星期以來胸中的怒火在不斷膨脹，到今天已經實在忍無可忍。

既然忍無可忍、那就無須再忍。

發飆！

從沒良心的負心漢罵到沒醫德的江湖騙子，從陳年舊帳罵到老天瞎眼，直罵到精疲力盡、天昏地暗。突然，感覺一陣睏意襲來，竟然倒頭便睡。

這一覺睡了多久？整整九天！

不是一天兩天，而是九天！

這覺睡得那叫一個爽！只覺有生以來從沒睡這麼踏實過！醒來後只覺神清氣爽，腹中饑餓，不覺說道：我餓了，快給我準備吃的！

自此，兩年的失眠症痊癒，身體漸漸恢復健康。

張專家用他的真實病例告訴我們，情緒造成的疾病，讓病人自己去調整是不靠譜的，單純吃藥也是無法解決問題的，只有練成「以情易情」（用一種情緒打敗另一種情緒）的絕技，以彼之道，還施彼身，才能成為醫治心理疾病的絕頂高手。

現在，七種情緒武器中的六種（怒、喜、思、悲、憂、恐），我們已經找到了破解之法，只剩下「驚」了。

破解的祕訣仍然藏在《黃帝內經》中。

非常簡單，只有四個字：驚者平之（〈至真要大論〉）。

意思就是，讓他（她）對引起驚嚇的事物習以為常就可以了。

我們還是來看一個張從正治好的病例。

有一個婦人在旅途中遇到強盜，他們不但搶劫財物，還放火燒了旅店。受此驚嚇，回到家裡，這婦人就得了一種怪病，只要一聽到聲響就會驚嚇而昏倒。

這下家裡人慘了。為了不讓她受驚，連走路都只能躡手躡腳，生怕弄出一點聲響。

一年時間裡，醫生請了無數個，鎮驚安神的藥物也幾乎用遍了，可病情就是沒有任何好轉的跡象。後來，病人家屬打聽到張從正治療疑難病很拿手，於是請他來診治。

張從正仔細觀察了病婦的面色，發現並沒有異常，診脈後發現六脈平和，也無病象。這該如何治療呢？只見他沉思了一會兒，便有了主意。

他先讓病婦坐在一張高椅上，然後命令兩名侍女分別抓住她的手臂，並且囑咐她們：接下來不管出現什麼情況，都一定不能鬆手，要牢牢把她按住。

然後，張從正在高椅前放上一張茶几。他指著茶几對病婦說：夫人，請看這裡！話音剛落，就聽「砰」的一聲響，那婦人受此驚嚇，差點從椅子上摔下來，還好被侍女按住，才沒出現意外。

這時，張從正舉起手裡的一根木棍，微笑著說：夫人，你看，這聲音是我用棍子敲打茶几發出來的，你有什麼好怕的呢？

婦人聽張從正這麼說，又看了看他手裡的木棍，這才心神稍定。

接下來，張從正故技重演，乘婦人不備又敲打茶几，這回婦人只打了個哆嗦，沒有先前那麼害怕了。

如此反覆多次，再敲打茶几時，婦人已經沒有任何驚慌的情緒了。

於是，張從正命人把茶几撤下，又暗地裡讓人敲打門框。婦人一開始也是大驚失色，幾欲暈厥，後來就慢慢適應，不再害怕。

然後，張從正又改為讓人敲打婦人背後的窗戶，等到婦人對此也逐漸適應後，他對家屬說：可以了，再給我一晚的時間，病人就可以完全康復了。

當晚，張從正命人徹夜敲打門窗，如此整整折騰了一個晚上（自夕達曙），婦人不但沒有驚嚇和暈厥，反而睡得很香。

從此，病人對聲音不再敏感，疾病痊癒。

這是一個偉大的病案！

因為，直到七百多年後，西方一位叫克拉夫茨（Crafts）的內科醫生才在他的著作《心理學最新實驗》（*Recent Experiments in Psychology*, 1938）中報告了這樣一個案例：一個年輕婦女，不敢乘坐和駕駛汽車，尤其是害怕通過隧道和橋梁。克拉夫茨將她強行安置在汽車後座上，將車從病人家裡一直開到他在紐約的診所，沿途經過很多橋梁，還經過一條長長的霍蘭德隧道。在行車途中，病人極度驚恐，不斷地嘔吐、戰慄、叫喊，行駛八十公里之後，這些驚恐反應減弱了，在返回途中，女病人幾乎沒有發生任何不良反應。

二十多年後，克拉夫茨醫生的這一治療方法，正式被命名為「衝擊療法」（implosive therapy）。

偉大的張從正！

偉大的中醫！

那些時不時跳出來反對中醫、黑中醫的人士，請你們好好去讀讀中醫的典籍吧，別因為文字古樸就認為它原始，也別因為它一成不變而嘲笑它落後，它之所以穩定，是因為它已臻完美，它之所以簡樸，是因為它已經參透了天地之奧祕！

從認識中醫的那天起，我就一直為它而驕傲，那是一種怎樣的智慧啊，歷千年而不朽，傳萬世而留芳！

就這樣，在《黃帝內經》的光輝指導下，我們最終不費一兵一卒（藥物），輕鬆化解了七種情緒武器對人體發動的攻擊。

看著自己的七大祕密武器被一一打敗，情緒是不甘心的。決定使用最後一招，它相信這一招一定能替它挽回敗局，給人類致命一擊。因為，這次的武器殺傷力極大。它有一個讓人聞之色變的名字叫——癲狂。

19

癲狂

癲狂，其實是兩種病。

癲，表現為精神抑鬱，悶悶不樂，表情淡漠，自言自語，語無倫次，俗稱「文瘋」。

狂，表現為狂躁不安，打人毀物，高聲叫罵，登高而歌，逾牆而走，俗稱「武瘋」。

癲和狂，雖然症狀有區別，但無論得了哪個病，有一點是可以肯定的，那就是家屬肯定會被折磨得不成人形。

更要命的是，一旦得了這病，還不好治。

不，不是不好治，是根本就沒得治。

當然，我說沒得治，並不是說沒藥可治。

藥其實是有的。

但現有的西藥，價格是昂貴的，效果是有限的，副作用是巨大的。指望服藥後病人就此康復，過上正常人的幸福生活，基本上是不可能的。

這正是情緒的得意之處。

雖然你打敗了我的七種武器，可是我還有撒手鐗，我照樣可以橫行天下，照樣打得你只有招架之功，毫無還手之力。

面對情緒的囂張，我們只能保持冷靜。

因為，只有冷靜、冷靜、再冷靜，才可能發現其破綻，才可能找到破解之道。

於是，在無數個不眠之夜後，有位醫生靈光乍現，悟出了攻克之法。

他的靈感來自醫聖張仲景的《傷寒論》。

在《傷寒論》中，有這麼兩段不起眼的文字：

太陽病不解，熱結膀胱，其人如狂，血自下，下者愈，……外解已，但少腹急結者，乃可攻之，宜桃核承氣湯（桃仁，桂枝，大黃，芒硝，甘草）。

太陽病六七日，表證仍在，脈微而沉，反不結胸，其人發狂者，以熱在下焦，少腹當硬滿，小便自利者，下血乃愈，……抵當湯主之（水蛭，虻蟲，桃仁，大黃）。

這兩段話的大致意思是，邪熱進入體內，煎熬血液，致使血流瘀滯不通，人就會發狂。治療的唯一辦法就是活血化瘀，只要能把瘀血排掉，狂就能被治癒（下血乃愈）。

原來如此！

受此啟發，這位醫生終於找到了癲狂的「七寸」：（此病）乃氣血凝滯，腦氣與臟腑氣不接。

一張流傳後世的名方就此誕生。這張方子的名字叫：癲狂夢醒湯。

藥物組成：桃仁，柴胡，香附，木通，赤芍，半夏，大腹皮，青皮，陳皮，桑白皮，蘇子，甘草。

主要功效：活血、化痰、理氣，打通阻隔，使氣血通暢。

這個方子對癲狂的療效到底如何，因為沒機會用，所以我無法評價。但我用類似的方法（活血化痰、疏通氣血）治療過老年失智症，當時我選擇了礞石滾痰丸（青礞石、沉香、黃芩、大黃）和抵當湯合用，治療數月後，雖沒能使患者痊癒，但病症有明顯改善。再結合當代的中醫大家劉渡舟老先生也有過用桃核承氣湯、抵當湯治癒精神分裂症的病例，我認為，用活血、化痰、通絡的方法治療癲狂，是完全可行並且有效的。

世人笑我太癲狂，我笑世人看不穿。如能看穿癲與狂，世事無非夢一場。

血通，氣暢，夢醒，病癒。

這位看穿癲狂的醫生就是：王清任。

王清任（一七六八—一八三一），清代醫家，河北省玉田縣人。終其一生，王清任都不算大紅大紫，其留傳下來的著作《醫林改錯》也只是薄薄的兩卷，但他卻是眾多醫家中非常特別的一個。

說他特別，是因為他的一生，只專注於一種病的治療（歷代名醫中，好像他是唯一一個）。

什麼病？

瘀血病。

都是瘀血惹的禍

一、什麼是瘀血？

在很多人的觀念裡，受了傷，血液從血管中流出來，淤積在皮下（俗稱「烏青」），或形成血腫，這才叫瘀血。

其實不然。

事實上，只要血液在血管中的流動不順暢，大到血栓、血腫，小到血液黏稠度增高、微細血管的血流緩慢，都是瘀血。

對人體而言，瘀血是個可怕的敵人。

它的可怕，來自三個方面：

1. 隱蔽性強

除了大的血栓和血腫，瘀血常常深藏在人體內部最為隱祕的地方（如微細血管），很難及時被發現。

2. 涉及面廣

全身各處，大到五臟六腑，小到皮膚毛髮，全身上下，可以說每個毛孔都在瘀血的攻擊範圍之內。

3. 危害性大

受到瘀血攻擊的區域，輕者城池被毀（臟腑功能受損），重者國破家亡（死亡）。瘀血之所以有這麼大的殺傷力，是因為它在和人體細胞作戰時並不正面攻擊，而只是埋頭做一件事：切斷道路（血液迴圈）。

這是非常厲害的一招。因為，對細胞來說，道路（血液迴圈）被切斷，意味著外面的糧食運不進來，裡面的垃圾運不出去，這可是分分鐘都要命的節奏啊。

細胞如果活不下去，城池（臟腑）自然不攻而破。這就是瘀血的厲害之處。

二、怎樣才能有效對付瘀血的攻擊？

1.及時發現它的行蹤

當然，這是一個艱鉅的任務。因為，瘀血很狡猾，隱蔽工作做得非常到位，這使它成功逃脫了西醫各種先進設備的追蹤。

就在瘀血為自己「地下工作」的出色戰績而洋洋自得的時候，一雙眼睛已經默默「跟蹤」它很久了。

很久是多久？

幾十年。

幾十年如一日，緊盯不放，這是什麼仇什麼怨？答案是，無仇也無怨，只為了一個目的。

這個目的就是，為了人類的健康而掃除瘀血這個心腹大患。

最終，他做到了。這個人就是王清任。

王清任傾其一生的心血和精力，給我們留下了一份珍貴的禮物，就是他精心編繪成的瘀血出沒圖。

在這張圖中，詳細記載了瘀血的主要出沒點，以及瘀血行動時顯露在外的痕跡（病症），具體如下：

瘀血出沒點之一：頭面、四肢、周身血管。

外在表現：頭髮脫落，眼疼白珠紅，糟鼻子，耳聾年久，白癜風，紫癜風，紫印臉，青記臉如墨，牙疳，出氣臭，婦女乾勞（主要症狀是月經不行、飲食減少、四肢無力、午後低熱），男子勞病（和婦女乾勞類似），交節病作（每到節氣就會發病），小兒疳症（主要症狀是飲食減少、面黃肌瘦、肚大堅硬、青筋暴露）。

瘀血出沒點之二：胸中（王清任稱之為「血府」）。

外在表現：頭痛，胸痛，胸不任物（胸口即使蓋一塊薄毛毯也會疼痛難忍），胸任重物（胸口一定要壓上重物才覺得舒服），天亮出汗，食自胸右下，心裡熱（燈籠病），瞀悶，急躁，夜睡夢多，呃逆，飲水即嗆，不眠，小兒夜啼，心跳心忙，夜不安，俗言肝氣病，乾嘔，晚發一陣熱。

瘀血出沒點之三：肚腹。

外在表現：積塊（各種良、惡性腫瘤），小兒痞塊，痛不移處，臥則腹墜，腎瀉（淩晨腹瀉），久瀉。

瘀血出沒點之四：大腦（如果瘀血出現在這裡，後果很嚴重）。

外在表現：半身不遂（偏癱），口眼歪斜，語言謇澀（講話口齒不清或不流利）。

如果你覺得這麼多病症，複雜又難記，沒關係，我來梳理一下，你就可以清楚地看到，瘀血的特點無非以下幾個：

(1)皮膚顏色的改變

血液流動變慢，甚至停滯，就會導致皮膚色素缺失或色素沉著，所以當皮膚顏色出現黑、白、紫、紅等異常變化時，常常表明體內有瘀血在搗亂。

⑵疼痛

血液瘀滯，感覺神經末梢缺血，就會導致疼痛，中醫上稱之為「不通則痛」。但是有一點需要注意，瘀血可以引起疼痛，可是並不是所有的疼痛都是瘀血造成的，所以，不能一看到疼痛，就不分青紅皂白，直接把罪名扣到瘀血的頭上。

那什麼樣的疼痛，才是瘀血的罪證呢？

劃重點：只有符合以下特點的疼痛，才可以把賬算到瘀血頭上：

一是疼痛的部位固定不移。

二是疼痛的性質以刺痛為主。

三是疼痛常常在夜間更嚴重。

從這裡我們也可以看出，中醫診病，並不是「葫蘆僧判葫蘆案」，而是以顯露在外的各種症狀為罪證，根據合理的分析、推理，最終確定嫌犯（病因）。然後，根據嫌犯的窩點（病灶）、勢力範圍（病變範圍）以及破壞力（病情輕重），選擇合適的戰術和戰法（方劑），最後將其一舉殲滅。所以，每次讀古人留下的醫案，都能讓我感覺到「運籌帷幄之中，決勝千里之外」的那種盪氣迴腸！

⑶腫塊

血液瘀滯，各種垃圾在體內堆積，時間一久就會凝結成塊，形成各種腫塊。

⑷精神（睡眠）異常

腦細胞的「路怒症」。

這是一個很有意思的症狀。說它有意思，是因為日常生活中我們常常看到類似的狀況，它叫「路怒症」。當你開車遇到交通擁堵的時候，常常會產生難以控制的煩躁、憤怒情緒，這就是「路怒」。如果把血液的流動看作是日常生活中的交通呢？那麼，當它擁堵時，腦細胞自然就會煩躁、憤怒，表現出來的就是各種精神異常。

(5)長期的慢性病

長期的慢性病會大量消耗人體的元氣和精血，此時的血管，就像乾枯的河道一樣，因為缺乏血液的充盈，自然流動緩慢，漸漸淤塞，葉天士將這種情況稱為「久病入絡」。

記住這些特徵之後，你就可以很容易地發現瘀血的行蹤了。

2.清除瘀血

找到瘀血行蹤之後，接下來要做的事就是清除瘀血，恢復血脈的暢通。由於瘀血埋伏的部位不同，所以需要採用不同的治理方案。

(1)清瘀血A計畫：通竅活血湯

該方案主要用來對付頭面、四肢和周身血管的瘀血。組成及用法：赤芍三公克，川芎三公克，桃仁九公克，紅花九公克，老蔥三根，鮮薑九公克，紅棗七個。用黃酒半斤來煎藥，煎成一盅（約一百毫升）。再放入麝香（〇．一五公克，絹包），煎二沸，每天臨睡前服一次。

這個方案中最重要的藥物就是麝香，缺了它，「通竅活血」的作用就無法發揮。但是很可惜，由於麝香價格昂貴且不易購買，所以這個方子近來被使用的頻率不高，它在某些疾病治療上的突出療效，也漸漸湮沒而不為人知。

有幸的是，我曾經多次使用過此方，經病人回饋，此方對一種疾病效果極好，那就是突發性耳聾。

【典型病例】楊某，男，二十八歲。因公司瑣事，心情鬱抑，突發耳聾，經西醫激素治療效果不明顯，因其同事與我相熟，故求診於我。胃口及大小便均正常，睡眠不佳，入睡難，且多夢，無頭暈頭痛，略有煩躁，口略苦，胸悶，無疲勞感。舌苔薄白，脈象弦。

分析：該病人先因情緒抑鬱，使體內氣機不暢（肝氣鬱結），血液失去氣的推動之後，漸漸瘀滯，繼而導致聽神經失去滋養，最終引起耳聾。

解決辦法：疏肝解鬱治其本，活血通竅除其標。

【處方】通竅活血湯＋小柴胡湯。

【療效】一週痊癒。

日後該病人和我談及此事，說因為這個方子效果好，所以自己抄寫了一份留著，遇到身邊有同樣的病人就推薦他們服用，效果都很好。

(2)清瘀血B計畫：血府逐瘀湯

該方案主要用來對付胸部（血府）的瘀血。

組成及用法：當歸九公克，生地九公克，桃仁十二公克，紅花九公克，赤芍六公克，川芎四．五公克，枳殼六公克，柴胡三公克，甘草六公克，桔梗四．五公克，牛膝九公克。水煎服。

此方的組合搭配極其有意思。如果把胸腔的瘀血看作是一個城市主幹道路交通死結的話，那麼這個方子扮演的就是一個出色交警的角色。

當歸、生地、桃仁、紅花、川芎、赤芍的組合叫桃紅四物湯，主要功效是活血化瘀。而枳殼、柴胡、甘草、赤芍的組合叫四逆散，主要功效是疏通氣機，使氣通達四肢，而不鬱結在胸部。這兩個方子合用在一起，就相當於把壅堵在主幹道上的車輛分流到周邊道路，這樣交通死結就可以慢慢解開了。

但王清任覺得這樣還不夠，他還要讓交通恢復得更快些。於是又加入了兩味藥：牛膝和桔梗。牛膝可以引氣血下行，桔梗可以引氣血上行，這樣一來，橫向、縱向的「車流」都得到有效分流，交通自然就快速恢復了。

值得一提的是，正因為這個方子具有卓越的「疏導交通」的作用，所以可以用來治療各種煩躁、易怒、頑固性失眠、鬱抑等精神疾病（理由參考「路怒症」）。

(3)清瘀血C計畫：膈下逐瘀湯

該方案主要用於對付肚腹部（膈下）的瘀血。

組成及用法：五靈脂六公克，當歸九公克，川芎六公克，桃仁九公克，丹皮六公克，赤芍六公克，烏藥六公克，元胡三公克，甘草九公克，香附四．五公克，紅花九公克，枳殼四．五公克。水煎服。

因為肚腹部空間較大，所以這個位置的瘀血容易形成積塊（各種腫瘤），在治療的時候，除了疏通血管，清除瘀血，還需要考慮如何消除這些積塊。膈下逐瘀湯採用活血藥（當歸、川芎、桃仁、丹皮、赤芍、紅花）與行氣藥（烏藥、香附、枳殼）搭配的方法，使氣暢血行，再搭配具有消瘀散結作用的五靈脂、元胡，這樣就可以使凝結成的腫塊慢慢消除。

(4)清瘀血D計畫：補陽還五湯

該方案主要用來對付腦部的瘀血。

大腦為人體的總司令部，也是人體中血液供應最為豐富的器官。因為大腦對人體極其重要，人體會不惜一切代價來維持大腦的血液迴圈，所以，一般情況下，大腦是最不容易受到瘀血攻擊的器官。

但大腦也有一個致命的弱點。這個弱點，就在於位置太高。

站得高可以看得遠，這是高的優勢。

但是，從另一方面說，高，同時也意味著物資運輸、供給的困難，這就是高的缺點。《三國演義》裡有一個著名的故事，講的就是諸葛亮派馬謖守街亭，馬謖不聽副將王平的勸告，執意要在山上紮營，結果被敵方切斷水源，全軍覆沒，最後不但街亭沒守住，自己也因此而丟了腦袋。

大腦也一樣，由於它在人體的最高位，所以它要得到充足的血液就會比位置低的器官更困難（需要有足夠的壓力來克服重力），當人體由於各種原因（如久病體虛、勞累過度等）無法提供足夠的壓力時（低血壓），大腦的供血就會減少或中斷，這時，大腦就會處於被瘀血攻擊的危險境地。

所以要對付埋伏在大腦裡的瘀血，單單使用活血化瘀藥是無法打通被瘀血堵塞的血管的，真正有效的手段，就是提高血壓，使血液能充分「灌溉」到大腦。

如何才能完成這一艱鉅的任務呢？這就需要一味中藥的鼎力相助。這味中藥的名字叫黃芪。

黃芪，我們在李杲的名方「補中益氣湯」中就已經領略過它的威力了，它最擅長的就是補氣升陽。

補氣的作用，就像是給氣球打氣，氣越足，血管內的壓力（血壓）就越高（所以高血壓患者千萬要注意，別盲目服用補氣藥），血液的流動也越快。

升陽的作用，就是讓氣往上升，這就更有利於改善頭腦部位的血液供應。

正因為黃芪在這兩方面具有無藥可敵的強大能力，所以，衝開堵塞在大腦中的瘀血的重任，非它莫屬。

而要讓黃芪在這場特殊的戰鬥中發揮出最大的功效，必須要委以重用。

重用到什麼程度？

一、二十公克肯定是不夠的，五、六十公克也嫌太輕，王清任給出的答案是，要麼不用，要用就要藥不驚人誓不休，整整一百二十公克，一公克也不能少！

下面就來看看這個著名的「補陽還五湯」的組成：

黃芪一百二十公克，當歸六公克，赤芍四．五公克，地龍三公克，川芎三公克，桃仁三公克，紅花三公克。水煎服。

在這個方子裡，黃芪作為絕對主力，帶領血液浩浩蕩蕩湧向頭部，使原本乾涸的血管得到充盈，接著，活血化瘀藥開始起效，疏通血管，清理垃圾，打通被瘀血堵塞的血管，大腦的血流恢復通暢，由此造成的肢體癱瘓就可以逐漸復原。

通過以上四大方案的合力圍剿，瘀血這一隱蔽在身體最「陰暗」角落裡的敵人最終被全面清除和消滅。

現在，人體內部經過對水濕的治理、垃圾（痰）的清掃、情緒的調整、瘀血的疏通，已經達到安定團結、欣欣向榮（乾淨整潔、氣血通暢、情緒平和）的太平盛世（健康）狀態。

接下來要做的事，就是一致對外。

20

營和衛

安內以後就是要攘外。要攘外，就需要有軍隊。人體負責攘外的「軍隊」叫「衛」，也稱「衛氣」。衛氣，顧名思義，就是防衛、護衛人體的正氣，它來源於飲食。飲食進入人體，經過脾胃的運化，形成人體需要的精微物質。這些精微物質雖然都源自飲食，但又具有完全不同的個性。其中一類個性剽悍，善於打鬥，而另一類則個性柔潤，善於滋養。

善於打鬥的這一部分，因為太過活躍，又極不安分，如果不好好引導、安置，很容易在體內惹是生非，成為破壞人體安定團結的不穩定因素。怎樣才能既發揮它們的特長，又不給人體添亂呢？

最佳的辦法就是把這些好鬥分子組織起來，加以訓練，使之成為一支優秀的戰鬥部隊。這樣一來，它們善於打鬥的特長，不但不會危害到人體自身的健康，反而可以成為消滅外來入侵者的強大力量。

就這樣，精微物質中的剽悍好鬥分子最終被人體組建成了一支巡邏在邊防（體表）的護衛隊，它們不辭辛勞，兢兢業業地守衛在人體的最前線，這就是衛氣。

衛氣的主要職責可以概括為四個字：嚴防死守。

嚴防，就是要像秋風掃落葉一樣，毫不手軟，堅決打擊和消滅外來「入侵者」（如細菌、病毒等）。

死守，就是要誓死保衛人體自身的營養物質（如津、液、氣、血），不讓它們無端流失或被入侵者瓜分。

無疑這是兩個非常艱鉅的任務。

所以，要讓衛氣心甘情願地為人體「賣命」，任勞任怨地完成這兩個艱鉅的任務，就必須要給它足夠的好處。

人體給衛氣的好處就是一個溫暖的「家」。這個「家」的名字叫「營」，也稱「營血」。營血是由精微物質中的另一部分組成。它個性柔潤，善於滋養，是在外戰鬥的衛氣的溫暖「港灣」。

有了營血這個「家」，辛苦作戰的衛氣就有了休養生息的地方，也就有了隨時可以獲得「糧食」和補給的保障。因此，營血對衛氣來說，就是一個不折不扣的「賢內助」。

就這樣，衛主外，營主內，就像是一個家庭裡的「夫妻」，你在家鄉耕耘，我在邊疆站崗……你肩負著全家的重任，我在保衛國家安全。祖國昌盛（人體健康），有你的貢獻，也有我的貢獻。

營和衛這對「夫妻」如果恩愛和睦，家庭就會牢固而幸福（健康）；如果夫妻失和，家庭就容易受到外界的衝擊而解體（生病，甚至死亡）。

那麼，什麼情況下，營、衛這對「夫妻」會失和呢？

當然不是因為第三者插足，問題還是出在營、衛自己身上。

第一種情況：營血不足

人是鐵，飯是鋼，一頓不吃餓得慌。衛氣在外打仗，營血卻不好好持家，無法為衛氣提供足夠的糧食和保障，那麼，衛氣就會軍心渙散，戰鬥力減弱，直至潰不成軍。

第二種情況：衛氣太弱

營血準備了充足的糧食，也盡心盡力地做好了後勤工作。可是，衛氣卻很懦弱，毫無戰鬥力，在前線作戰時常常一擊即潰，根本不能很好地護衛人體。這樣，營血最終會成為外敵

營和衛就像一對「夫妻」，夫妻相處之道、治家之道同樣適用。

掠奪和瓜分的目標（成為各種微生物的樂土）。

由於形成營血和衛氣的精微物質都是飲食經脾胃運化而產生的，所以，營血不足也好，衛氣太弱也好，歸根到底，問題都出在脾胃上。

這告訴我們，營、衛這對「夫妻」如果鬧矛盾，不能和諧相處，正確的處理辦法不是兩頭安撫，而是要調脾胃。只要脾胃一強健，營、衛之間的不愉快自然就煙消雲散了。

桂枝湯就是基於這個原理創造出來的一張名方。

桂枝湯，見於張仲景的《傷寒論》（但它的原創者並非張仲景，而是伊尹，載於其失傳已久的《湯液經》，也稱「陽旦湯」），歷代醫家對其推崇備至，譽之為群方之首。因為它具有和陰通陽、調和營衛的巨大功效，內可安定五臟六腑，外可抗擊邪氣，使之無法侵入人體，可以說是一劑富國（強健身體）強兵（增強免疫力）的妙方。那麼，它是如何做到這一點的呢？

我們先來看它的組成：桂枝、芍藥（一般用白芍）、生薑、大棗、甘草。

這個方子最大的特點就是，味道好極了。

可以說，它完全顛覆了「良藥苦口」這個「優良傳統」。以一種既好喝（味甜）又好聞（氣香）的姿態，讓我們領略到了「口感與香氣齊飛，療效共良藥一色」的獨特魅力。

當然，在這絕佳的口感下，隱藏著的是製方者的精妙設計和構思。

前面我們已經講到，要想和營衛，首先要調脾胃，可是調脾胃又是一件令人頭痛的事。

為什麼呢？

因為，據《黃帝內經》的記載：脾屬太陰濕土，喜燥惡濕，主升清；胃屬陽明燥土，喜潤惡燥，主通降。

通俗地講，就是脾喜歡在乾燥的環境中工作，它的主要職責是把飲食中的精微物質往上輸送到頭目以及周身各處。而胃呢，卻喜歡在濕潤的環境中工作，它的主要職責是把飲食中的糟粕物質向下傳遞給大腸，以排出體外。

這下明白了吧，脾胃這哥倆的性格可以說是冰火兩重天，絕對屬於話不投機半句多的那種關係。要是它們各做各的，老死不相往來，那倒還好辦，可難就難在這對個性完全相反的哥倆，不但待在同一個「辦公室」（中焦）裡，還具有相同的「職務」（倉廩之官），更要一起致力於人體的消化吸收事業，兩個還誰都離不開誰，這就給調脾胃帶來了極大的難度。

如果用燥性升散的藥，脾是喜歡了，工作更賣力了，可胃就不行了。胃一不行，吃進來的食物磨不碎，大便排不出，整天口裡還冒臭氣。

如果改用滋潤通降的藥，胃是舒服了，可脾又要鬧情緒了。脾一鬧情緒，吃飯也不香了，精神也委靡不振，整個人都不好了。

怎樣才能讓脾胃皆大歡喜、和諧工作呢？桂枝湯告訴我們，要調脾胃，離不開三味藥。

鏗鏘三藥行

這三味藥分別是生薑、大棗和甘草。

這一升一降，形成了人體的氣機樞紐，極為重要。

生薑，個性剛烈勇猛，可以辛溫發散、祛濕通陽。它和脾意氣相投，可以極大地增強脾的工作積極性。

大棗，個性甘甜柔和，可以滋養胃液、補益胃氣，它是胃的賢內助，可以給胃提供源源不斷的工作動力。

有了生薑和大棗的友情贊助，脾胃各自的利益都得到了滿足，於是，又能一起愉快地工作了。

但問題又來了。

生薑和大棗藥性完全不同，如何讓它們在一個方劑中互不干擾、獨立而出色地完成各自的任務呢？

這就要請出中藥裡最出名的「八面玲瓏」——甘草。

甘草，外號國老，最大的本事就是「八面玲瓏」（專業的說法叫調和諸藥）。具體來說，就是能讓藥性不同的藥（如寒性藥和熱性藥，補藥和瀉藥等）在一個方劑裡相安無事，並能發揮各自的最大作用。

正是在甘草絕頂的「八面玲瓏」功夫之下，生薑、大棗這一燥一潤、一散一補的兩味藥才真正最大限度地實現了對脾胃的調和。

當然，除了「八面玲瓏」之外，甘草本身也是調脾胃的能手。它味甜，和脾胃一樣，在五行中屬土，所以具有補益脾胃的功效，這又進一步促進了脾胃的工作能力。

就這樣，生薑、大棗、甘草三味藥成了張仲景手中調脾胃的「鐵三角」。只要脾胃有困

甘草就像身邊明事理、有權威、讓人尊敬的老者，加之說的話也是甜甜的味道，所以能讓不同性格（性寒和性熱），甚至是有矛盾（補與瀉）的藥和諧相處，且讓各藥心悅誠服，這「說和」的本事，在中藥界無出其右者。

難，你就一定能看到「鐵三角」的身影。

前面我們曾說過，脾胃是人的後天之本，是安身立命的基石，要保持人體健康，祛除疾病，首先必須保證脾胃能正常工作。所以，在張仲景的方劑中，生薑、大棗、甘草這組「鐵三角」一毫無懸念地登上了出場次數排行榜的榜首。脾胃問題解決了，飲食運化後形成的精微物質就可以源源不斷地補充到營衛之中，現在我們要做的事，就是給予適當的引導和強化。

這需要兩味藥的加盟：桂枝和芍藥（現在通常用白芍）。桂枝，性能溫陽通經，可以引領精微物質中的剽悍部分外達體表而成為衛氣，同時，鼓舞衛氣，可以最大限度激發衛氣的戰鬥能力。

芍藥，性能補血活血，可以引領精微物質中的滋養成分化生為營血並且周行全身，給衛氣提供充足的後勤保障和補給。

在桂枝和芍藥的帶領下，營衛終於可以各安其位、各司其職，人體的防禦體系再一次得到完善和鞏固。

如果把人體看作一個國家，桂枝湯的作用就是使國家達到國庫充盈、兵強馬壯的太平盛世狀態。

從這個意義上說，桂枝湯對人體而言，不僅僅是一劑治病的良方，更是安邦定國的靈丹妙藥，無怪乎後世醫家要給予它至高無上的榮譽（群方之首）！

而營衛一旦出問題，人體面臨的就是防禦體系崩潰，這對一直虎視眈眈、隨時準備入侵人體的外敵來說，將是一個絕佳的機會。

即使脾胃本身沒有問題，在使用藥性猛烈的藥物時，這個鐵三角也常常會出場，用以預防峻藥損傷脾胃。

21

外敵入侵

人體的外敵，是自然界中的不正之氣（邪氣）。什麼叫不正之氣呢？

凡是氣候與季節不相應，或者氣候反常者，都可以叫不正之氣。

如春季過於寒冷，冬季過於溫暖，北方連續陰雨導致氣候不乾燥反而潮濕，江南無雨水導致不潮濕反而乾燥等等。

不正之氣又是如何產生的呢？主要有三種情況：

一方水土養一方人，這水土有變，人豈能不變？大自然對人類的影響無時不在。

一、至而太過

意思是來得過於猛烈。如冬季過於寒冷，夏季過於炎熱，秋季過於乾燥，春季過於溫暖，梅雨季節過於潮濕，這就叫至而太過。

二、至而不至

意思是該來的不來。如時間上已經到了春天，但氣候還停留在冬天，這就叫至而不至。

三、未至而至

意思是不該來的卻來了。如時間上還是冬天，但氣候已經到了春天的狀態，這就叫未至而至。

不正之氣表面看起來只是溫度、濕度和氣壓的變化，這不就相當於夏天開個空調，冬天用下暖氣嘛，似乎沒什麼大不了。

其實不然。

你要是在家裡開空調、用暖氣，當然沒什麼大不了，可是如果老天爺要在夏天開空調、冬天用暖氣，那可就有大麻煩了，因為在溫度、濕度、氣壓的變化下，還隱藏著一個巨大的變化，而這一變化將會嚴重威脅到人體的健康。

這就是環境中微生物的種類和數量的變化。

在正常氣候下，環境中的微生物種類和數量會保持一種動態平衡，人體的防禦系統（營衛）可以很好地適應和對付，所以一般不會誘發疾病。

當氣候異常時，環境中微生物間的平衡會被打破，其中某一種類的微生物會借助異常的環境「異軍突起」（數量增多，活性增強），從而形成一股危害人體的「邪惡勢力」（所以中醫稱之為邪氣）。

對待這種狀況，即使是正常的防禦系統，也常常會因為經驗不足，或缺乏應對能力而被擊潰，如果遇到營衛不和，邪氣就更容易趁虛而入，給人體造成嚴重的疾患。

因此，任何一種流行性疾病（傳染病）的暴發和傳播，其實最本質的原因，並不是那些可怕的病毒、細菌，而是當地異常的氣候。

讓人生畏，又似乎無法戰勝的病菌終於露出了它的破綻。

這是一個足以讓病菌軍團粉身碎骨的致命破綻。

因為，病菌可以千變萬化，可以層出不窮，可以不斷進化和變異，以目前人類有限的知識來說，無法完全掌握它的種類和特性。

但是，氣候的變化卻是有限的。

不但有限，而且是非常有限。

概括來說，無非就是風、寒、暑、濕、燥、火這六種常見因素之間的不同組合。

這就夠了。

我只要仔細觀察當下的氣候特點，就掌握了病菌的生殺大權。

不管你是什麼種類的病菌，也不管你的威力有多大，我都沒打算和你直接對抗，我只要借助別人的力量就可以把你打個落花流水。

因為我只要改變環境，讓你失去生存和繁殖的土壤，就可以從源頭上徹底消滅你，斬草除根！

自然之力可以讓你為非作歹，我同樣也可以借助自然之力讓你灰飛煙滅。

但問題又來了，我們都不是神仙，誰也無法呼風喚雨，如何能改變老天爺擺弄出來的氣候呢？

得知這點後，病菌們又開始得意起來，我們是有破綻，可是你還是照樣拿我們沒辦法！

病菌們，別得意太早！

不錯，我們是無法改變自然環境，但是，別忘了，有一個環境我們可以改變，只要這個環境一改變，你們侵入人體的夢想就會破滅。

這個環境就是人體的內環境！

那如何改變內環境？

一開始我們就講過，自然造化賦予不同環境下的動物、植物、礦物不同的特性，這種特性正是我們用來改變內環境的不二選擇。

寒性藥可以使炎熱的內環境變涼爽，熱性藥可以使寒冷的內環境變溫暖，燥性藥可以使潮濕的內環境變乾燥，而滋養藥可以使乾燥的內環境變滋潤。

一旦人體的內環境發生變化，不再和外界異常的氣候保持一致，那麼，等待入侵人體的病菌，將會是一場噩夢。因為，迎接它們的，不再是繁衍生息的樂土，而是讓它們灰飛煙滅的葬身之處。

生於炎熱環境之病菌，必死於寒冷之地。

生於嚴寒環境之病菌，必死於溫暖之地。

生於潮濕環境之病菌，必死於乾燥之地。

生於乾燥環境之病菌，必死於滋潤之地。

熱者寒之，寒者熱之，濕者燥之，燥者潤之！

就這麼簡單。

只有四招，也只需四招，就可以打得氣焰囂張的病菌毫無脾氣、土崩瓦解。

這就是環境的力量！

這就是自然的力量！

而借助自然之力，滅病菌於無形，是中醫留給我們的偉大成就！

氣候異常除了會導致各種病菌滋生，當某種氣候過於持久或過於強烈時，它本身也會傷害人體，造成疾病。最常見的氣候有六種，它們分別是風、寒、暑、濕、燥、火（熱），中醫稱之為「六淫」（「淫」是過多的意思）。其中濕對人體的危害，之前已經詳細講述過，這裡，我們來談談另外五種外邪。首先從最常見的風說起。

改變人體內環境，讓致病菌失去生存的土壤，從而治癒疾病。

22

風

風，六淫中最常見的外邪。因為它四季都有，對人的危害又無處不在，所以被稱為「百病之長」。

什麼樣的風最可怕？不是東南風，也不是西北風，真正可怕的是賊風。

什麼叫賊風？

就是偷偷摸摸，乘人不備，暗地裡吹過來（就像小偷一樣）的風。

最常見的賊風有三種：一是夜臥當風，二是從背後吹來的風，三是汗出後受風。

夜臥當風，這是搞偷襲。
背後來風，這是放冷箭。
汗出受風，這是趁虛而入。
所以，不管是哪一種賊風，它進攻人體的特點都是相同的，那就是，出其不意，攻其不備，可謂深得用兵之道。它的可怕之處，就在於不和人體的防禦系統正面交鋒，而是趁人體防禦空虛或者沒有防備的時候發動突然襲擊，打你一個措手不及。
一旦偷襲成功，賊風就會展現出它極大的破壞力。
這種破壞力體現在它給人體製造的漏洞上。
一個足以致命的漏洞。
這個漏洞給人體造成的最大損失就是「資本」外流。
人體的「資本」主要是津、液、氣、血。
這些「資本」如果流失，首先受到衝擊的就是細胞。因為，津、液、氣、血是細胞最主要、最直接的「經濟」來源。當人體津、液、氣、血充足的時候，細胞才能「吃飽飯」、「穿暖衣」，過上自己幸福的「小康」生活。細胞的小日子過得紅紅火火，才能有足夠的精力和信心來工作。
如果津、液、氣、血大量流失，細胞一下子失去經濟來源，每日食不果腹、衣不蔽體、度日如年，再要指望它們安心工作、努力工作，甚至賣命工作，簡直就是天方夜譚。
細胞沒心思工作，苦的是器官。

因為器官和細胞的關係，就相當於工廠和工人。工人不做事，工廠的結局只能是倒閉、破產（器官功能衰退，甚至衰竭）。

破產的工廠（器官）多了，進而就會影響整個社會（人體）的安定，甚至整個國家的安危（生病甚至死亡）。

賊風導致的「資本」外流主要表現為津液外泄和氣血外泄。

津液外泄最主要的症狀就是出汗。

當然，這個汗和天氣炎熱或運動時出的汗完全不同。正常的出汗是為了排泄身體內多餘的熱量，出完汗，人會感覺一身輕鬆。

賊風引起的出汗則完全不同。由於此時身體內並不存在多餘熱量，而出汗又勢必會帶走大量的熱能，所以，就會出現一邊不停流汗，一邊又怕風怕冷的特殊症狀。

對付津液外泄的最佳方法就是桂枝湯。

關於桂枝湯這支「部隊」的「人員配備」（組成）和戰鬥力（功效）情況，我們前面已經詳細講解過，它的「主業」雖然是調和營衛，但用它來對付賊風造成的津液外泄也是極好的。

一方面，桂枝、生薑的發表作用能將已經侵入人體的賊風趕出體外；另一方面，白芍、大棗的養陰功效又可以補充人體流失的津液。更妙的是，整支部隊一起戰鬥，可以使人體週邊防線固若金湯，這樣，賊風就再也無法輕易入侵了。

再來看氣血外泄。

群方之首，名不虛傳。

賊風為什麼會導致出血呢？

這和賊風侵入脈管有關。

賊風侵入脈管後，會導致脈管內部壓力驟然升高，如果壓力超過脈管的承受能力，那就會導致脈管破損，造成出血。這和一直往氣球裡吹氣，最後會導致氣球爆裂的道理是一樣的。

賊風引起的出血，多位於肺、大腸和腦。

為什麼賊風引起的出血集中在這三個部位呢？

肺，因為通過氣管、鼻腔與外界直接相通，所以，容易受到賊風的攻擊而出血（咳血）。

大腦，在人體的位置最高，又經常暴露在外（身體其他部位都有衣褲遮蔽），所以也容易被賊風攻擊（腦出血，俗稱中風），這就好比山頂的大樹更容易被風吹折一樣。古人說，巔頂之上，唯風可到，就是這個道理。

這兩個部位容易被賊風攻擊比較好理解，那大腸深藏在腹內，為什麼也會成為賊風攻擊的目標呢？

這是因為一條祕密通道的存在。

這條祕密通道將深藏在身體內部的大腸和與外界相通的肺緊密連接到了一起。正常情況下，它是肺和大腸之間互通有無、互幫互助的橋梁和紐帶，可一旦賊風侵入肺臟，這條通道又會成為邪氣深入大腸的「捷徑」。

溝通肺與大腸的這條祕密通道叫「經絡」。

賊風就是借助經絡，由肺侵入大腸，最終引起出血（所以便血一症，古人又稱之為「腸風」）。

這讓我想起了當年茅以升先生嘔心瀝血，歷盡艱辛，終於自主設計建造成功中國第一座現代化跨江大橋，為錢塘江兩岸的交通提供了極大的便利；可是大橋剛建成不久，因為抗戰的需要，為了阻止日軍南下，又不得不含淚炸毀。

所以，任何事物都存在正與反、好與壞兩個方面，水能載舟，亦能覆舟，所謂「禍兮福所倚，福兮禍所伏」，說的正是這個道理。

對於賊風所致的出血，治療的重點並不是風，而是血。因為隨著血管的破裂，風的破壞力已經徹底釋放。這個時候，我們需要面對的是血管破損後的「災難現場」，積極進行「災後重建」。

治血四大法

這個「災後重建」，主要分四步驟。

第一步：止血

相當於水管爆裂時關水閥，修水管。只有先把血止住，人體的傷害才不會進一步擴大，所以，止血是治療各種出血症的最重要一步。

但止血又是一個技術活。

不信，翻開《中藥學》看看，光止血藥的種類，就有四大類：

第一類，涼血止血藥。代表藥物有大薊、小薊、白茅根、苧麻根、地榆、槐花、側柏葉等。

第二類，化瘀止血藥。代表藥物有三七、蒲黃、茜草、血竭、五靈脂等。

第三類，收斂止血藥。代表藥物有棕櫚炭、血餘炭、白及、仙鶴草等。

第四類，溫經止血藥。代表藥物有艾葉、炮薑等。

單單是記住這些中藥的名字和功效就已經讓人一個頭兩個大了，更糟糕的是，這些藥多數時候，只是中醫用來止血的「輔料」。

主料是什麼？

主料就是根據患者內環境的寒、熱、燥、濕而選擇出來的方劑或藥物。

比如，根據望、聞、問、切，患者內環境處於「血熱」狀態，那麼，止血時，我們需要選用犀角地黃湯作主料，酌加涼血止血藥為輔料，這樣才能收到較好的療效。

再比如，患者內環境處於「氣虛」狀態，那麼止血時就需要選用歸脾湯作主料，酌加收斂止血藥，才能有效地止血。

友情提醒一下，上述兩種情況，如果判斷錯了，藥用反了，那麼，不但止不住血，反而有可能導致「血流成河」。

所以，止血不是想止就能止的啊！

止血那麼難，即使是專業的中醫，有時也未必能準確判斷和使用止血方劑。那麼，對於普通大眾來說，遇到出血疾病時，有沒有一個既簡單好用，又能收到較好的止血效果的應對方子呢？

答案是：有。

這個方子的創立者是民國時期的名醫張錫純，它叫「補絡補管湯」。

該方組成為：三七、山茱萸、生龍骨、生牡蠣。別看它只有四味藥，但是止血效果好，任何部位、任何體質的出血均可以使用，且兼有化瘀作用，所以有「止血而不留瘀」的美譽。套用一句廣告語，要問止血效果哪方強，還數張氏「補絡補管湯」！

我在臨床上遇到出血患者，也常把補絡補管湯作為基礎方，再根據患者的寒熱虛實情況，進行加減，常常能收到立竿見影的效果。

為了更好地對付出血症，中醫甚至打造了一支奇兵。

這支奇兵叫炭藥。

所謂炭藥，就是將藥材炒焦炭化後使用。如上面提到的棕櫚炭、血餘炭就是炭類藥，另外常見的還有蒲黃炭、荊芥炭、當歸炭、黃芩炭、生地炭、藕節炭等。

炭藥的主要作用就是止血。

中醫上有一個著名的止血方，叫十灰散，就是使用十種炭類藥（大薊、小薊、荷葉、側柏葉、白茅根、茜根、山梔子、大黃、牡丹皮、棕櫚皮，上藥燒炭存性，為末，藕汁或蘿蔔汁磨京墨少許，調服）組合而成的，可以用來治療人體上部的各種出血（咳血、吐血、鼻衄等）。

為什麼炭類藥可以止血呢？

中醫給出的解釋是「血見黑則止」。

有人要說了，這是什麼鬼？為什麼血見黑會止？簡直就是胡扯。

對此，中醫是有理論根據的。

因為五行學認為，血色紅，屬火，而炭色黑，屬水，水能克火，所以炭可以止血。

對這樣的解釋，你肯定是不滿意的。因為五行學說在很多人眼裡，本身就是「玄之又玄」的東西，和封建迷信是一個層次的，根本不在接受的範圍之內。所以，我有必要再用多數人認可的科學理論來做解釋。

大家都知道，活性炭具有較強的吸附性，所以，炒成炭的中藥進入人體後，可以黏附在破損的血管壁上，從而起到止血的作用。

更妙的是，中醫的炭藥同時還具備藥物自身的功效，這就又使得它具有從源頭上制止出血的特殊作用。

如黃芩炭具有黃芩的清熱瀉火作用，炮薑炭具有薑的溫中散寒作用，熟地炭具有熟地的補血作用，當歸炭具有當歸的活血消瘀作用，大黃炭具有大黃的通便瀉熱作用等等。如果我們能根據出血時人體內環境的狀況（寒、熱、虛、實）來選擇使用這些炭藥，就可以收到事半功倍的效果。

藥物雖然炭化了，仍具有本身的功效。

比如說，出血時人體內環境處於「寒」的狀態，那麼就可以選用性能溫熱的炮薑炭；而如果出血時人體內環境處於「熱」的狀態，那麼就可以選擇性能寒涼的黃芩炭；如果出血後人體內環境處於「血虛」的狀態，那麼使用熟地炭不但能止血，還可以補血；如果出血後人體內環境仍然存在「血瘀」的狀態，那麼使用當歸炭則可以在止血的同時，還能起到化瘀的效果。

因此，對於中醫使用炭類藥止血，我的結論是兩個字：靠譜。

最後，還要介紹一味特殊的止血藥。

它在修補破損血管、堵塞出血漏洞方面的功效無出其右，堪稱中藥界的「三秒膠」。

這味中藥叫「白及」。

白及，很多書上把它寫成白芨。它是一種蘭科植物的塊莖，因為其顏色白，且塊莖每年長一塊，互相連及，所以古人就將其命名為「白及」。後來有人因為它是草本植物，所以就在「及」上加了草頭，但實際上這是畫蛇添足，反而不能反映藥物本來的特點。

為什麼這裡要單獨介紹白及呢？

因為它對治療肺和胃腸的出血有特別好的效果。效果好到什麼程度呢？

有人做過這樣一個實驗：在狗的胃上戳一個小洞（大約一釐米見方），然後給狗餵白及粉，過一會兒再給狗餵米粥，最後把狗的胃打開，結果讓人非常吃驚，米粥竟然一點兒也沒從胃裡漏出來！那原先戳的洞呢？都被白及粉給堵住了！

對於白及這麼強大的修補力，除了讚，還能再說什麼呢?!

最後還要提一句，要讓白及發揮最大的止血作用，不能水煎服，而要研粉後吞服。

關於止血，我們就探討到這裡。

第二步：消瘀

消瘀，就是要把因血管破損而淤積在皮下、肌肉、臟腑、體腔裡的瘀血（中醫上也稱死血、敗血）徹底清除掉，相當於對出血現場的清理和打掃。只有將瘀血徹底清除，人體內部的道路（血管和經絡）才能恢復通暢，臟腑功能才能健康、有序地運轉。

消瘀的方法相對簡單，酌情選擇兩、三種前面提到的化瘀止血藥即可。

第三步：寧血

寧血，就是要徹底消除人體的出血隱患，亡羊補牢，有時還是非常必要的。

出血的隱患主要來自三個方面：

1. 熱血沸騰

這裡的「熱血沸騰」並不是指情緒激昂，而是真正的血熱。這對身體來說，是一件非常不好的事。因為血熱的後果就是血管擴張，血流速度加快，血管壓力增加，是人體各種出血症的頭號殺手。

什麼原因會導致「熱血沸騰」呢？當然是內環境的溫度過高。

炎熱的內環境會把身體變成一個「火鍋」，「鍋子」裡的血液在內火的煎熬下會不斷變熱而「沸騰」，最後導致血管破裂而出血。中醫將這種情況稱為「血熱妄行」。

對付「熱血沸騰」的方法就是涼血。

涼血最有效的方子叫「犀角地黃湯」。

犀角地黃湯，出自張仲景《傷寒論》。組成：犀角（現在因動物保護而禁止使用，臨床常用水牛角代替）、赤芍、生地、牡丹皮。別看它只有四味藥，但是，幾千年來，在對付血熱出血上，仍然無出其右者。

2. 血管薄弱

血管薄弱主要有兩種情況，一種情況是因為血管壁薄而脆，所以易破損出血；另一種情況是血管通透性高，血液容易從管腔中溢出而引起出血。

導致血管薄弱的主要原因在於衛氣不足。

前面講營衛時，我們曾講過，衛氣的作用是嚴防死守。死守，守的就是人體的氣血津液，使其不無端流失。所以，決定血管牢固程度的，就是衛氣的強弱。

衛氣的強弱又取決於什麼呢？脾胃。

只有脾胃這個「後天之本」能正常運轉，飲食中的精微物質才能不斷地轉化為衛氣，為人體構築堅實的防線。所以，脾胃盛，則衛氣足，血管堅固；脾胃衰，則衛氣虛，血管薄弱。

要解決血管薄弱引起的出血，最好的辦法當然就是健脾胃、強衛氣，而最管用的方劑叫「歸脾湯」。

歸脾湯，由人參、炒白朮、黃芪、當歸、茯神、遠志、龍眼肉、酸棗仁、木香、甘草、生薑、大棗等藥組成。因其具有使血液重新歸於脾的統攝而不溢出血管之外的強大功效，故名「歸脾湯」。

3. 血管淤塞

血管淤塞的原因，是血液中「垃圾」過多。

血液中的「垃圾」從哪裡來？

多半是來自飲食。

在經濟條件日益提高的當下，很多人吃得好，喝得多，再加上運動少，於是過量的蛋白質、脂肪無法被人體利用和消耗，只能存儲在體內，時間一久，這些長期不用的脂肪、蛋白質就成了「過期產品」，不但對身體無益，反而成了「垃圾」。

這些垃圾有些堆積在臟腑（如脂肪肝），有些堆積在皮下（如肥胖），有些更是進入血管（如高血脂），這些都是人體極大的出血隱患。

血管中的垃圾和出血有什麼關係呢？

我們可以從黃河氾濫中找到答案。

黃河中的泥沙在水流緩慢處不斷堆積，導致河床抬高，最後沖毀堤壩，導致災難。

參見二五〇至二五四頁有關
「無形之痰」的內容。

血液中垃圾過多的後果也類似。垃圾在血管中堆積，導致血管阻力越來越大，最終，血管無法承受而破裂出血。

對付血管淤塞的辦法是清理垃圾以及疏通血管。具體方劑則可以參考前面垃圾大掃除中講過的二陳湯加浙貝、地龍、絲瓜絡、通草、大黃。

經過以上三方面的全面整治，現在出血的隱患已經完全消除，對於多數出血量不多、病程也不長的患者，到這一步已經大功告成。而少數出血量大或者長期慢性出血導致血虛的患者，則還需要進行最後的善後工作——補血。

第四步：補血

血虛者需要補血。需要提醒大家的是，血虛並不等同於貧血。兩者有什麼區別呢？簡單地說，兩者的區別就是，血虛比貧血的「標準」更嚴格。貧血，通過化驗檢查，只要紅細胞、血紅蛋白低於標準值就可以診斷，而診斷血虛則需要依據十大症狀。

血虛的十大症狀又是什麼呢？可以概括為一句話：一黃五白四不養。

一黃，臉色萎黃。也就是黃而晦黯，黃而沒有光澤。

五白，臉色白，指甲白，嘴唇白，舌質淡白，眼結膜色淡而白。

四不養，血不養心則心悸、心慌，血不養髮則毛髮乾枯無光澤，血不養肝則視物模糊、筋脈拘攣，血不養頭目則頭暈目眩、記憶力下降。

當然，這十大症狀並不是必須全都出現，其中臉色萎黃和蒼白可以二選一，其餘症狀具備三分之二以上即可確認為血虛。

血虛者需補血。

補血最有名的方子叫「四物湯」。因為由熟地、當歸、白芍、川芎四種中藥配伍而成，故名「四物湯」。

四物湯，最早記載於唐朝藺道人所著《仙授理傷續斷祕方》一書，原用於跌打損傷後瘀血作痛。但那時的四物湯，藏在深閨人未識，默默無聞。

四物湯的「走紅」，源自一本書。

一本在當時醫學界的暢銷書。

這本書叫《太平惠民和劑局方》。

在那個沒有炒作也沒有所謂「中醫熱」的年代，一本醫書是怎麼成為暢銷書的？

首先，這是一本有「背景」的書。

主持編著此書的並不是一般的醫生，而是宋朝的太醫院（當時最高等級的官方醫療機構），所以這本書具有官方背景，相當於現在的藥典和用藥指南，權威性極高。

其次，這本書採用了某某病用某某方（藥）的編撰方式。也就是將各種疾病分門別類，詳列症狀，最後附以治療的藥方（或成藥）。

這種方式帶來的最大好處是簡單、好用。

這就「方便」了當時很多的庸醫（別說現在中醫界的庸醫多，其實歷朝歷代，中醫界都是庸醫多良醫少）。

按圖索驥，照病開藥，我方便，你快捷，重要的是還不會有「醫療糾紛」！

你看，國家頒布的藥典上，你這個病就是吃這個藥的，吃不好我也沒辦法，吃了更嚴重了，也不能怪我，我的用藥是按照國家標準來的。

就因為以上兩個原因，《太平惠民和劑局方》刊行後就大賣特賣，如果當時有圖書排行榜之類的，估計本書可以雄踞榜首很多年……

四物湯不但幸運地被這本書收錄，而且其用途不再是治療跌打損傷，而是搖身一變，成了治療婦科疾病的重要方劑。

在該書第九卷「治婦人諸疾」門，「四物湯」條下是這麼寫的：

（該方）調益榮衛，滋養氣血。治沖任虛損，月水不調，臍腹疞痛，崩中漏下，血瘕塊硬，發歇疼痛，妊娠宿冷，將理失宜，胎動不安，血下不止，及產後乘虛，風寒內搏，惡露不下，結生瘕聚，少腹堅痛，時作寒熱。

這些文字雖然有些久遠，但還比較好理解，而且四字一句，朗朗上口，讀起來很有美感

既權威，又編排科學，更重要是契合民眾需求，難怪暢銷。

（不得不佩服中國文字的魅力）。如果你還是看著煩，那也沒關係，我再來翻譯一下，這段話的大概意思就是：得了婦科病怎麼辦？快用四物湯來對付它！四物湯，你值得擁有！

就這樣，在《太平惠民和劑局方》的大力推薦下，四物湯一舉成名，被廣大醫生和患者所熟知。隨後，清朝名醫葉天士又提出女子以血為本，以肝為先天（肝藏血），四物湯的聲譽更是到達頂峰，被後世醫家譽為婦科第一良方。

直至今日，四物湯仍然在中醫婦科有著絕對的「統治力」。如果你曾經因婦科病而去看過中醫，我敢打賭，醫生給你開的藥方十有八九是以四物湯為基礎。而在閩南一帶，至今還有用四物湯和食材一起燉湯給女性滋補身體的習俗。真可謂，四物恒久遠，一方永流傳。

實踐證明，四物湯強大的補血能力是經得住考驗的，是治療各種血液虧損性疾病的首選，但是，得排除一種情況。

這種情況就是急性大量的失血。

這是所有出血病中最可怕的一種情況。因為它會直接導致休克。

這可是分分鐘要人命的節奏。

這個時候，你要是再拿四物湯出來對付，血還沒補上，患者的命可能已經沒了。

那又該怎麼辦？

對於這種情況西醫可以輸血、輸液，可以升壓、強心，同時還有各種急救手段。那中醫呢？這個多數人眼中的「慢郎中」，這個時候還有招嗎？

有！

雖然沒有現代醫學的各種急救措施，中醫還是通過自己的思索和研究，找到了應對這種急性大出血的解決之道。

具體辦法就是「補氣」！

補氣，就是補充人體的元氣。元氣是什麼？

元氣就是能量，是人體細胞進行各種生理活動所需的能量。

所以，補氣的實質，就是給人體增加能量。簡單地說，就相當於給電池充電。

而大出血導致的休克，根本原因在於血液流失後人體能量和營養物質急劇減少，細胞因此失去活力甚至死亡。如果人體喪失的能量能在短時間內得到補充，那麼，失血對細胞造成的嚴重影響就可以被消除，從而解決燃眉之急。

這就是中醫上著名的治療急性大出血的理論：有形之血不能速生，無形之氣所當急固。

理論有了，實際操作呢？

如果無法找到一種藥物可以給人體「快速充電」，那麼，這一理論只能是空談。

中醫能找到這一救命的「仙草」嗎？能！

它就是——人參。

人參的補氣作用有多強？

看看李時珍在《本草綱目》上記載的一個有趣實驗就知道了。

這個實驗是這樣的：讓兩個體質差不多的青壯年同時跑三、五哩路，其中一個口裡含人參，另一個則空口，結果空口者跑完氣喘吁吁，而口含人參者依然呼吸平穩。這就證明了人

「慢郎中」也有救急招，且不是直通通地救，
而是更進一層，從相關的「根」上救。

參確實具備強大的補氣（充電）能力！

所以，李時珍給了人參一個至高無上的讚譽，稱它可以「回元氣於無何有之鄉」。憑藉人參這一法寶（這裡要感謝一下自然造化的神奇），中醫不但解決了急性大出血患者如何救命保命這一難題，而且大大縮短了患者康復所需要的時間。因為在人參的補氣作用下，不但人體各細胞的基礎代謝得以維持，而且消化器官、造血器官的工作能力也得到大力增強，這樣，失血的患者就可以在更短的時間內「滿血復活」，恢復健康的身體。

23

寒

寒是對人體威脅最大的外邪。

尤其是在兩千年前的中原地區，不但當時的年均氣溫遠低於現在，而且人們禦寒的設施和條件也相當落後，所以寒邪理所當然地成了威脅人體健康及生命的頭號殺手。

寒邪的殺傷力有多大？

一位醫生在他的回憶錄裡如此寫道：「余宗族素多，向餘二百，建安紀元以來，猶未十稔，其死亡者，三分有二，傷寒者十居其七。」一個兩百多人的大家族，在十年不到的時間裡，死於寒邪的就高達半數（一百多人），你說寒邪可不可怕？

也正是由於寒邪的咄咄逼人，激發了這位醫生奮起抵抗，誓與寒邪一決勝負的鬥志與決心。

在經歷無數個不眠之夜和對先人醫著的刻苦鑽研（勤求古訓，博採眾方）之後，這位醫生終於破解了寒邪的所有招數，使無數在寒邪的淫威下掙扎的病患得到救治並且康復。同時，他又是一位無私的醫生，為了能讓自己的研究成果解救更多被寒邪奪取健康的人們，他絲毫沒有隱藏自己戰勝寒邪的手段和方法，而且將其撰寫成書，並無償公布於眾！

他的卓絕醫術和高尚醫德，使他成為中醫史上一座無法逾越的豐碑，令無數後人高山仰止，頂禮膜拜！

他所寫成的和寒邪做鬥爭的醫書，成為和《黃帝內經》並列不朽的中醫傳世經典。

這位醫生就是被後人譽為醫聖的張仲景。他寫的那本書叫《傷寒雜病論》。

然而，不久之後，這部書就失傳了。

失傳的原因當然不是張仲景後悔了，把寫成的書銷毀，而是因為戰亂。

張仲景生活在東漢末年，書寫成不久，歷史就進入三國時期。兵荒馬亂，人命都朝不保夕，幾卷醫書，自然也不會享受特別待遇。就這樣，仗打完，書也失傳了。

對歷史的滾滾車輪來說，丟本書確實不算什麼，但對中醫來說，絕對是一件天大的事，一件讓歷代中醫遺憾不已的事！因為，從此以後，世間再無仲景《傷寒雜病論》的全本！

不幸中的萬幸是，仲景所寫的書，在一百多年後被找到了一部分。

《傷寒雜病論》的流傳，驚心動魄！

這個時候，三國戰亂已經結束，國家恢復統一（西晉），人們生活安定起來，時任太醫令的王叔和通過長時間收集、整理、撰次，終於使仲景的醫書重見天日，但原本十六卷的《傷寒雜病論》，王叔和只找到了十卷有關傷寒的部分，所以定名為《傷寒論》。

可是，晉朝短暫的統一之後，國家再度四分五裂（南北朝），所以王叔和整理的書，並沒有廣泛流傳，《傷寒論》再度失去了蹤跡。

而有幸看過《傷寒論》的醫家，則無不視其為珍寶，祕不示人。唐朝，一代藥王孫思邈無緣一睹其真容，只能在《千金要方》中無奈地感嘆：江南諸師，祕仲景要方不傳。這個時候的《傷寒論》，已然成了醫生眼中的《葵花寶典》，只要學會書中的「祕方」，就能傲立潮頭，成為醫學界的一代宗師。可是，《傷寒論》又在哪裡呢？

也許老天爺也不忍心「私吞」這本治病救人的「神書」，在苦苦等待六百多年後（北宋），《傷寒論》終於重現「江湖」。當時的節度使（相當於現在的省軍區司令員）進獻給宋太祖趙匡胤《傷寒論》十卷，計二十二篇。隨後宋政府指定醫官進行校正、刻板、印刷、發行，從此，《傷寒論》才得以真正流傳於世。

《傷寒論》的書是有了，但想因此而成為醫學中的頂尖高手卻還是很難。

為什麼？

因為《傷寒論》很難懂。

歷經戰亂之後的《傷寒論》早已不是張仲景寫的《傷寒雜病論》的原貌了，當年王叔和在收集、整理、抄寫的過程中難免存在很多錯簡、缺失的內容，其間還難免混入王叔和的個人看法和意見，再加上古人的書，常常言簡意豐，所以這本殘缺版的《傷寒雜病論》在今人讀來，無異於天書。

不要說現在讀起來困難，即使在古代，《傷寒論》也是一本極其難懂的醫書。

清朝名醫黃元御就飽受《傷寒論》的困擾。

困擾到什麼程度？

苦讀三年，卻還是茫然無所得。

所以，初學中醫者，我絕對不主張去讀《傷寒論》。第一，事倍功半，花了大量的時間和精力，卻收穫極少，甚至毫無收穫。第二，容易被書中條文所局限，管中窺豹，按圖索驥，反而丟失了《傷寒論》辨證論治的精髓。

那什麼時候才可以讀《傷寒論》？

我個人的建議是，只有在系統學習中醫基礎理論、中藥學、中醫診斷學、中醫方劑學，對中醫已經有了十分扎實的基礎，再在臨床實踐中摸爬滾打一番，對中醫的辨證施治有了一定的心得體會之後，才可以讀《傷寒論》。

《傷寒論》之所以被後世醫家推崇備至，那是因為它不僅僅給出了對付寒邪的各種具體方法，更重要的是，它提出了治療疾病的法則：知犯何逆，隨證治之！

老子在《道德經》中說：「有物混成，先天地生，寂兮寥兮，獨立而不改，周行而不殆，可以為天地母，吾不知其名，字之曰道。」所以，道，就是宇宙的至高法則。《傷寒論》提出的「知犯何逆，隨證治之」這八個字，也正是中醫的至高法則，是中醫治病必須遵循的根本法則，它就是中醫之道！

那什麼叫「知犯何逆，隨證治之」呢？

其含義就是：通過望聞問切，仔細辨證，瞭解疾病的部位、深淺，邪氣的輕重，正氣的強弱，然後選擇合適的應對方法，以實現邪去正安、疾病康復的最終目的。

具體來說，就是要在治療過程中，及時察覺外來邪氣和人體正氣之間的盛衰對比情況，然後研究制定最佳「作戰」（治療）方案。

一、正氣盛，外邪淺

人體正氣強盛，外邪入侵較淺，病程較短者，可以疾攻。用發汗、湧吐、攻下等方法，集中火力打一場漂亮的殲滅戰，一舉消滅外邪。

二、正氣弱、外邪深

人體正氣衰弱，外邪入侵較深，病程漫長者，則必須緩圖。

怎樣緩圖呢？

越王勾踐的臥薪嚐膽就是最好的榜樣。

這就要求我們在治療過程中，要學會「忍氣吞聲」，學會對邪氣示弱，不用任何攻邪的藥物，而是用補養元氣的方法，潤物細無聲，慢慢壯大自己的力量，等到正氣旺盛，足以對抗邪氣的時候，再發動反攻，一雪前恥。

如果在對付外邪時不弄清敵我雙方的力量對比，該出手（攻）時不出手，或者不該出手時亂出手，那麼，將會給人體帶來極大的危害，小則疾病加重，重則危及生命。

蒲輔周老先生（對，就是曾經用中藥成功制止了日本腦炎大流行的那位傳奇醫者）就曾治過這樣一個病人：

某中醫男，三十五歲，平素常常咳嗽帶血，春季受風後咳嗽加重，頭暈，微惡寒，午後發熱，精神疲乏，食欲不振。有病那就得治啊，雖然自己就是中醫，但俗話說，醫不自醫（抱著這種觀念的醫生，其實也就是自己水準有限，沒把握，或者說沒膽量給自己下藥，於是炮製出這麼個說法），所以就請了其他醫生來會診。

請來的這位醫生，一聽說患者平時咳嗽帶血，馬上就斷定這是陰虛火旺（想當然害死人啊），認為該重用阿膠、二冬、二地、百合、知母、地骨皮、沙參之類來滋陰降火潤肺。患者一聽，對，有道理，書上說痰中帶血是肺陰虛的特徵（學中醫，如果沒有辨證思維，而是按圖索驥、生搬硬套，同樣會害死人），於是不再有任何疑問，開始照方吃藥。

就這樣堅持吃了快一個月，病情不但沒有任何好轉，反而逐漸加重。先是體力越來越差，連床也起不來；接著又神志不清，不能言語，而且每天中午必排出青黑水一次。

患者家屬開始疑惑了，原本好端端一個人，只不過偶感風寒，怎麼治著治著反而快沒命了？這中間問題到底出在哪兒？現在又該怎麼辦呢？

這時正好遇上蒲老回鄉探親，患者家屬對蒲老的大名早有耳聞，於是趕緊把蒲老請來，看看這病還有沒有得治。蒲老對病人進行了仔細的望聞問切，並翻閱了之前用過的藥方後，輕輕地嘆了口氣。

患者家屬急切地問：這病治不好了嗎？

蒲老搖了搖頭，說：治倒還有得治，只是如果疾病初起時就用解表祛邪的方法，身體早就康復了，哪會有現在這麼嚴重的後果。你看病人現在面色不澤，肌膚甲錯，牙齒乾枯，舌苔薄黑無津，脈象六部皆沉伏而數，這是由於誤用滋補，以致熱邪深入人體，煎熬津液，造成津枯液竭，這才有了現在的危局。目前治療只有一個辦法，那就是益氣生津、扶陰救液，慢慢等患者元氣恢復，才有希望痊癒。說完，給開了一張復脈湯去麻仁，加生牡蠣、西洋參的藥方。

一晃十天過去了，病人的病情雖然沒有再惡化，卻也不見任何好轉。家屬著急了，於是去找蒲老問，能不能有更好更快的辦法？

蒲老的回答很簡單：辦法只有一個，那就是等。等，等等等等。

可是除了等，又有誰有更好的辦法？既然沒有辦法，那就只能等！

其實在蒲老堅定的眼神中，還是有些許無奈的。目前的患者，津液元氣已經極度匱乏，不要說無法驅趕邪氣，即使維持臟腑的正常運轉都有困難。這個時候，只有先牢牢守護好僅剩的這點星星之火，使其在藥物的資助下漸漸壯大，最後才可能實現燎原之勢，取得和邪氣

這就是典型的內環境乾燥，就像多日不下雨，大地龜裂一樣。

決一死戰的機會。

這像極了當年土木堡之變後的北京城。一邊是瓦剌大軍圍城，一邊是己方主力幾乎全軍覆沒，城中只有老弱病殘及少量的守城部隊。眼看國破家亡的悲劇已經不可避免，可是臨危受命的兵部尚書于謙，卻用他的毅力和智慧，最終力挽狂瀾，完成了一個看似不可能完成的任務，最終保住了北京城，也挽救了大明王朝。

于謙成功的奧祕無非兩點：一方面全城總動員，固守京師，以穩定軍民的情緒；另一方面增調全國所有可用之兵，加緊操練，盡最大可能打造兵械，裝備軍隊。正是通過這一無比正確的決策，于謙在短時間內逆轉了敵我雙方在軍力上的優劣地位，最終一戰而勝！

現在的蒲老，就如當時的于謙。

他所面對的病人，就如于謙當時面對的風雨飄搖的明王朝。

蒲老心裡非常清楚，這個方法要最後取得成功，需要有兩個條件：第一，需要患者家屬絕對的信任，堅定不移地補津液、養元氣，這一點現在已經做到了；第二，在正氣壯大之前，邪氣一定不能再發動攻擊，不然以目前的狀況，人體尚不足以有效地進行抵禦。這一點，就得賭運氣了。

所以，謀事在人，成事在天，現階段能做的唯一的事，就只能是等。等元氣慢慢恢復，等有機會、有實力和邪氣決一死戰。

在蒲老的英明決策和家屬的精心護理之下，患者的病情終於開始有了轉機。藥服用至第十五天，原先每天的腹瀉停止了。

這樣的等待，除了考驗患者、家屬，更是在考驗醫生對自己辨證用藥的信心，只有大家才能做到這樣的沉穩。

去牡蠣後再服至第二十天，患者的齒舌漸漸滋潤，脈也較前有力，可以達到中候了。服至第二十三天，脈更加有力，輕輕一按就能摸到。

就在大家略鬆一口氣的時候，意外出現了。

當天晚上，患者家屬慌慌張張地跑來找蒲老，說：不好了，病人突然四肢厥冷、煩躁不安、渾身顫抖，您老快去看看，是不是病情惡化了？

蒲老趕過去一診脈，原先已達浮候的脈象，突然變得無處可尋，患者四肢厥冷，卻又無汗，雖然顫抖如瘧，卻沒有二便失禁，這明顯不是元氣虛脫的亡陽證，那為什麼原本在逐漸好轉的病人會突然出現這樣的變化呢？

蒲老蹙眉沉思了起來，突然，一段《傷寒論》的條文從腦海中閃過：「太陽病未解，脈陰陽俱停，必先振栗，汗出而解。」

想到這裡，蒲老一拍額頭，對了，原因就在這裡了。但現在情況緊急，來不及詳細解釋，他讓家屬趕快把原來的藥再煎一副，讓患者趁熱喝下。另外再熱敷患者的小腹、中脘、兩足。不一會兒，就見患者全身微微出汗，煩躁平息，漸漸睡著了。

這時，蒲老才長出了一口氣，他心裡明白，經過這一「戰」，患者取得了和病邪鬥爭的勝利，後面再也不用擔心了。

看著迷惑不解的家屬，蒲老微笑著說：剛才病人的這種情況叫「戰汗」，是元氣恢復到一定程度後，和體內的邪氣發生劇烈爭鬥而造成的。如果爭鬥的結果是正氣勝利，那麼身體就會逐漸好轉，反過來，如果正氣失敗，那麼病情會迅速惡化，甚至死亡。剛才我讓你們做的，就是要在這個關鍵時刻，再幫正氣一把，從而提高取勝概率。現在正氣獲勝，邪氣退卻，你們可以放心去睡覺了。

第二天，患者汗出如洗，但氣息平穩、脈象緩和，蒲老囑咐仍舊用復脈湯加西洋參。到第四天，患者開始能講話。然後又出了三天少量的黏汗，患者開始食欲增加。改用復脈湯加龜板、枸杞、西洋參，服用十多天後，患者開始下床行走，飯量增加。於是停藥，飲食調理而完全康復。

所以，初感外邪的時候，一定要先攘外（祛邪），否則，當斷不斷，反受其亂，最後導致局勢失控。而當病邪深入、正氣衰敗的時候，一定要先安內（扶正），不然，以卵擊石，自取滅亡，就會離成功越來越遠。

三、正邪勢均力敵

最後還有一種情況，正氣不強，無法將入侵的邪氣完全消滅；但是邪氣也不盛，因此也無法深入人體內部，造成更嚴重的損害。正邪雙方處於一種大眼瞪小眼，誰也拿誰沒辦法的狀態。

對付這種狀況，首要任務是要打破敵我雙方的相持狀態。這就需要一邊扶正，用最快的速度增援人體的正氣；另一邊還不能忘了祛邪，迎頭打擊入侵邪氣的囂張氣焰，這樣正漲邪消，人體才能重新奪回健康的控制權。

友情提醒，治病如打仗，用藥如用兵，在和外來邪氣鬥爭的過程中，一定要知己知彼，謀定而後動，這樣才能用最小的代價換來最大的勝利。

對付寒邪也是如此。

知己就是要瞭解身體正氣的強弱盛衰，而後決定是攻是守。

知彼則是要摸清寒邪的特點，這樣才能在它的七寸上給予致命一擊！

寒邪的三板斧

寒的威力，在冬季肅殺的景象中就可以看到：天寒地凍，草木凋零，萬物潛藏，只留下白茫茫大地真乾淨！

一、寒邪的三板斧

寒之所以能有這麼大的威力，全在於它厲害的三板斧。

第一板斧：降溫

寒可以使生物體內熱量急劇減少和流失，造成生物體內環境溫度快速下降。這時寒邪的第二板斧又接踵而至。

第二板斧：收縮

隨著內環境溫度的下降，熱脹冷縮原理開始發揮它的威力。受熱脹冷縮的影響，人體的血管、肌肉開始收縮，甚至痙攣。血管的收縮、痙攣會嚴重影響人體血液迴圈，造成細胞缺血、缺氧、功能衰退，甚至死亡。骨骼肌的收縮、痙攣，可以造成脊柱（包括頸、胸、腰背部）、關節、四肢的拘急疼痛、活動不利。而平滑肌的收縮、痙攣則可以造成各種絞痛（膽絞痛、腎絞痛）和哮喘（支氣管平滑肌痙攣）。

可這還不是最糟糕的。

更可怕的是最後的第三板斧。

第三板斧：凍結

內環境的溫度如果繼續下降，人體內將會上演一部災難大片——《明天過後》（The day After Tomorrow）。

你身上的血液、體液、淋巴液等一切液體將因為溫度的下降而變得越流越慢，直至完全凍結而無法流動；體內各種活性物質（酶、神經傳遞物質等）因為溫度過低而失去活性；所有細胞因缺乏能量而無法工作、代謝……當熱量消耗殆盡，生命也就此黯然謝幕。

總之一句話，沒事千萬別去招惹寒邪，不然分分鐘就可以把你虐到生無可戀。

鑒於寒邪恐怖的殺傷力，我這裡只想提醒一句話：珍愛生命，遠離寒邪。

二、寒邪侵襲人體的主要方式

惹不起，我總躲得起吧！

但躲也是要有方式、方法的，要有效躲避寒邪的攻擊，以下是重點：

1.寒邪在冬季勢力最為強大

冬季寒邪攻擊力最猛，但由於此時人們心理準備充分，預防措施到位，所以寒邪經常有勁無處使，只能乾瞪眼、乾著急。

如果這時你自恃身體強壯，不把寒邪放在眼裡，時不時出去游個冬泳，在家洗個冷水澡，或者大冬天到雪地裡去秀秀肌肉，那麼極有可能會遭遇寒邪的襲擊而犯病。

2.寒邪最容易攻擊得手的季節是夏季

炎炎夏日，很多人最理想的狀態是：空調網路西瓜，馬鈴薯同款沙發，夕陽西下，我就往上一趴。

殊不知，就在你享受「透心涼」的舒爽時，另一個「透心涼」的隱患也悄悄埋下。由於炎熱，人體毛孔開張，體表防衛鬆懈，為寒邪的入侵提供了極大便利。更要命的是，在冬天被嚴防死守的寒邪，這會兒反而成了大家熱烈歡迎的寵兒，哪兒涼快去哪兒，什麼冰冷吃什麼，寒邪不費吹灰之力就可以大搖大擺地進入人體。而一旦進入人體，寒邪就會馬上露出它猙獰的面目，施展出它的三板斧，極大地危害人體的健康。

要想在炎熱的夏季避開寒邪的襲擊，請記住以下忠告（可能比較逆耳）：

從地面溫度可能高達五、六十度的戶外進入室內後不要馬上開空調！

在洗完澡，毛孔尚處於張開狀態時不要馬上開空調！

劇烈運動出汗後不要馬上進入空調房！

少吃或者不吃冷飲（包括冰西瓜）！

如果你能切實做到以上四條，那麼恭喜你，你已經成功避開夏季九十%的寒邪攻擊。那還有十%呢？這剩下的十%的寒邪相對比較難防，因為它喜歡偷襲。

3.寒邪善於偷襲

除了夏季，大多數時間裡，人們對寒邪是心存戒備的。所以寒邪想要攻破人體的防線，最常用的手段就是偷襲。

什麼時候最適合偷襲？

當然是月黑風高夜，香甜入夢時！

當勞累了一天，人的精神和身體終於放鬆下來進入夢鄉的時候，也就迎來了人一天中防衛最空虛的時段。

寒邪的偷襲，往往就在這個時候。

當你睡覺沒蓋好被子，當你貪涼睡在露天，當你睡覺時空調、電扇對著人吹……如果你這樣做了，第二天起床的時候，你可能會十分「驚喜」地收到寒邪送來的「大禮包」：頭痛、

善於偷襲的不只有風，還有寒，更可怕的是，它倆還常常結伴而行。

渾身痠痛、咽痛、鼻塞、流涕⋯⋯

除此之外，年老體弱者及兒童，由於自身抵抗力差，所以也常常成為寒邪偷襲的目標，成為寒邪的受害者。

以上就是寒邪侵襲人體的主要方式與方法。

寒邪和之前講的風邪不同。風邪來無影去無蹤，神龍見首不見尾，所以平時極難防備，只能通過加強人體自身的防衛能力來避免其攻擊。而寒邪只在特定的時間（冬季、夜間）、地點（夏季的空調房）和狀態（進食冷飲）下對人體發動攻擊，只要你準備充分（要風度也要溫度），不引狼入室（夏季不過於貪涼取冷），就完全可以避開它的襲擊。

但百密難免一疏，即使掌握了寒邪的動向，有時也會因為疏忽而被寒邪鑽了空。躲不過去的時候，就要和寒邪奮力一戰了。

要想在和寒邪的戰爭中，以最小的犧牲取得最快的勝利，就必須要講究戰略和戰術。

戰勝寒邪的N種方法

兵法云：知己知彼，百戰不殆。所以，要想打敗寒邪，要做的第一件事就是認清敵我雙方的力量對比。

敵我力量對比無非三種情況：敵弱我強，敵我相持，敵強我弱。這三種情況下，分別需要採用不同的戰略、戰術來對付。

新一輪的鬥智鬥勇即將展開。

一、寒邪弱正氣強

本來這種情況下寒邪根本惹不出什麼事來。可是呢，正氣自恃強大就難免要得意洋洋，不但不拿正眼看寒邪，還時不時在寒邪面前逞威風。高興了醉個酒，睡覺時不蓋被子，大熱天哪兒涼快往哪兒待，看你寒邪能把我怎麼樣？殊不知，此時此刻危險正在逼近。

由於和正氣實力相差懸殊，平時寒邪並不會選擇主動進攻。但這並不表示寒邪不想進攻，它只是在等待機會。

等待一個正氣放鬆警惕、防線出現漏洞的機會。

1.寒邪入侵體表

正氣的洋洋得意，給了寒邪逆襲成功的機會。

此時的人體，不但防衛懈怠，而且主動引「寒」入室，這對寒邪來說簡直就是天賜良機，不趁機偷襲一把，簡直對不住正氣的「好意」。

於是，寒邪發動了迅雷般的偷襲。

等正氣反應過來的時候，邊防已經失守。

此時，在入侵寒邪的淫威下，人體週邊已經亂作一團。首先是頭痛。當然不是因為被寒邪打了個措手不及而感到頭痛，而是真的頭痛，而且痛得不輕。即使用頭痛欲裂、痛如刀劈來形容一點也不為過，嚴重的甚至會痛到嘔吐。

痛的部位以後腦勺為主，並牽掣至項部，常常影響到低頭、抬頭、轉脖子等頸部的正常活動。這對愛美人士絕對是一個壞消息。什麼顧盼生姿啦，什麼回眸一笑啦，對此時的你來說，就是一個遙不可及的夢想。你只能一邊昂著頭，保持目不斜視的姿勢，一邊接受別人對你「高傲、目中無人」的背後議論。而你唯一能有的反應就是：寶寶不說話，寶寶心裡苦啊！

其次是全身關節肌肉痛。不但痛徹心扉，而且虐你到生活不能自理。為什麼？因為寒邪帶來的收縮效應，可以分分鐘把你的肌肉、肌腱、韌帶變成繃緊的彈簧，讓你連彎腰撿個東西都變成奢望。

最後是冷。冷到讓你生無可戀，冷到讓你懷疑人生。即使在大夏天，穿上棉衣棉褲，再蓋上三、四層被子，你還是冷，還是感覺到嗖嗖的冷風從毛孔往身體裡鑽。如果再搧點風，即使是扇子搧的風，也能激起你一陣陣的雞皮疙瘩和瑟瑟發抖。

於是你感嘆：我在南方的豔陽裡大雪紛飛，真想來一場酣暢的大汗淋漓……不過，關於出汗，現在也就只能想想，因為，在寒邪的控制下想要自己出點兒汗，連門兒都沒有。

但寒邪的作亂，也僅限於此。

早已回過神來的正氣重新召集兵力，構築起新的嚴密防線，寒邪再也無法深入半步。於是乎，雙方在體表對峙。這一狀況，正是張仲景在《傷寒論》中描述的：「太陽之為病，脈浮，頭項強痛而惡寒。」

此局該怎麼破？

一個字：攻！

不出汗主要是因為寒邪勇猛，它不只打過來了，還順手關了門（閉塞毛孔），企圖對人體來個大圍剿。但是，在中醫眼裡，一切外邪都是紙老虎，我們有的是辦法叫它有來無回。

由於此時人體正氣兵強馬壯，寒邪僅僅靠偷襲得手，且立足未穩，所以最佳的戰略方針就是強攻，這樣就能速戰速決，一鼓作氣把寒邪驅逐出境。

那如何發動對寒邪的強攻呢？這就需要使用發汗的方法來實現。

發汗法的使用說明書：

工具：麻黃湯。

組成：麻黃、桂枝、杏仁、甘草。

使用方法：上述藥物煎水後溫服，喝完趕緊蓋上被子睡覺，等到人體微微出汗（覆取微似汗）就大功告成。如果服完不出汗，症狀仍在，可以兩小時後再服一次，喝完仍舊蓋被子睡覺，直至汗出病退為止。

忌口：主要忌生冷。什麼算生冷呢？有兩大類，生食和冷飲。比如冰淇淋、冰鎮飲料、冰啤酒、瓜果、刺身等。為什麼要忌生冷？因為體表已經被寒邪攻陷了，如果再吃生冷，莫非是想讓寒邪來個內外夾攻？所以，生冷必須忌。

此外，如黏滑、酒酪、魚腥等物也應該少吃。此類食物易被寒邪「威逼利誘」，變成痰濁垃圾，堵塞人體的氣道、經絡，從而阻礙身體的復原。

多數情況下，我們借助麻黃湯就可以輕而易舉將侵入體表的寒邪驅逐出境。

2. 寒邪入侵肺和膀胱

不過，有的時候，寒邪也會不走尋常路。

《黃帝內經》曰：「病熱少愈，食肉則複，多食則遺，此其禁也。」就是說身體發熱還未完全好的時候，要注意飲食節制，以防復發和留下後患。

那它走什麼路？

水路。

為什麼？

因為寒對水有著無法抗拒的「親和力」！

水一遇到寒，目光也呆滯了，腳步也邁不開了，動作也遲緩了……當然不是因為寒邪有那麼大魅力，而是被「凍」住了。

自然界中的水路被凍住，會形成冰雪世界的美麗景觀。可是如果人體的「水路」被凍住，那就會造成不小的麻煩。

人體的水路要暢行無阻，主要靠四個「部門」的通力合作，它們分別是胃、脾、肺和膀胱。具體行程是這樣的：飲（水）入於胃，遊溢精氣，上輸於脾，脾氣散精，上歸於肺，通調水道，下輸膀胱，水精四布，五經並行。

這段記錄在《黃帝內經．素問．經脈別論篇》中的描述，如果用現代語言翻譯，大致意思是這樣的：

胃，相當於一個淨水器。負責對進入人體的水液進行「過濾」。淨化後的水液則被輸送到脾（過濾下來的渣滓則被輸送到腸道，通過大便排出體外）。

脾，是水液運輸的中轉站，起到一個「加壓泵」的作用。通過脾的「加壓供水」，水液才能到達負責「灌溉」的肺。

肺，是人體的「自來水廠」。肺將脾運輸過來的潔淨水，通過四通八達的水道，對人體進行由上而下的灌溉，給予各個組織器官充足的水分供應，使細胞能維持正常的新陳代謝。膀胱，是人體的汙水處理廠。肺供應給細胞的潔淨水，經過細胞使用、代謝後變成含有大量廢物的「污水」，這些污水最後都匯集到膀胱。膀胱通過定時開關，將這些污水排出體外。

這四個部門中，最容易受到外來寒邪攻擊的是肺和膀胱。

對於這一點，肺是十分鬱悶的。

前面講的風邪，現在的寒邪，還有後面要講的熱邪、燥邪，肺的遭遇可謂是不斷被傷害，從未被遺忘。

同樣是身體內的臟腑，同樣為身體工作，為什麼受傷的總是肺？

其實原因很簡單。肺通過鼻腔與外界環境息息相通，也就是說，在外邪面前，肺幾乎沒有任何遮攔和保護！所以，每當邪氣入侵，肺總是首當其衝，成為受害者。

寒邪侵入肺，造成的後果就是原本用來灌溉全身的水被凍結，無法及時輸送出去，這些水凝滯在肺裡，堵塞氣道，變成痰。這種痰由於是肺中潔淨的水凝滯而成的，所以它的特點是質地清稀，或呈泡沫樣，容易咳出（這和熱痰的黃稠、濕痰的白黏有很大區別）。肺的氣道被痰液堵塞，則會出現咳嗽氣喘、呼吸不暢等症狀。

對付這種狀況，除了要驅散寒邪，還需要將寒邪凍結在肺裡的水飲化開，使肺恢復通調水道的作用。所以在選方用藥上，也需要對原有的麻黃湯進行升級換代。

麻黃湯二・〇版——小青龍湯。

臨床上通過問診痰的顏色、質地、多少、是否容易咳出來判斷病因。

組成：麻黃、桂枝、炙甘草、細辛、乾薑、半夏、五味子、白芍。

功效：驅逐體表寒邪，溫化肺中寒痰。

方意：以麻黃湯為「湯底」，主攻體表之風寒；以細辛、乾薑、半夏為「主菜」，大力祛除肺中之寒痰，這兩部分構成小青龍湯的主體。最巧妙的是又加入白芍、五味子為「佐料」，起到收斂肺氣的作用，防止前面藥物溫散過度，損傷嬌嫩的肺臟。全方攻守兼備，祛邪而不傷正，化痰而不損肺，價廉物美，誠居家旅行，哦不，散寒祛痰必備之佳品。

肺容易受寒邪襲擊可以理解，那膀胱為什麼也容易受寒邪侵犯呢？又是祕密通道惹的禍！

在風邪裡我們講過風邪會通過祕密通道（經絡）從肺偷襲大腸。寒邪也一樣。

不過這次寒邪利用的通道叫足太陽膀胱經。足太陽膀胱經外部走行於頭枕部、項部、背部及下肢後側，內部和膀胱相聯絡，為人抵禦外邪的第一道防線。我們上面講的寒邪入侵體表，會造成頭項強痛、惡寒等症，正是因為太陽經是寒邪入侵的第一戰場，所以被稱為「太陽病」。

寒邪既然侵入太陽經，當然不會錯過進犯膀胱的機會。寒邪一旦進入膀胱，施展它的撒手鐧——凍結大法，膀胱的排水功能就會受到極大的影響，導致小便不利（不通暢，甚至解不出）的症狀。膀胱的水排不出去，人體各處匯集來的水就無法進入膀胱，於是人體就會發出信號，阻止更多的水進入，這就造成了飲水即吐的症狀。膀胱的排水出現故障後，人體的

肺為嬌臟，所以最容易受傷。

水迴圈無法進行，細胞因此無法獲得足夠的水分滋養，於是又會出現口渴的症狀。

這一狀況，就是《傷寒論》中所述的「小便不利，渴欲飲水，水入則吐，名曰水逆」。

如何快速有效地治療「水逆」？五苓散就是不二之選。

組成：桂枝、炒白朮、澤瀉、豬苓、茯苓。

是不是看著覺得面熟？不錯，這已經是它第二次前來「救場」了。如果你有印象，前一次身體內積水過多，導致舌頭胖大有齒痕時，就是靠著五苓散的強大抽水功能將體內的積水一掃而光的。這次寒邪凍結膀胱導致廢水無法排泄，自然少不了五苓散出手相救。

五苓散在解決寒邪侵犯膀胱造成的水逆問題上，主要採用了三大手段：

首先，用桂枝給膀胱加熱解凍，使膀胱恢復正常的排水功能。其次，用白朮健脾制水，恢復體內水液正常的升降迴圈。最後，借助澤瀉、豬苓、茯苓的通利小便功能，將積存在體內的廢水排泄一空。

這樣，寒邪對肺、對膀胱的騷擾被一一化解。可寒邪還是不甘心，它決定要弄一點大的動靜出來，這次它選擇下手的物件是小腸。

3.寒邪入侵小腸

為什麼是小腸？

這是因為小腸和膀胱擁有一條同名的經絡——太陽經（手太陽小腸經）。

進入小腸的寒邪會給身體帶來什麼樣的麻煩呢？下焦蓄血。

十二經脈的氣血循環流注，周而復始，如環無端，而邪氣也會隨著經脈的運行給人體不同部位帶來傷害，及早發現及早治療，邪氣就不會再繼續深入。

什麼意思？

意思是進入小腸的寒邪這次「凍結」的不是水，而是血。這下麻煩大了。膀胱裡的水被凍結，最多也就是出現排水障礙的身體症狀，而小腸的血被凍結，則不但會出現血液瘀滯的身體症狀——少腹急結（小腹拘急疼痛），而且會導致明顯的精神症狀——其人如狂（煩躁不安，胡言亂語）。但由於這回膀胱的排水功能未受影響，所以小便仍舊是通暢的。

下焦蓄血之所以會導致精神異常，道理在瘀血病中我們已經講過，就是因為血液瘀滯不暢通，最後引發了腦細胞的「路怒症」。

這局該怎麼破呢？

用桃核承氣湯。

組成：桂枝、桃仁、大黃、芒硝、甘草。

桃核承氣湯在解決下焦蓄血問題上，也同樣使用了三大招：

首先當然還是要散寒解凍，這艱鉅的任務自然非桂枝莫屬。然後要讓瘀滯的血液通暢起來，這一任務交給具有強大活血作用的桃仁去執行。最後，清掃戰場的任務交給了大黃、芒硝、甘草（調胃承氣湯），通過瀉下的方式，將被寒邪凍結在小腸中的瘀血排出體外。

我把五苓散和桃核承氣湯稱為「姐妹方」。這兩個方子如果放在一起對比著看，你會發現非常有意思。

第一，兩個方都是五味藥，都使用了桂枝，因為桂枝外可以散風寒，內可以溫經脈，所以是解決寒邪入侵、人體內水或血凍結的不二之選。

第二，寒入膀胱，凍結的是水，所以五苓散使用了白朮來補土（脾）制水；寒入小腸，凍結的是血，所以桃核承氣湯用桃仁來活血行血。

第三，凍結的水，豬留在膀胱，需要通過小便排出，所以五苓散使用澤瀉、豬苓、茯苓來利尿排水；凍結的血，瘀滯在小腸，只能通過大便排出，所以桃核承氣湯要用大黃、芒硝、甘草來瀉下排瘀。附帶說一句，瀉下為什麼用甘草？這是因為用硝、黃的目的不是為了通大便，而是為了排瘀血，加了甘草，可以更好地保護脾胃，使其不受瀉藥的損傷。

如此一看，雖然包裝（方名）變了，但一切還是熟悉的味道，還是熟悉的配方！先抓準病源，再因勢利導，最後精準打擊，這就是中醫的製方之道。

從麻黃湯，到小青龍湯，再到五苓散，最後到桃核承氣湯，寒邪雖然每次造成的麻煩不同，但我們使用的應對方法只有一個，那就是：進攻！進攻！再進攻！

寒在肌肉、血脈，那就用麻黃湯發汗解表；寒在肺，就用小青龍湯溫肺化痰；寒在膀胱，那就用五苓散散寒利水；寒在小腸，那就用桃核承氣湯瀉下排瘀。總之一句話，寒從哪裡來，就打得它滾回哪裡去。打完問你服不服？不服就再打，打到服為止。打服了，人體也就恢復安寧了。

二、寒邪與正氣相持

如果正氣沒有那麼強盛，入侵的寒邪不但在體表站穩腳跟，並且企圖進一步擴大地盤，

這就是前面提到的，治病需時時顧護脾胃，就像打仗一定要保護好自己的糧倉。

那情形就完全不一樣了。

此時，寒邪見正氣軟弱，便妄圖得寸進尺。而正氣雖然不足以把寒邪驅逐出境，但尚能自保，使得寒邪無法深入人體「腹地」。於是雙方各占「半壁江山」，在人體的半表半裡之間相互對峙。

對峙的後果，就是寒熱往來。

寒邪發動攻勢時，人體就會發一陣冷。正氣奮力抵抗，雙方激烈交戰，這時就發一陣熱。一場仗打下來，雙方勢均力敵，不分勝負，於是各自收兵，人體就暫時平靜一會兒。經過休整，不甘心的寒邪再次發動進攻，於是又發一陣冷。正氣再次抗爭，就再發一陣熱。結果還是誰也勝不了誰，於是再次恢復平靜。

正邪交戰，免不了互有傷亡，加上因雙方征戰，人體氣血升降出入的道路受阻，脾胃受損，於是又會出現胸脅苦滿，默默不欲飲食，心煩喜嘔等症。這一狀況，在《傷寒論》中被稱為「少陽病」。

寒邪還是那個寒邪，可是正氣已經不是之前的正氣了。這個時候就不能用強攻的方法來對付，需要採用第二個方案——和解。

和解，就是雙方坐到談判桌前來談。

當然，想要不費一兵一卒，光靠三寸不爛之舌，讓寒邪乖乖退兵，並不是件容易的事。這需要在談判時使用一定的技巧和方法。

其宗旨歸納起來不外乎六個字：唬爛、恐嚇、安撫。

唬爛。就是自誇，怎麼厲害怎麼誇，從糧草充足到武器精良，從士兵勇猛到將帥多謀，一定要把自己誇成不可戰勝的神話，讓對方未戰先怯，不敢再戰。

恐嚇。在對方心裡打鼓、心生退意的時候一定要乘勝追擊，用咄咄逼人的氣勢，讓對方確信你打敗他就像捏死一隻螞蟻那麼簡單，在對方心裡留下揮之不去的陰影，最後談笑間敵人魂飛魄散，只求快快退兵。

安撫。恐嚇也需要講究火候。當看到對方已經失去鬥志，打算退兵的時候，一定要照顧對方的面子，給對方臺階下，這時需要好言安撫，什麼永結同盟、互不再犯等等。如果一味恐嚇，反而激起對方拼死一戰的決心，那就麻煩大了。

能堪當這一和談大任的，叫小柴胡湯。

組成：人參、甘草、大棗、生薑、半夏、黃芩、柴胡。

人參補元氣，展示我正氣之強大，軍威之浩蕩；甘草、大棗、生薑補脾胃，展示我糧草之充沛、裝備之精良。四藥通力合作，共同完成「唬爛」大任。

黃芩、半夏清熱化痰、清掃戰場，以顯示我蕩滌邪氣之決心和能力，此為恐嚇。

柴胡疏肝解鬱，調節情緒，負責最後的安撫工作。既然寒邪已經有意退兵，那麼大家就無須兵戎相見，雙方坐下來，和顏悅色、心平氣和地簽訂和解條約，一場大戰終於在「友好」的氣氛中結束了，人體也再次從寒邪的侵襲中恢復健康。

附帶說一句，現在很多人拿小柴胡湯來治感冒是非常錯誤的。且不說風、寒、濕、熱等邪氣的入侵都可引起感冒，即使是寒邪引起的感冒，初起時也應該以發散風寒為主，在第一

和解需要依靠實力和智慧，要等待時機，且不可一味求和。

時間將寒邪驅逐出境，以保身體平安。如果寒邪尚在體表，就貿然使用小柴胡湯來和解，那就會引邪深入，反而使感冒加重，甚至纏綿難癒。只有當正邪雙方相持不下，寒邪侵入人體半表半裡之間的時候，才是小柴胡湯的用武之時。

這就是和解之道。

三、寒邪強正氣弱

當然，要想和解，還是需要正氣具備和寒邪對抗的實力才行。如果正氣極度虛弱，那就根本不存在和寒邪討價還價的餘地。此時的寒邪會長驅直入，直達人體「腹地」，對人體造成嚴重的威脅。

人體的腹地最重要的三個堡壘是脾（太陰）、肝（厥陰）、腎（少陰），由於正氣實行不抵抗策略（其實不是不願意抵抗，而是實在心有餘而力不足），這三大堡壘便毫無遮擋地暴露在寒邪面前。

1.寒邪的第一個目標就是脾

為什麼是脾？

因為脾是人體最主要的糧庫（倉廩之官）。所謂兵馬未動，糧草先行，糧草自古以來就是決定戰爭勝負的關鍵因素，所以理所當然地成為寒邪的第一攻擊目標。而一旦脾被寒邪攻陷，那麼人體的糧食生產和運輸將陷入癱瘓，具體體現在三個方面：

第一，腹脹腹痛。這是由於寒邪攻佔了脾的所在地。在它的淫威下，血液凝滯，血管、肌肉收縮痙攣，導致腹脹腹痛。

第二，吃不下東西或嘔吐。由於脾被寒邪控制，對食物進行深加工（運化）的生產線被迫停產，因此只能拒絕新的食物加工訂單。

第三，拉肚子。在寒邪的控制下，一方面脾無法為人體加工營養物質；另一方面，已經加工好的營養物質也無法被輸送到需要的地方，只能任其順著腸道流失、浪費。

此時對付的辦法只有一個：臥薪嚐膽。方法是不直接和寒邪發生對抗，只是悄悄地讓脾這條生產線開動起來，以便養精蓄銳，漸漸壯大自己的力量。等正氣足夠強大之後，再一舉反攻，將寒邪消滅。

能實現這一戰略目標的方劑叫：理中丸。

組成：人參、乾薑、白朮、甘草。

全方四味藥，只為一個目標而奮鬥，那就是努力實現脾的恢復！給脾溫暖，讓它開足馬力，重回巔峰，為人體源源不斷地生產出各種養料和物資。有了足夠的養料和物資，正氣才能漸漸兵強馬壯。不知不覺間，你會發現，肚子不痛了，飯也吃得下了，不拉肚子了，飽受寒邪欺凌的日子一去不復返了！所以，自身的強大，才是對抗外邪的最重要力量！

2.寒邪進攻的第二個目標是肝

肝是人體最主要的血庫（肝主藏血）。

血庫的作用和水庫一樣，主要負責調劑人體各個組織、器官的供血量。如果血庫被寒邪佔領，那麼人體邊遠地帶（肢體末端）的血液供應就無法得到保障，於是就會出現手足逆冷（肢體離心臟越遠的位置越冷）、脈細欲絕的症狀。

如果這一狀況長時間得不到改善，那麼，不但邊遠地帶缺血，即使中心地帶（大腦、心臟）也會出現缺血的狀況，這就會導致更嚴重的後果，此時人體不但手足冰涼，而且精氣神全無，一動也不想動，整天只想睡覺（但欲寐）。

所以，要想事態不向更嚴重的方向進展，在人體邊遠地帶出現缺血徵兆的時候，就一定要及時採取相應的對策。

具體的辦法就是讓血庫中的血流起來。

堪當這一重任的方劑是：當歸四逆湯。

組成：當歸、桂枝、白芍、細辛、甘草、通草、大棗。

既然方子的名字叫當歸四逆湯，當歸自然就是這個方子中當之無愧的「帶頭大哥」。當歸，味甘、辛，性溫，身具三大絕招：暖肝、補血、活血。

暖肝，可以讓被寒邪控制的血庫「解凍」，這樣血庫就可以恢復原來的調劑作用。

補血，可以增加血庫中的血液儲備，使血庫的調劑能力更加遊刃有餘。

活血，可以增強血液的流動性，使血液順利地供應到人體的邊遠地帶，流進每個角角落落。

所以，當歸的這三大絕招，簡直就是為寒邪犯肝而量身打造出來的利器。

當然，對於已經深入人體腹地、侵入肝臟的寒邪來說，光靠當歸一個帶頭大哥的孤軍奮戰肯定是不行的，所以還要給當歸配備一些精兵猛將一起戰鬥。

張仲景給當歸配備的士兵是桂枝湯去掉生薑，另外加入了細辛和通草。

桂枝湯我們前面詳細介紹過，有著張仲景群方之首的美譽。主要作用是祛風寒、調營衛。用在這裡，就是利用桂枝湯能溫、能補、能通的特性，可以和當歸的三大絕招配合得天衣無縫，使當歸在作戰時可以左右逢源，功力大增。

那為什麼要用細辛和通草來替換生薑呢？

因為此時人體正氣虛弱，需要儘量避免和寒邪正面對抗，這樣才能最大限度減少自身力量的損耗，慢慢壯大自己。所以專注於對抗寒邪（發散風寒）的生薑被下崗，而善於搞地下工作（溫通經絡）的細辛、通草悄悄登場。

就這樣，在當歸四逆湯的努力奮戰下，肝已暖，血已旺，我的血流很通暢！徒留寒孤單在腎臟，悲傷。

《傷寒論》中的方，之所以被稱為經方，就是因為張仲景真正把用藥如用兵做到了極致，運籌帷幄，決勝千里，每一方，每一藥，都已經出神入化，讚無可讚！

3.寒邪進攻的終極目標：腎

腎之所以重要，是因為它是人體的根基，掌管著人出生後的生長、發育，以及成人後的生殖、繁衍的大權。通俗地講，你出生以後的身高、體質、壽命（指不生病狀態下可以活的

一增一減，正顯經方之妙。

最長時限）、性功能都是腎的管轄範圍。腎掌管的是人體最核心的機密——ＤＮＡ！所以中醫稱之為「先天之本」。

除此之外，腎還是人體最主要的水處理工廠（和膀胱合作）。全身的水液經過細胞的使用、代謝之後全部匯集到腎，經過腎的過濾，部分的潔淨水回收，繼續供身體使用，而含有大量廢物的污水則輸送給膀胱，排出體外。

當寒邪侵入腎的時候，最先出問題的就是這個汙水處理廠。

如果你有印象，這已經是人體汙水處理廠第二次出問題了。上次是寒邪侵入膀胱，導致污水無法排放，人就會出現小便不利，口渴，水入則吐的「水逆證」。

這次情況則更加嚴重。

由於寒邪的深度入侵，整個腹腔被陰寒籠罩，腎對人體水液的過濾、回收和排泄全面停工，無法處理的水液便四處橫溢，所以人體會出現腹痛、小便不利、四肢沉重疼痛或水腫、腹瀉（自下利）等諸多症狀。

要擺脫當下的困境，就需要儘快讓腎這座汙水處理廠重新運轉起來。

而這一任務，顯然不是排水專用的五苓散可以完成的，我們需要另一支隊伍：真武湯。

組成：附子、生薑、茯苓、白芍、白朮。

附子溫腎，是重新啟動汙水處理廠，使其恢復正常運轉的核心藥物。生薑散寒、茯苓利水、白芍行血、白朮助運，四藥分工合作，協助附子，使汙水處理的各項工作有條不紊地展開。

附子就相當於人體的行動電源，可以快速給腎臟這個汙水處理廠提供足夠的電力和能量，使它恢復正常的運轉。

對於真武湯這一組合中的五大「藥」選，唯一有疑義的是生薑。

你看，張仲景對付寒邪入肝時所用的當歸四逆湯，為了避免和寒邪發生直接衝突，所以特意捨生薑而不用，這裡為什麼又用上了呢？

這是張仲景的隨意或是疏忽造成的？

當然不是。

這裡用生薑，是因為不得不用！

如前所講，腎是人的先天之本，是人生長、發育、繁衍的根基，一旦寒邪侵入並完全控制腎，則生命之火將隨之熄滅，人體這座帝國大廈也將轟然倒塌。所以，此時此刻，面對寒邪的進攻，人體退無可退，也無路可退，必須放手一搏，以死相拚，方有一線勝機。用生薑，既是不得已而為之，又是無可爭議的必要之選！

那問題又來了。

生薑這麼一位在廚房裡都只能跑龍套的，在人體如此危急的關頭，真能放心託付嗎？可以和寒邪一戰的藥物那麼多，難道非生薑不可？

你別說，這次還真的非生薑不可。

別看生薑平時不顯山不露水的，經常出完力，最後連露臉的機會也沒有（煮完魚蝦後，多數時候生薑會直接被扔掉），但是，生薑卻有著一項不為人知的特殊本領。這個本領，中醫稱之為發散水氣。

什麼叫發散水氣？講白了就是從毛孔中向外排水，從而將人體內多餘、沒用的水處理掉。

這個作用對此時的人體來說實在是太及時、太重要了！因為腎這個汙水處理廠的關停，人體正飽受四處橫溢的污水的困擾。水流入腸道，會引起腹瀉；水流入關節，會引起肢體沉重；水流入皮下，會引起水腫等等。而生薑的到來，讓這些問題及時得到妥善的處置。

所以，在真武湯裡出現的生薑，它既沒開後門，也非憑關係，它靠的是自身的實力。

當然，用真武湯能解決的問題，對人體來說，還不是大問題。此時寒邪雖然侵入腎，但腎的核心機能並沒有受到大的影響。如果疾病在這個階段得不到及時、正確的治療，任由寒邪進一步深入，則腎的功能將全面停擺，生命進入「冰河期」而徹底喪失活力。

此時的人體，只能用一句話來形容：怎一個「冷」字了得！

手是冷的，腳是冷的，肌膚是冷的，出的汗都是冷的，只有心暫時還是熱的（過不了多久也會變成冷的）……意識是模糊的，睜眼的力氣也沒有，不想吃東西（吃了也消化不了），大小便失禁……

到了這個階段，人還有救嗎？有！四逆湯！

挽狂瀾於既倒，扶大廈之將傾的四逆湯！

四逆湯，中醫方劑中神一樣的存在。它的故事，它的傳奇，它的祕密，它的威力，它的種種……前已詳述，茲不贅言。

鬥罷嚴寒，迎來酷熱，這又是一個難纏而可怕的對手。

24

熱（火）

熱，也稱火，是和寒截然相反的一種外邪，常見於春夏天氣炎熱之際。

熱邪比寒邪更可怕，破壞力也更大！

它起病急，變化快，病勢重，更可怕的是，它有時候還會在一定區域內大面積流行！

它就像那一把火，熊熊火焰燃燒了你！而燃燒過後，一切都將化為灰燼！

熱邪引起的疾病被稱為：溫病（瘟病）。

一個曾讓無數人聞之色變、聞風喪膽的名字。

然而無論疾病如何恐怖，總會有一群人不顧自身安危，奮勇向前，和病魔搏鬥在第一線。他們殫精竭慮、徹夜無眠、苦思對策，他們不圖錢財，不為私利，只為守護百姓的健康。他們的名字叫——醫生。

在和溫病的鬥爭中，湧現了無數不朽的大醫。吳又可、吳鞠通、王孟英、葉天士……他們用自己的智慧和膽識，將一味味普通的中藥，打造成了一支支刺向溫病的利劍，並由此誕生了中醫史上可以和傷寒學派並垂不朽的另一著名學派——溫病學派。

北傷寒，南溫病。

這就是中醫界的少林和武當。

閒話不說，我們重點來看看溫病學派是如何戰勝可怕的熱邪的。

熱邪侵入人體，由淺到深可以分為四個階段。和寒邪不同的是，熱邪侵入人體的深淺，並不取決於人體正氣的強弱，而主要由熱邪自身的「戰鬥力」決定。也就是說，熱邪弱，則入侵程度淺；熱邪強，則入侵程度深。

熱邪入侵的四個階段分別稱為衛、氣、營、血。

一、衛

衛最淺，相當於寒邪入侵體表的太陽病。此時熱邪與人體正氣在體表發生激烈戰鬥，主要症狀有發熱惡寒（常常發熱重、惡寒輕），咽喉痛，頭痛，目赤，有汗，舌苔薄白或薄黃，脈象浮數。

不同的邪氣入侵人體，會選擇不同的戰略、戰術，因而我們需要根據邪氣的特點，採用不同的應對方法。

同樣是邪氣侵入體表，為什麼熱邪導致的衛分病和寒邪導致的太陽病在症狀上有所不同呢？

那是由熱邪和寒邪自身不同的性質決定的。

寒的特性是收縮、抑制，而熱呢，是興奮，是上升，是讓人血脈賁張！所以，熱邪侵入體表的後果就是造成人體頭面、咽喉等部位（西醫稱的上呼吸道）的充血和發炎。

此時，由於熱邪入侵尚淺，所以對付的辦法很簡單，只要辛涼解表，將熱邪驅逐出境就可以了。

方藥：銀翹散。

組成：金銀花、連翹、荊芥、淡豆豉、淡竹葉、薄荷、牛蒡子、桔梗、甘草。

使用方法：將上述藥物搗碎（當然，現在可以用打粉機打粉），將藥粉和新鮮蘆根一起煎湯，等水沸騰後有香氣大出（大概三、五分鐘）就關火，待溫後就可以服用了。症狀重的，白天喝三次，夜間喝一次（大約每四小時喝一次）。症狀輕的，白天喝兩次，夜間喝一次（大約每六小時喝一次）。

為什麼煎藥時間這麼短呢？

中醫認為，熱入衛分，病位在人體上焦，煎藥時間短，可以保留藥物中輕清上揚之氣，使藥力停留在上焦而不下沉（治上焦如羽，非輕不舉）。

這一說法有科學依據嗎？有！

據現代藥理研究，這個方子的藥物中很多含有揮發油，急火快煎可以最大限度地減少這些揮發油的損耗，從而使藥效得到最大程度的發揮。再看上面的煎藥法，等香氣大出時關火，正是判斷揮發油開始溶出並揮發的時刻，可以說，中醫用一個簡單的辦法，解決了西醫可能需要一系列複雜儀器才能解決的難題。

中醫的很多方法和理論，看似很原始和落後，其實卻是古代智者對自然宇宙規律觀察、揣摩、分析、總結後得出的結論和方法，其中蘊含的深意，對事物運行規律的掌控，不但不落後，甚至遠遠走在現代科學的前面。

二、氣

熱邪再深入就到達了氣分。

此時的症狀是：發熱（常常是高熱），大汗淋漓，口渴喜冷飲，煩躁，舌苔黃，脈象洪大。

如果你有印象，這些症狀正是當年石家莊日本腦炎大流行時，患者表現出來的主要特徵。我們也分析過，這些症狀背後的根源是人體內環境溫度過高。更簡單點說，就是因為熱邪的侵入，使人體的內環境變成了炎熱的「夏天」。

要解決夏天給人體帶來的不適，最好的辦法當然是降溫降雨。

能給內環境降溫降雨的，自然非白虎湯莫屬。

以下內容純屬回顧，如有重複，不好意思，我是故意的。

白虎湯，出自張仲景的《傷寒論》，主要由石膏、甘草、粳米、知母四味藥組成。

西瓜有著「天然白虎湯」的美譽。如果你不幸被熱邪侵入氣分，那麼敞開肚子吃西瓜（當然喝西瓜汁更好），不失為一個既美味又袪病的好方法。

石膏、甘草的作用是清熱解毒，就好比在體內安了個空調，冷風一吹，熱自然就沒了；粳米、知母的作用是滋陰補液，就相當於在炎炎烈日下突然下起了及時雨，不但可以澆滅大地的「火氣」，還能讓渴得冒煙的土壤暢快地痛飲一番。如此一來，熱邪造成的內環境的夏天自然就煙消雲散了。

三、營

熱邪如果繼續深入，遭殃的就是營分。

營就是營地。

誰的營地？

血液的營地。

血液的營地是什麼？

血管。

在熱邪的「烘烤」下，人體血管受損，此時，血液有向血管外洩露的危險。人體表現出來的症狀是發熱，皮膚斑疹隱隱，心煩不寐，舌紅絳，脈細數。

治療方法：降溫（清熱）並修復血管（涼血）。

方藥：清營湯。

組成：金銀花、連翹、黃連、竹葉、犀角（現在只能用水牛角）、丹參、生地、玄參、麥冬。

清營湯是一支組織嚴密、分工明確、配合默契的聯合作戰部隊。其作戰部隊主要由三大陣營組成。

第一梯隊有金銀花、連翹、黃連、竹葉四味藥，功效是清熱解毒，尤其擅長清心火。它們的主攻方向是降溫，尤其是降血管的溫度（心主血脈），以修復被熱邪灼傷的血管，阻止血液往外滲出。

第二梯隊有犀角（現用水牛角）、丹參、生地三味藥，功效涼血。主攻方向是讓熱邪燒灼下逐漸開始「沸騰」的血液「冷卻」下來，從而把即將發生的出血危機扼殺在萌芽狀態。

第三梯隊也有三味藥，生地（身兼二職）、玄參和麥冬，這一組合有個別名，叫增液湯，顧名思義，就是給人體增加水液。所以它們的主攻方向，是使人體被熱邪蒸騰、消耗的水液快速得到補充。

通過這三大梯隊的聯合作戰，侵入營分的熱邪被一掃而光，熱邪給人體造成的破壞也被完全修復。

四、血

熱邪侵入的最深階段是血分。

此時，血液在熱邪的煎熬下「沸騰」，溢出血管，造成各種出血症狀，如鼻衄、齒衄、尿血、便血、皮下出血等。並且，在熱邪的煎熬下，由於水分的大量消耗，血液也變得越來越黏稠，流動性越來越差。

對付方法：給血液降溫（涼血）加冷水（養陰），並促進血液流動（散瘀）。

方藥：犀角（現用水牛角）地黃湯。

組成：犀角（現用水牛角）、生地、赤芍、丹皮。

其中犀角（現用水牛角）具有強大的涼血功能，能夠快速讓血液降溫，以阻止血液「沸騰」。生地在前面清營湯中已經出過場，它獨具養陰涼血的雙重功效，主要負責往血液中加「冷水」，一方面可以加快血液的降溫，另一方面又使濃縮的血液得到有效稀釋。赤芍、丹皮則在輔助涼血的基礎上主攻活血，使原先因濃縮而瘀滯的血流恢復暢通。別看這個方子只有四味藥，但是藥藥切中要害，僅用三招就迫使侵入血液的熱邪繳械投降。

下面來做個總結。

別看熱邪表面氣勢洶洶，其實它蠻力有餘，智慧不足，所以對付起來反而簡單。我們只要牢牢把握降溫（清熱）這一原則，就能徹底瓦解它的攻勢。當然，熱邪侵入的深淺不同，需要採取的技巧和手段也不同。

熱在衛，這時由於熱邪侵入程度輕，人體受到熱邪的影響小，所以可以用辛涼解表的方法直接將熱邪驅逐出境。

當熱邪漸漸到氣時，整個人體內環境已經變得「熱火朝天」，所以就需要用清熱瀉火的方法，給內環境來場「透心涼」的「雨」，才能解決問題。

熱邪進一步深入到營，這時除了給內環境降溫，還要處理好血管灼傷、血液變熱的問題，所以我們採用清熱涼血的方法來對付。

最後，熱邪深入血分，導致血熱妄行，這個時候最重要的就是涼血、涼血、涼血！只有「沸騰」的血徹底冷卻下來，備受熱邪煎熬的身體才有康復的轉機。

熱邪傷人，除了上述四種常規方式，還有一種極端的方式，它只出現在一個特定的季節——夏天。這種方式叫作——暑。

25

暑

暑引起的疾病主要有兩個。一個叫陽暑，一個叫陰暑。陽暑就是我們平時說的中暑。暑邪攻擊人的方式簡單粗暴，就是利用炎熱烘烤，使人脫水，體溫升高（常在攝氏四十度以上）進而造成神經功能紊亂和臟腑功能衰竭。所以，烈日下的戶外工作者或者高溫車間內的工人常常成為它的主要攻擊對象。

要應對暑邪造成的傷害，主要須解決兩大問題：一是儘快給內環境降溫，二是及時給內環境補水。

而要實現這兩大目標，必須有請清朝王孟英創制的清暑益氣湯隆重登場。

注意了，一定要是王孟英的清暑益氣湯哦！

為什麼？

因為不是所有的清暑益氣湯都可以拿來治中暑！

難道清暑益氣湯還有兩個不成？

是的。補土派掌門人李東垣也有一個。

李氏清暑益氣湯以黃芪、蒼朮、升麻、人參、澤瀉、神曲、陳皮、白朮、麥冬、當歸、炙甘草、青皮、黃柏、葛根、五味子等藥物組成，功效上益氣有餘而清暑不足，所以只適用於夏季因多汗、能量消耗過大而造成的疲倦乏力、胃口不開等狀況。

一旦遇到真正的中暑高熱，這個清暑益氣湯是解決不了困局的。

所以後世的大醫王孟英經過深思熟慮，創造出了另一個真正意義上的清暑益氣湯。組成：黃連、西瓜翠衣、竹葉、荷梗（此四味清熱解暑，給內環境降溫）、西洋參、石斛、甘草、粳米、麥冬、知母（此六味養陰生津，給內環境補水）。

就這樣！

發現問題，尋找根源，解決問題，這就是中醫之道。別看它簡單，它就是用最簡單的辦法，解決了西醫需要動用無數人力物力財力才能解決，甚至還解決不了的問題，這是我們老祖宗的智慧，也是老祖宗留給我們的寶貴財富！

講到中暑，有個藥不能不提，那就是藿香正氣散（水）。大家記住了，千萬不能拿它來治療中暑！不能拿它來治療中暑！不能拿它來治療中暑！重要的話說三遍！

藿香正氣散（水）的真實用途是治療陰暑。

什麼是陰暑？

就是由於夏天太炎熱，人們都貪涼喜冷，開著空調睡覺，貪吃冷品，於是寒邪夾著濕邪趁著人體防禦鬆懈，偷偷從肌膚、脾胃入侵，造成發熱惡寒、頭痛噁心、脘腹疼痛、上吐下瀉等症狀，這就叫陰暑。

所以，陰暑，其實並不是中暑，而是明明在炎熱的夏季卻得了寒濕內侵的病。

這種狀況就不能再清熱解暑了，而是要改變策略，用散寒除濕的方法來解決。而這正是藿香正氣散（水）的拿手好戲。

組成：藿香、大腹皮、白芷、紫蘇、茯苓、半夏曲、白朮、陳皮、厚朴、桔梗、炙甘草、生薑、大棗。

此方外祛風寒、內除寒濕，陰暑造成的困擾又一次得到圓滿解決。

風、寒、熱、暑，加上之前講過的濕，外來六邪中只剩下最後一種邪氣——燥邪。

咦，什麼重要的話，說了三遍！

26

燥

燥，就是乾燥，多見於秋季和北方地區，所以又稱秋燥。

但需要注意的是，燥雖然多見於秋季，但不代表秋季一定會有燥邪。江南一帶，即使是秋季，也經常多雨潮濕，此時並沒有燥。所以，一到秋天就吃銀耳、雪梨、百合之類的食物來潤燥的做法是不對的。

秋燥也分兩種。

初入秋，氣溫尚熱，此時的燥稱為溫燥。

深秋，氣溫已涼，此時的燥稱為涼燥。

別看這兩種燥名中都有一個「燥」，但本質上卻是完全不同的。溫燥的燥，是因為溫熱的煎熬，導致水分消耗過度，所以溫燥的本質是缺水。涼燥的燥，是因為寒冷狀態下血管收縮，水分無法充分供應到體表，所以涼燥的本質是寒。

秋燥最喜歡攻擊的對象是肺。

這時，也許只有一首歌最能反映肺的心情：《一千個傷心的理由》。從風到寒，從熱到燥，只要有外邪入侵，第一個受傷的都是我。

好了，好了，肺你也別再四處抱怨了，你容易受傷害，只因為你擁有一條和外界直接相通的路：呼吸道。

受到燥邪侵犯的肺，主要症狀就是咳嗽。以乾咳無痰，咽喉乾澀疼痛，口舌乾燥，甚至痰中帶血絲為主。此時舌苔常常看起來乾燥而缺乏津液，脈象則以細（溫燥）或弦（涼燥）多見。

對付溫燥咳嗽，需要清熱潤肺止咳。

方藥：桑杏湯。

組成：杏仁、豆豉、梔子皮、浙貝、沙參、桑葉、梨皮。

藥方選用平和溫潤的杏仁、豆豉散邪，使邪去而津液不傷。用梔子皮、浙貝、沙參清熱化痰，清除肺中因燥熱煎熬而形成的燥痰。最後用桑葉、梨皮潤燥清肺，以滋養肺中津液。通過三方面的綜合整治，被燥熱所傷的肺臟自然就可以迅速恢復正常。

熱者寒之，寒者熱之。最簡單卻也是最有效的辦法，非霧化、消炎能比。

對付涼燥咳嗽，則需要散寒溫肺止咳。

方藥：杏蘇散。

組成：蘇葉、半夏、茯苓、陳皮、前胡、桔梗、杏仁、枳殼、甘草、生薑、大棗。

杏蘇散其實就是化痰的二陳湯加上蘇葉、前胡、桔梗、杏仁、枳殼而成。既可以散風寒，又可以化痰濁，最後又能宣肺降氣，促進肺的功能恢復。

至此，外來六邪對人體的侵襲被我們一一化解。

西醫視為洪水猛獸的感染性疾病，都逃不出這六邪的範圍。無論普通的感冒，還是殺傷力巨大的傳染病，其實都可以通過中醫對付六邪的辦法最終解決問題。

細菌、病毒可以千變萬化，但都逃不出生它、長它的自然環境。

掌握了環境的祕密，你就掌握了對細菌、病毒的生殺大權。

談笑間，即可讓它灰飛煙滅。

萬病生於環境，萬病又可滅於環境。這就是中醫的智慧。

這也是中醫的力量。

【附錄一】

中醫教你如何預防新型冠狀病毒

一場突如其來的新型冠狀病毒肺炎，讓人民開始了「宅家」生活。面對來勢洶洶的新型冠狀病毒，我們是否可以通過飲食及有效的措施，儘量減少被感染和發病的機率呢？中醫告訴你，這是可以做到的。

說起中醫治療和預防傳染病，那是有悠久歷史的。早在秦朝就建立了世界最早的痲瘋病隔離醫院——癘遷所。之後在晉朝葛洪的《肘後備急方》裡又有四條關於傳染病的記錄創造了世界第一：①首次記載了用狂犬腦漿敷貼傷口以免疫狂犬病，比歐洲巴斯德早一千五百多年；②最早詳細記載了天花（虜瘡）的症狀、傳入途徑及流行情況，比阿拉伯醫生雷撒斯早五百多年；③最早記錄了恙蟲病（沙虱毒），在沒有任何放大設備的情況下，卻能夠將這種病的病原、症狀、發病地點、感染途徑、治療方法等描述得清清楚楚，比美國醫生帕姆一八七八年的記載早一千五百多年；④記載了瘧疾的治療方法，即「青蒿一握，以水二升漬，絞取汁，盡服之」。屠呦呦正是根據這條記載最後研製出了青蒿素，獲得了諾貝爾醫學獎。

明末清初，我國醫學家發明了人痘接種術，這一方法隨後通過俄國傳入英國和歐洲。清朝王孟英於一八三七年提出霍亂的流行與水源污染關係密切，並積極宣導注意環境衛生，保證水源清潔，還進一步提出了水環境治理的方法和措施，以預防霍亂的發生與蔓延。一八五四年英國暴發霍亂，約翰．斯諾醫生才提出被污染的水攜帶有霍亂病菌。王孟英就是靠中醫中藥阻止了霍亂的流行，他的治療經驗最後總結成了《霍亂論》。

到了近現代，中醫中藥在治療傳染病上依然卓有成效，石家莊市傳染病醫院於一九五五年用白虎湯治療日本腦炎二十例，治癒十七例，死亡三例，總治癒率為八十五%，平均療程一至兩週。一九五六年八月，北京地區日本腦炎流行，蒲輔周作為專家組成員，提出應遵循「必先歲氣，毋伐天和」的原則，採用三仁湯、甘露消毒丹等加減化裁，效果立竿見影，不少危重病人轉危為安，一場可怕的疫病得以迅速遏止。

中醫在不認識細菌、病毒的前提下，是如何做到治癒這些傳染病的呢？這源於中醫用自己的觀察和思索，發現了比致病菌更關鍵的因素——環境！為什麼沙漠中生物稀少，而熱帶雨林生物繁多？為什麼黃梅天東西容易發黴，而氣候乾燥的時候又難覓黴菌的蹤影？這些變化的幕後主導只有一個——環境！環境主宰著生命，致病菌當然也不例外。細菌、病毒作為地球上最古老的生物，自然也是環境的產物，它們從誕生之日起，就不曾在地球上消失過！甚至從某種意義上說，沒有細菌和病毒，根本就不會有人類和多樣化的各種生命。平日裡，這些細菌和病毒並不會大面積危害人類，只會偶爾騷擾一下抵抗力下降者，這種感染經過常規治療很快就能痊癒，有時即使不治療也能自癒，所以並不會讓人恐慌。但如果某一階段，某一區域的氣候出現異常，那麼平日裡安分守己的細菌和病毒，此時就會數量急劇增長，活性增強，甚至發生變異，這就會導致傳染病的發生。所以，從這個角度來說，任何傳染病的流行，致病菌是次要的，異常的環境才是真正的幕後「黑手」！

對於環境來說，其變化因素只有四個字——寒、熱、燥、濕，正是這四大因素的不同變化組合，才造就了自然界精彩紛呈的生物世界。同樣，由於每次環境異常都有不同，所以不同環境下，出現致病菌的數量、種類、危害性都是不確定的。跟在病菌屁股後面跑，先檢測後消殺的方法，首先存在極大的滯後性，其次存在病菌的耐藥性，更可怕的是一旦致病菌未知或是無有效藥物，那麼初期應對將會手忙腳亂，這也是每次出現新型致病菌會引起恐慌的主要因素。

如果我們轉變思路，跳出病菌這個微觀世界，你就能發現，無論它們怎麼變，主宰它們的無一例外都是當下的環境！SARS也好，A流、B流也罷，H1N1、H7N9也好，普通冠狀病毒、新型冠狀病毒也罷，甚或是一種全新的未知病毒，都是如此！

明白了這個道理，你就知道，對付致病菌，並非只有消殺一條路，還有另一條路就是改變環境！當然自然環境非人力可以在短時間內改變，所以，要想借助環境的力量打敗致病菌，就要把眼光轉向人體的「內環境」。這個環境是人體細胞生存和代謝的環境，也是致病菌侵入人體、破壞人體的第一現場。中醫就是通過改變「內環境」的方法，實現對致病菌的殲滅。幫助中醫實現這一艱鉅而極具挑戰任務的，是一支神祕的「造化之師」——中藥。

中藥，生於自然，長於自然，是自然環境歷經千萬年打造出來的治病「利器」。為什麼這麼說？因為它是環境的產物，它秉承了環境賦予它的特殊「本性」，這些「本性」或用於對抗其生存之環境（如西瓜之清熱解暑），或為其生存環境的特性所凝結（如石斛之養陰生津），用中藥來調節人體內環境，實在是不二之選。

正因為有了中藥這支「造化之師」，才使改變內環境這個設想成為可能，我們也就此拿到了對付致病菌的「大殺器」。接下來的事就簡單了，「寒者熱之，熱者寒之，燥者潤之，濕者燥之」，通過這十六字祕訣，中醫就可以實現對傳染病的預防與治療。當致病菌失去繁殖的土壤（內環境），結果將會怎樣？自然是煙消雲散。

再回過頭來說說當下的新型冠狀病毒肺炎。據報導，此次武漢發現的首例新冠病人來自武漢華南海鮮市場，但這個市場已經開業十五年了，之前並未有異常，所以不能因為這次的病毒首先發現於這裡（還有待進一步調查），就把所有責任都歸咎於它。誠然，此次疫情和它密切相關，但充其量，海鮮市場只是一個載體，在它背後還有更重要的因素——氣候。從近三年武漢十二月的天氣比較中可以看出，武漢二〇一九年十二月的氣溫明顯比往年偏高，其中十二月八日至十五日的最高氣溫均在攝氏十五度以上，隨後就進入多雨期，加上海鮮市場內部環境潮濕，正是這種潮濕悶熱的環境為新型冠狀病毒大規模感染人類創造了基礎！武漢衛健委公告顯示，登記報告最早的病例出現在二〇一九年十二月八日，至十二月底發病患者開始增多，並逐漸蔓延開來，這與該病潛伏期一至十四天的時間極度吻合。所以，從本質上來說，新型冠狀病毒是「濕熱」引起的。網上公布的部分確診患者舌象，多為白膩或黃膩，這也從另一方面證實「濕熱」的判斷是準確的。另外，值得注意的是舌象中舌體胖大有齒痕者比例不低，這說明很大一部分比例的患者存在水飲內停的狀況，這又是導致感染後呼吸困難甚至衰竭的重要因素，所以新冠肺炎在預防和治療上需要重視利水消飲。

氣溫下降，天氣以陰冷潮濕為主的時候，從環境角度來說，這屬於「寒濕」，可以使用具有散寒除濕功效的藿香正氣水（須選不含乙醇的）或丸來預防。如果氣溫升高，雨水偏多，那時環境又會重回「濕熱」狀態，這時就應改用具有清熱利濕功效的四妙丸或三仁湯之類的藥物，才能達到有針對性預防的效果。不論是「寒濕」還是「濕熱」，其中「濕」都是關鍵所在，所以，預防上首先要突出「祛濕」這個重點。在飲食上當以清淡為主，少食油膩厚味及辛辣刺激食物，少飲酒，不要過量飲水；在生活中，儘量讓家中環境保持乾燥。此外，可以適當吃一些可以利水祛濕的食物，如米仁、蓮子、冬瓜、絲瓜等。

（寫於二〇二〇年一月二十六日）

【附錄二】

也談新冠疫情下的中藥預防

關於這個話題，寫還是不寫，在腦海中反覆思考和斟酌過很多回。寫，是因為在疫情之下，中藥確實可以發揮獨特有效的預防或降低感染機率的作用；不寫，是因為我的觀點可能會觸動某些專家、教授的權威。但我還是決定寫，因為人命至重，貴於千金。藥非小事，錯誤的方藥不但起不到防治效果，反而可能給服用者埋下致病的隱患，所以作為醫者，有些話不吐不快。

目前可見的各種中醫預防新冠方案中，最常見的莫過於玉屏風和小柴胡的組合，再佐以化濕、解毒之藥，如黃芪、白朮、防風、黃芩、銀花、柴胡、藿香、半夏組合而成一方。此類方的出發點有三個：一是希望通過玉屏風來增強抵抗力，使人體不容易感染新冠病毒；二是希望以清熱解毒藥來抗病毒，幫助人體消滅可能入侵的新冠病毒；三是通過小柴胡來強化扶正祛邪的效力。乍一看，這個方子一石三鳥，確實是一個預防新冠的好方子；可是如果真的懂中醫，就會一眼看出，這實在是一個不懂中醫治病之理，牽強附會、閉門造車出來的方子，拿它來預防，可謂有百害而無一利。

在詳細解釋這個方子為什麼吃不得之前，我先來講幾個事例。

1.《三國演義》第八十八回中寫到諸葛亮七擒孟獲時「時值五月，天氣炎熱，南方之地，分外炎酷，軍馬衣甲，皆穿不得……忽報蜀中差馬岱解暑藥並糧米到。孔明令入。岱參拜畢，一面將米藥分派四寨」，這其中的暑藥，正是諸葛亮為軍隊預防中暑和感染瘴氣而創製的方藥。後世將這一方藥稱為「諸葛行軍散」，亦稱「武侯行軍散」。主要成分為牛黃、麝香、珍珠、冰片、硼砂、硝石、雄黃、金箔。這個方劑的功效是什麼呢？清熱解毒、辟穢開竅。

2.古時嶺南一帶山嵐瘴氣嚴重，行走其間極易沾染發病。所謂瘴氣，其實就是山中多霧潮濕，加之動植物死亡腐爛，導致大量的致病微生物繁殖聚集，從而導致人類感染發病。《古今醫統大全》卷七十六就記載了一個可以預防瘴氣的方劑——不換金正氣散，只要事先服用，就可以免於瘴氣的侵襲。其組成是：陳皮、蒼朮、厚朴、甘草、草果、半夏、藿香葉。由於其功效突出，可正天地穢濁之氣，價可比黃金，故名不換金正氣散。正氣散的功效是什麼呢？祛濕和胃、芳香辟穢。

3.清朝的王孟英，一生都在和霍亂鬥爭，並獲得了卓越的成效和豐富的經驗。在其《隨息居霍亂論》中提出了預防、減少霍亂感染率的幾大方法：

(1)**水缸內，宜浸石菖蒲根、降香。**

(2)**天時潮蒸（潮濕悶熱），室中宜焚大黃、茵陳之類，亦可以解穢氣。或以艾搓為繩，**

點之亦佳。

(3)用川椒研末，時塗鼻孔，則穢氣不吸入矣。如覺稍吸穢惡，即服玉樞丹（成分：山慈菇、紅大戟、千金子霜、五倍子、麝香、雄黃、朱砂；功效：化痰開竅、辟穢解毒）數分，且宜稍忍饑，俾其即時解散，切勿遽食，尤忌補物。恐其助桀為虐，譬奸細來，而得內應也。

(4)無論老少強弱之人，虛實寒熱之體，常以枇杷葉湯代茗，可杜一切外感時邪，此葉天士先生法也。見《醫案存真》。然必慎起居，節飲食，勿謂有葉先生法在，諸可廢弛也。

這些方法總結起來無非一個作用：化濕辟穢。更值得注意的是，王孟英在書中不只一次強調了一個重點：忌用補藥！

從以上三個事例可以看出，中醫在預防瘴癘疫毒（相當於現在各種傳染病）的時候，只有一個出發點，那就是針對引起瘴癘疫毒的環境氣候特點。行軍散針對暑熱瘴毒，故防之以清熱解毒、辟穢開竅；正氣散針對山嵐濕毒，故防之以祛濕和胃、辟穢解毒；霍亂是濕熱為患，故防之以芳香化濕、清熱辟穢。無論何種疫癘，自古以來，補法不但不用，反而均列為禁忌之法。這又是為什麼呢？

所謂補法，就是補虛。什麼是「虛」？虛，就是人體能量或物質虧損而造成的一種病理狀態。其中能量不足者叫「陽氣虛」，物質不足者叫「陰血虛」。補法就是通過藥物溫陽補氣或滋陰養血的特性來補充人體在能量或物質上的虧損。所以補法的運用，必須遵循兩大原則：

1.需要在人體確實存在虧損的狀態下使用。無虧損狀態而使用補藥，會導致人體能量、物質過剩，從而造成血壓升高、血脂升高、血糖升高、身體肥胖等各種嚴重後果。

2. 需要根據能量、物質的具體虧損情況，採用不同的補法。否則，能量不足去補陰血，或者物質不足去補陽氣，不但起不到補益效果，反而會加重人體內部的失衡狀態，引起新的疾病。

瞭解補法的作用，我們再來看疫癘（相當於現在的各種傳染性疾病）。疫癘的發生，並非是感染者身體虛弱，而是氣候環境異常，導致局部地區致病菌數量增多，毒性增大，危害性增強（中醫稱之為「戾氣」），即使體質壯實之人，也一樣會感染發病。所以，針對疫癘的預防，需要根據氣候環境特點，通過藥物去減輕、消除異常環境對人體的影響（如環境過熱，就需要清熱；環境過寒，就需要散寒；環境過濕，就需要祛濕；環境過燥，就需要潤燥），這樣才能杜絕致病菌在人體內生存和繁殖，從而起到預防的效果。此時如用補法，不但無法消除有利於致病菌生存繁殖的環境，起到預防的作用，更會因為不切合身體的實際狀態，反而成為一種新的致病因素！

先說玉屏風散（黃芪、白朮、防風）。該方出自宋代張松的《究原方》，但原書已失傳，現存方劑錄自朝鮮醫書《醫方類聚》。其功效是益氣固表，適用於元氣補足、時時自汗、神疲乏力、精神萎靡、易感外邪者。之所以很多新冠預防方中用它，很大程度是把益氣固表和增強免疫力這兩個概念混為一談。免疫力低下，其內在原因是多種多樣的。且不說陰虛、陽虛、氣虛、血虛各種虛證都可以導致免疫力低下，而且痰濕、水飲、氣滯、血瘀等實證也一樣可以導致免疫力下降。為什麼呢？如果把免疫系統看作是為人體守衛邊疆的士兵，士兵自身體格虛弱（虛證）自然會導致防禦能力薄弱，士兵的供給不足（實證），也同樣會造成防禦不力的後果。所以，玉屏風散的作用，只對虛證中的氣虛有效，根本無法對多數人起到增強免疫力的效果。此外，由於玉屏風散具有固表作用，所以不恰當使用會留下「閉門留寇」的隱患。什麼叫「閉門留寇」？家裡來了賊，當然是將他先趕跑，如果關起門來，賊見無路可跑，那很可能就會拼個魚死網破。致病菌入侵人體時也會如此，所以中醫在對付外感病時，非常強調忌補。否則將邪氣留於體內，正邪相爭，兩敗俱傷，導致疾病纏綿難癒。

再來看清熱解毒藥。預防方中用這些藥，同樣是混淆了清熱解毒和抗病毒的概念。事實上，清熱解毒藥的作用，是清除內環境過多的「熱」，它本身不具備任何抗病毒、殺細菌的作用。只有當氣候炎熱或致病菌入侵人體，使內環境處於「過熱」狀態時，才是清熱解毒藥發揮作用的時候。這些藥用於預防，不像玉屏風那樣絕對不宜，但只有氣溫偏高時可用，室內暖氣或空調溫度較高時可用，感染發病身有內熱時可用，如果天氣寒冷或素體陽虛、畏寒怕冷者則萬不可用。

最後說小柴胡湯（柴胡、黃芩、半夏、人參、甘草、大棗、生薑）。該方出自張仲景的《傷寒論》，是治療少陽病的主方。這個方針對的是什麼呢？是人體正氣不足，所以無法驅趕邪氣外出，但是正氣又不是非常虛弱，邪氣也無法深入人體內部，至此正邪雙方只能在半表半裡之間對峙，從而造成的一種病症。其主要表現為寒熱往來、口苦咽乾、目眩、默默不欲飲食、胸脅苦滿等證（非常類似現代的膽道感染）。其用藥特點是用人參、甘草、大棗、生薑扶正氣，用黃芩、半夏祛邪氣，最後用柴胡引邪外出。如果外感初期使用此方，不但無益於祛邪，反而會引邪深入，導致疾病加重或惡化。而用此方於預防之用，更無理論依據。

那當下新冠疫情，該以何法何藥預防為正道呢？

杭州當下（二〇二〇年二月中旬）天氣以潮濕為主，下週伴隨大降溫還會有寒，所以散寒祛濕為第一要務。新冠病毒引起的肺炎，其中最重要的一點是它會導致肺間質水腫，從而引起呼吸困難甚至衰竭，這是造成重症和危重症、甚至死亡的主要原因。中醫認為，肺具有通調水道之職，所以肺間質水腫，是新冠病毒入侵人體後破壞了肺對水液的調節功能所致，所以在預防方中，必須加強人體的水液通調能力，使病毒對人體可能造成的損害降到最低。綜合這兩大因素，我選擇五苓散、甘露消毒丹、藿香正氣散進行加減，擬定如下預防方，供大家參考：

澤瀉十五公克，豬苓十二公克，茯苓十五公克，蒼朮十五公克，通草五公克，滑石十五公克，藿香十公克，石菖蒲十公克，射干十公克，桔梗十公克，杏仁十公克，白芷六公克，蘇葉十公克，薑半夏十公克。每劑煎汁兩百毫升，每服一百毫升，每日兩次。

加減法：不同地區、不同時期可以根據氣候的實際情況進行加減。如果氣溫低，可以用桂枝十公克替代滑石；如果氣溫高，可以用連翹十公克替代蘇葉。

以上一家之言，雖倉促成文，卻也是多年臨床、讀書積累所得，願為疫情防控盡一點綿薄之力。

（寫於二〇二〇年二月十五日）

【後記】

中醫，是一個多數人既熟悉又陌生的名詞。

中醫，是一門多數人接觸過卻又心存疑慮的醫學。

千百年來，戰火紛飛，朝代更替，中醫雖然歷經劫難，卻依舊傳承不息。西學東漸，崇洋之風日盛，中醫被排斥、非議、邊緣化，卻始終屹立不倒。

毀之者，詆其為糟粕；譽之者，贊其為瑰寶。有人贊其神奇，有人汙之騙術。

它，就像是一個謎，流傳了千年的不解之謎。有人破解了這個謎，於是成就了千古傳奇。

扁鵲的望而知病、華佗的麻沸散、張仲景的《傷寒雜病論》、孫思邈的大醫精誠、葉天士的溫熱學派……他們沒有想出名，卻被歷史所銘記，被人們所傳誦，歷經千年而不朽！

也有人妄圖以它的名義行騙，卻往往落得身敗名裂，成為人們茶餘飯後的笑柄。

胡「神醫」（胡萬林）的芒硝，張「神醫」（張悟本）的綠豆，還有看照片就能開方的劉「神醫」（劉逢軍）……你方唱罷我登場，鬧哄哄風光一度。但最後呢？這些所謂的神醫都成了「神馬」（神馬都是浮雲）。

舉世譽之而不加勸，舉世非之而不加沮。

這，就是中醫。

讓人捉摸不透的中醫。又讓人心嚮往之的中醫！